Hans Joachim Schwanitz

Homöopathie und Brownianismus 1795–1844

D1668306

Medizin in Geschichte und Kultur

Herausgegeben von Professor Dr. K. E. Rothschuh
und Professor Dr. R. Toellner
Direktor des Instituts für Theorie und Geschichte
der Medizin an der Universität Münster

Band 15

Homöopathie und Brownianismus 1795–1844

Zwei wissenschaftstheoretische Fallstudien
aus der praktischen Medizin

Von
Hans Joachim Schwanitz

Gustav Fischer Verlag · Stuttgart · New York · 1983

Anschrift des Autors

Dr. med. Dr. phil. Hans Joachim Schwanitz
Universitäts-Hautklinik
Von-Esmarch-Str. 56, D-4400 Münster

Gedruckt mit Unterstützung der Förderungs- und Beihilfefonds Wissenschaft der VG
WORT GmbH, Goethestr. 49, 8000 München 2

CIP-Kurztitelaufnahme der Deutschen Bibliothek

Schwanitz, Hans Joachim:
Homöopathie und Brownianismus 1795–1844 :
2 wissenschaftstheoret. Fallstudien aus d. prakt. Medizin / von Hans Joachim
Schwanitz. –
Stuttgart ; New York : Fischer, 1983.
   (Medizin in Geschichte und Kultur ; Bd. 15)
   ISBN 3-437-10862-X
NE: GT

© Gustav Fischer Verlag · Stuttgart · New York · 1983
Wollgrasweg 49, D-7000 Stuttgart 70
Alle Rechte vorbehalten
Satz und Druck: Sulzberg-Druck GmbH, Sulzberg im Allgäu
Einband: Großbuchbinderei Clemens Maier, Leinfelden-Echterdingen
Printed in Germany

ISBN 3-437-10862-X
ISSN 0047-6625

Inhalt

Vorwort

Die vorliegende Arbeit ist aus der Überarbeitung meiner philosophischen Dissertation entstanden, die 1977 an der Grund- und Integrativwissenschaftlichen Fakultät der Universität Wien approbiert wurde.

In Wien wurden meine Studien vorzüglich gefördert durch Herrn Prof. Dr. Erhard Oeser und Frau Prof. Dr. Dr. Erna Lesky. Ihnen danke ich ebenso herzlich wie Frau Priv.-Doz. Dr. Nelly Tsouyopoulos, Herrn Prof. Dr. Richard Toellner, Herrn Prof. Dr. Karl Ed. Rothschuh und meiner Frau, die mir alle seit 1974 mit Rat und Tat geholfen haben.

Der Verwertungsgesellschaft WORT, Abt. Wissenschaft, gebührt mein Dank für einen großzügigen Zuschuß zum Druck der Arbeit.

Hans Joachim Schwanitz

«Grau, Freund, ist alle Theorie,
Doch grün des Lebens goldner Baum.»

Goethe

I. Einleitung

Durch Thomas S. Kuhn ist 1962 die bis dahin dominierende «logische Wissenschaftstheorie» wirkungsvoll in Frage gestellt worden[1]. Seine Studien über «Die Struktur wissenschaftlicher Revolutionen» und die daran anknüpfende Diskussion – insbesondere mit den «kritischen Rationalisten» um Karl R. Popper – haben deutlich gemacht, daß die Geschichte der Wissenschaften für deren Theorie ver-«wert»-bar ist.

Heute unterscheiden wir eine dynamische Richtung in der Wissenschaftstheorie, die ihre Erkenntnisse auch durch die Rekonstruktion der Wissenschaftsgeschichte gewinnt, von einer statischen oder normativen Richtung.

In der vorliegenden Arbeit werden zunächst diese beiden Richtungen dargestellt und ihre Unterschiede hervorgehoben. Daran anschließend soll der Prozeß der Wissenschaft anhand zweier Fallstudien aus der praktischen Medizin geschildert und rekonstruiert werden.

Vergleichbare Arbeiten liegen bisher hauptsächlich aus den Naturwissenschaften vor, vorzugsweise Physik, Chemie und Astronomie, aber auch Biologie[2]. In einem weiter gesteckten Rahmen hat sich bisher besonders K. E. Rothschuh mit der Medizin als «Wissenschaft» befaßt[3].

Unsere Untersuchungen basieren auf der ältesten deutschen medizinischen Zeitschrift[4], dem «Journal der practischen Arzneykunde und Wundarzneykunst» von Christoph Wilhelm Hufeland.

Das Journal, das in 50 Jahrgängen von 1795 bis 1844 erschienen ist und nach v. Brunn die Ärzte sicher und ruhig durch die «... chaoti-

---

[1] Kuhn, Thomas S.: Die Struktur wissenschaftlicher Revolutionen. Frankfurt a. M. 1973.
[2] So nimmt z. B. Kuhn seine Beispiele hauptsächlich aus der Physik (a.a.O., S. 38–43 u. 87–91), Chemie (S. 74 u. 81) und Astronomie (S. 98). Eine Studie über die wissenschaftstheoretischen Grundlagen der Biologie gibt E. Oeser: System, Klassifikation, Evolution. Wien 1974.
[3] Abgesehen von diversen Aufsätzen und Reden sei hier auf K. E. Rothschuh verwiesen: Prinzipien der Medizin. München, Berlin 1965 und: Konzepte der Medizin. Stuttgart 1978.
[4] Hufeland: Vorwort. Bd. 80.1, S. 8. Busse: An die Leser des Journals. Bd. 98.6, S. 105.

schen Zustände in der wissenschaftlichen Medizin dieser Jahrzehnte...» geleitet hat[5], hat im Laufe dieser Zeit – entgegen der ursprünglichen Absicht des Herausgebers – auch eine dezidierte theoretische Position eingenommen. Bereits 1804 reklamiert Hufeland für sich, die Theorie der praktischen Medizin zu repräsentieren[6].

Was besagt diese Theorie? Welches Programm hat das Journal? Wie groß ist der Einfluß des Herausgebers? Wie verhält man sich zur Philosophie?

Welches Verständnis der Medizin dominiert, ist die Medizin eine Wissenschaft?

Sind diese Fragen beantwortet und damit einige Standpunkte des Journals offenbar, so werden wir uns den Theorien John Browns und Samuel Hahnemanns zuwenden.

Für beide hat das Journal eine besondere Bedeutung. So hat Hufeland sich immer als Kritiker des Brownianismus gesehen und sich dieser Richtung auch zu deren «Blütezeit» nicht angeschlossen[7]. Röschlaub, der bedeutendste Vertreter Brownscher Ideen in Deutschland, sagt 1811 zu Hufeland: «Als *J. Browns* vorzüglichen Gegner in Teutschland aber sah ich *Sie* an[8].»

Samuel Hahnemann dagegen hat Gelegenheit, seine homöopathischen Ideen zuerst in Hufelands Journal zu veröffentlichen und hierdurch zu verbreiten, lange bevor er das erste Buch über die Homöopathie publiziert.

Der Zeitraum, in dem das Journal erschienen ist, ist groß genug, um die entscheidenden Stadien der Entwicklung dieser beiden Theorien in der praktischen Medizin zu verfolgen und wissenschaftstheoretisch zu rekonstruieren.

So ist 1844 der Brownianismus für die praktischen Ärzte nur noch medizingeschichtlich interessant; Hufeland hält bereits 1811 Rückschau auf «... eine der wichtigsten Epochen der Heilkunst[9]». Die Auseinandersetzung mit der Homöopathie flacht von 1835 an ab, als

---

[5] Brunn, W. von: Medizinische Zeitschriften im 19. Jahrhundert. Stuttgart 1963, S. 12. Vergl. auch S. 1 u. 7.

[6] Hufeland: An das Publikum. Bd. 19.1. S. XVIII–XIX. Vergl. auch: Schwanitz, H. J.: Die Theorie der praktischen Medizin zu Beginn des 19. Jahrhunderts. Köln 1979.

[7] Vergl.: Hufeland: Rechenschaft an das Publikum über mein Verhältnis zum Brownianismus. Bd. 32.2, S. 3–29.

[8] Röschlaub: A. Röschlaub an Dr. C. W. Hufeland. Bd. 32.2, S. 15.

[9] Hufeland: Rechenschaft an das Publikum über mein Verhältnis zum Brownianismus. Bd. 32.2, S. 5.

sich einige Homöopathen öffentlich von Hahnemann abgrenzen[10]. Hahnemanns Einfluß auf die Homöopathie in Deutschland nimmt ab, als er 1835 nach Paris geht.

Das Journal stellt 1844 sein Erscheinen ein.

In den Fallstudien soll geklärt werden:
Welche Ansichten vertreten die Autoren?
Worin besteht ihre Kritik an der «alten» Medizin?
Wie sind die Reaktionen aus der praktischen Medizin?
Wie setzt man sich mit den Autoren und ihren Lehren auseinander?
Spielen bei der Kritik auch externe Faktoren, die nicht mit der Theorie direkt zusammenhängen, eine Rolle?
Welche Wirkung hat die Kritik durch das Journal auf die Lehren?
Zeigt die Kritik «Erfolg»?

Anschließend werden die Auswirkungen und die Weiterentwicklung des Brownianismus und der Homöopathie dargestellt.

Nachdem die beiden Theorien einzeln beschrieben worden sind, soll ein Vergleich zeigen, wie in diesen beiden Fällen die praktische Medizin sich neuen Theorien gegenüber verhalten hat. Welche Faktoren sind in beiden Fällen gleich oder ähnlich aufgetreten? Worin bestehen die Unterschiede in der Theoriendynamik? Stehen der Brownianismus und die Homöopathie in einem theoretischen oder praktischen Verhältnis zueinander?

Wie wirkt sich der jeweilige theoretische Anspruch auf die Entwicklung aus?

In diesem Zusammenhang werden die verschiedenen Arten von Begriffen, die in der praktischen Medizin, im Brownianismus und in der Homöopathie vorkommen, einander gegenübergestellt. Zu fragen bleibt noch, wie die praktischen Ärzte selbst den Theorieprozeß in der Medizin beurteilt haben. Gelten Brown oder Hahnemann als medizinische Reformatoren oder Revolutionäre?

Abschließend werden die Ergebnisse dieser Untersuchung in die heutige wissenschaftstheoretische Diskussion eingebracht.

---

[10] Grieselitz: Homöopathie. Selbstgeständnis eines geistesfreien Homöopathen über Homöopathie. Bd. 80.4, S. 97–100, und Nachwort Hufelands, S. 100–103.

II. Statische und dynamische Konzepte der Wissenschaftstheorie

In der Wissenschaftstheorie unserer Zeit lassen sich zahlreiche verschiedene Richtungen unterscheiden[1]. Einen auch nur annähernd umfassenden Überblick der in der Diskussion befindlichen Konzepte zu geben, erfordert unseres Erachtens eine eigene Darstellung. Deshalb beschränken wir uns lediglich darauf, einige umstrittene Positionen darzustellen[2]. Hierbei kommt der Kontroverse Popper – Kuhn eine zentrale Bedeutung zu.

Karl R. Popper ist der Begründer des «kritischen Rationalismus». Als zentralen methodologischen Begriff hat er die «Falsifizierbarkeit» eingeführt: «Insofern sich die Sätze einer Wissenschaft auf die Wirklichkeit beziehen, müssen sie falsifizierbar sein, und insofern sie nicht falsifizierbar sind, beziehen sie sich nicht auf die Wirklichkeit[3].» Nach dieser Definition ist z.B. jede Metaphysik nicht wissenschaftlich.

Der kritische Rationalismus ist aber vor allem auch eine Kritik des Positivismus. Wollen die Positivisten durch induktive Schlüsse zu wahren Sätzen gelangen, so benötigen sie zur Begründung der «Verifizierbarkeit» als Abgrenzungskriterium ein Induktionsprinzip. Popper weist nach, daß das Induktionsprinzip ein nicht durch Erfahrung begründbarer Satz ist. Da die Positivisten die Metaphysik als «sinnloses Gerede» abtun[4], selbst aber mit dem Induktionsprinzip einen metaphysischen Satz eingeführt haben, disqualifizieren sie ihre Theorie und die gesamte Naturwissenschaft. «Der Positivismus vernichtet mit der Metaphysik auch die Naturwissenschaft[5].»

Die Hypothesenbildung durch Induktion bringt außerdem praktische Schwierigkeiten mit sich. So ist strenggenommen ein Satz wie «Alle Schwäne sind weiß.» erst dann wahr, wenn man zu jeder Zeit

---

[1] Vergl. Oeser: Wissenschaft und Information. Bd. 1, Wien 1976, S. 74–101, besonders S. 85.
[2] Die Auswahl erfolgt nach dem pragmatischen Kriterium, daß die im folgenden diskutierten Konzepte einen Bezug zu den Fallstudien haben, die an dieses Kapitel anschließen.
[3] Popper: Logik der Forschung. Tübingen 1973, S. 256.
[4] Ebenda, S. 10.
[5] Ebenda, S. 14.

und an allen Orten festgestellt hat, daß die Schwäne ausnahmslos weiß sind. Das ist aber kaum möglich. Fazit: «Nach unserer Auffassung aber gibt es keine Induktion[6].» Als Konsequenz fordert Popper, von Aussagen nicht mehr zu verlangen, daß sie verifizierbar und falsifizierbar sind, sondern sich auf die Falsifizierbarkeit als Abgrenzungskriterium zu beschränken: «Ein empirisch-wissenschaftlicher Satz muß an der Erfahrung scheitern können[7].» Demnach soll jeder Wissenschaftler seine Aussagen so formulieren, daß sie widerlegbar sind.

Im Gegensatz zu den Positivisten geht es Popper nicht darum, eine Theorie möglichst lange durch z.B. nachträgliche Definitionen oder Ausgrenzungen schwieriger Probleme zu verteidigen. Ihn interessiert allein, inwieweit eine neue Hypothese eine alte Theorie ins Wanken bringt[8]. In dieser Beziehung ist die Falsifizierbarkeit ein Kriterium der Kritisierbarkeit[9].

Poppers Konzeption ist ein bewußter Verzicht auf «wahre Sätze»[10]. Hypothesen können sich jedoch «bewähren», indem sie z.B. Experimenten, die sie widerlegen sollen, standhalten. Die Bewährung ist der Maßstab, nach dem Hypothesen beurteilt werden[11]. Sie sind zwar nie völlig wahr, aber «Eine Annäherung an die Wahrheit ist möglich[12].» Damit ist die Falsifizierbarkeit auch ein Kriterium der Bewährung.

Wird ein falsifizierendes Experiment gefunden, so bedeutet diese Entdeckung für Popper einen Fortschritt der Wissenschaft[13]. Die erstmals 1935 erschienene «Logik der Forschung» von Popper ist 1962 durch Thomas S. Kuhn radikal in Frage gestellt worden. Im Gegensatz zu Popper hält Kuhn die Wissenschaftsdynamik nicht nur für rational. In seiner durch Beispiele aus der Wissenschaftsgeschichte begründeten Untersuchung über «Die Struktur wissenschaftlicher

---

[6] Ebenda, S. 14.
[7] Ebenda, S. 15.
[8] Ebenda, S. 49.
[9] Ebenda, S. 254.
[10] Ebenda, S. 48.
[11] Ebenda, S. 198, Anmerkung 1.
[12] Ebenda, S. XV.
[13] Ebenda, S. 49.
Wir werden in den Kapiteln III.B.2.1 und III.C.2.1. untersuchen, welche Bedeutung der «Verifikation» und «Falsifikation» bei der Prüfung neuer medizinischer Theorien zukommt. Hierbei werden wir feststellen, daß ein falsifizierendes Experiment in praxi nicht den Wert hat, den Popper ihm in seiner statischen Konzeption der Wissenschaftstheorie zumißt. Vergl. auch Kap. III.B.2.3. und III.C.2.3.

Revolutionen» hat der Begriff des «Paradigma» eine zentrale Bedeutung[14]. In Zeiten einer «normalen Wissenschaft» herrscht immer ein Paradigma vor, das als eine anerkannte wissenschaftliche Leistung zu verstehen ist. Es bietet den jeweiligen Fachwissenschaftlern Modelle und Lösungen an, mit deren Hilfe noch offene Probleme bearbeitet werden können[15]. Diese Wissenschaftler sind bemüht, das Paradigma zu präzisieren[16]. «Normalerweise erheben die Wissenschaftler auch nicht den Anspruch, neue Theorien zu finden, und oft genug sind sie intolerant gegenüber den von anderen gefundenen[17].» Ein solches Vorgehen ist nicht rational zu begründen und läßt sich nicht als «Falsifikation» beschreiben. Erfahrungen, die das Paradigma nicht erfaßt, führen in der normalen Wissenschaft zu «Anomalien». Werden diese Erfahrungen bei der Anwendung des Paradigmas auf seine eigenen Probleme bewußt, so entsteht eine «Krise»[18]. Diesen Zustand charakterisiert Kuhn als «außerordentliche Wissenschaft». Die herrschende Theorie wird verändert, einzelne Forscher tauschen das alte Paradigma gegen ein neues aus[19], ein Vorgang, der nie der «methodologischen Schablone der Falsifikation» entspricht[20].

Endet der Kampf zwischen Vertretern des alten und des neuen Paradigmas mit dem Sieg des letzteren, so hat eine «wissenschaftliche Revolution» stattgefunden, denn beide Paradigmata sind inkommensurabel. Deshalb ist die Paradigmawahl auch nicht rational[21].

Dieser Feststellung wegen hat man Kuhn von Seiten der «kritischen Rationalisten» vorgeworfen, einen «Irrationalismus» in der Wissenschaft zu vertreten[22]. Kuhn hat diese Deutung zurückgewiesen[23].

---

[14] Kuhn: Die Struktur wissenschaftlicher Revolutionen. Frankfurt a. M. 1973.
[15] Ebenda, S. 11 u. 28. Das «Paradigma» ist von Kuhn zwischenzeitlich im Sinne eines «Musterbeispiels» präzisiert worden. (Vergl. Kuhn: Neue Überlegungen zum Begriff des Paradigma, in: Die Entstehung des Neuen. Frankfurt 1977, S. 389–420).
[16] Kuhn: a.a.O. (1973), S. 45 u. 57.
[17] Ebenda, S. 45.
[18] Ebenda, S. 80, 100 u. 117.
[19] Ebenda, S. 101–102 u. 110–111.
[20] Ebenda, S. 110.
[21] Ebenda, S. 131.
[22] Näheres bei: Diederich: Theorien der Wissenschaftsgeschichte. Frankfurt 1974, S. 17.
[23] Vergl. Kuhn: Die Entstehung des Neuen. Frankfurt a. M. 1977, S. 421–422. Stegmüller stellt fest, daß Popper auf die Behauptung Kuhns, die «normale Wissenschaft» verlaufe nicht *nur* rational, zugestanden hat, daß seine Aussagen nur die außerordentliche Forschung betreffen (Stegmüller: Theoriendynamik und logisches Verständnis, in: Theorien der Wissenschaftsgeschichte. Hrsg. W. Diederich, Frankfurt a. M. 1974, S. 169).

Ein weiterer Gegensatz ist der Vorgang des Theorienwechsels, der nach Kuhn nicht der «Schablone der Falsifikation» entspricht. Kuhn teilt ohnehin nicht Poppers Überzeugung, daß sich die Wissenschaft der Wahrheit nähert[24].

Sein dynamisches Konzept einer Wissenschaftstheorie hat nicht nur bei Wissenschaftstheoretikern lebhafte Resonanz gefunden. Da es an der Wissenschaftsgeschichte orientiert ist, spricht es auch die Historiker an. In jüngerer Zeit sind zwei Arbeiten von Richard Toellner (1977) und Karl E. Rothschuh (1977) erschienen, in denen das Kuhn'sche Modell auf die Geschichte der Medizin angewandt wird.

Toellner analysiert den Theorienwechsel vom «Mechanismus» zum «Vitalismus»[25]. Die historische Untersuchung zeigt, daß das Modell Kuhns hierauf anwendbar ist[26]. Jedoch ist der Paradigmawechsel nicht total, wesentliche Elemente der alten Theorie sind auch in der neuen noch nachweisbar[27]. Toellner weist auf ein erstaunliches Phänomen hin, die «Paradoxie des Übergangs»:

Albrecht von Haller begründet den Vitalismus, bleibt aber selber sein Leben lang Mechanist. Das bedeutet aber, daß der Schöpfer eines neuen Paradigmas selbst «voll im alten bleiben kann»[28]. Es fällt auf, daß der Autor den Theorienwechsel nicht auf eine Forschergemeinschaft, sondern auf nur eine Person, «Haller», zurückführt.

Rothschuh mißt dieser Diskrepanz zur Vorstellung Kuhns eine grundsätzliche Bedeutung bei[29]. Bis zum 19. Jahrhundert sind Änderungen der medizinischen Theorien nicht auf Forschergemeinschaften zurückzuführen. Der hervorragenden Einzelpersönlichkeit kommt

---

[24] Kuhn: Die Struktur wissenschaftlicher Revolutionen. Frankfurt a. M. 1973, S. 223. Auf Kuhns evolutionäres Modell der Wissenschaftsentwicklung und die darin enthaltenen «Revolutionen» kommen wir in Kap. IV zurück.

[25] Toellner, R.: Mechanismus-Vitalismus: ein Paradigmawechsel? Testfall Haller, in: Die Struktur wissenschaftlicher Revolutionen und die Geschichte der Wissenschaften. Hrsg. A. Diemer, Meisenheim am Glan 1977, S. 61–72.

[26] Ebenda, S. 70.

[27] Ebenda, S. 66.

[28] Ebenda, S. 71.

Ein analoges Beispiel ist Newton, den J. M. Keynes als «letzten Magier» und ersten «neuzeitlichen Wissenschaftler» bezeichnet. Er begründet zwar die moderne Naturwissenschaft, bleibt aber selbst der alten magischen Wissenschaft verhaftet (Nach der Vorlesung von Oeser: Wissenschaftstheorie als Rekonstruktion der Wissenschaftsgeschichte. Wien, SS 1977).

[29] Rothschuh: Ist das Kuhnsche Erklärungsmodell wissenschaftlicher Wandlungen mit Gewinn auf die Konzepte der Klinischen Medizin anwendbar? in: Die Struktur wissenschaftlicher Revolutionen und die Geschichte der Wissenschaften. Hrsg. A. Diemer, Meisenheim am Glan 1977, S. 73–90.

hier deutlich mehr Gewicht zu[30]. Da die klinische Medizin nicht von einer Spezialistengruppe betrieben wird, erweist sich auch die Anwendung des Begriffs «Paradigma» als problematisch. «Es wechselt also die *Glaubwürdigkeit* von Krankheitskonzepten nicht nur innerhalb der Gemeinschaft der Ärzte, sondern auch in ihrer Klientel[31].» Zudem wird die Medizin stark durch Zeitströmungen beeinflußt.

Die Bezeichnung «reife Wissenschaft» ist bis heute für die Medizin nicht zutreffend[32]. Da in der Medizin oft mehrere konkurrierende Theorien nebeneinander bestanden haben, ist auch der Begriff der «wissenschaftlichen Revolution» nicht übertragbar. «Es gab wohl Innovationen, aber keine Revolutionen[33].»

Zusammenfassend hält Rothschuh die Überlegungen Kuhns bestenfalls bei Anwendung auf die Medizingeschichte des 19. Jahrhunderts, insbesondere die der Spezialgebiete, für gewinnbringend[34]. Diese Beurteilung scheint allerdings in dieser Form nicht von allen Medizinhistorikern geteilt zu werden[35].

Trotz breiter Kritik in Einzelfragen wird es häufig als ein Verdienst Kuhns hervorgehoben, die Wissenschaftshistoriker und -theoretiker auf die psychologischen und soziologischen Faktoren der Theoriendynamik aufmerksam gemacht zu haben[36]. Hierdurch ist die Diskussion um den Stellenwert interner bzw. externer Faktoren in der Entwicklung der Wissenschaft initiiert worden[37].

---

[30] Ebenda, S. 73 und 83–84.
Diese Einschätzung Rothschuhs wird durch die folgenden Fallstudien, in denen u. a. die Bedeutung von C. W. Hufeland in der Auseinandersetzung um Brownianismus und Homöopathie bestimmt wird, auch für das 1. Drittel des 19. Jahrhunderts bestätigt.
[31] Rothschuh: ebenda, S. 82.
[32] Ebenda, S. 84–85.
[33] Ebenda, S. 85.
[43] Ebenda, S. 86.
Die ablehnende Haltung Rothschuhs ist durch sein Verständnis der klinischen Medizin als einer «pragmatischen Disziplin» bedingt. Hiernach ist die Medizin keine Naturwissenschaft, bestenfalls eine «operationale Wissenschaft» (ebenda). Diese Fragestellung greifen wir in Kap. III.A.6. «Medizin als Wissenschaft» wieder auf.
[35] Vergl. hierzu die Diskussionsbemerkung von Fritz Hartmann in: Rothschuh: ebenda, S. 88–90.
[36] Vergl. Toellner: a.a.O., S. 70, und Oeser: Wissenschaft und Information. Bd. 1, Wien 1976, S. 108–111.
[37] Einen extremen Standpunkt vertritt in dieser Auseinandersetzung Paul Feyerabend, der, vom Übergewicht externer Faktoren überzeugt, eine anarchistische Wissenschaft propagiert (Vergl. P. Feyerabend: Wider den Methodenzwang. Skizze einer anarchistischen Erkenntnistheorie. Frankfurt a. M. 1976, S. 32–34 u. 216). Feyerabend läßt in seiner Argumentation kaum Unterschiede zwischen Wissenschaftstheorie, -geschichte,

Aus dieser Auseinandersetzung, die zum Teil auch polemisch geführt worden ist (Beispiel: «Irrationalismus»-Vorwurf), sind mehrere bemerkenswerte Konzepte entstanden[38]. Wir wollen abschließend einige Gedanken von L. Kürger, W. Stegmüller und E. Oeser kurz skizzieren.

Krüger (1974) weist auf die «systematische Bedeutung» der wissenschaftlichen Revolution hin. Er zeigt, daß sich zwischen aufeinanderfolgenden Theorien eine systematische Beziehung herstellen läßt, aus folgenden Gründen:

1. Wissenschaftliche Revolutionen entsprechen nicht einem Wandel der Welt, sondern der Theorien[39].
2. Der Begriff «wissenschaftliche Revolution» ist in Bezug auf eine Wissenschaftlergemeinschaft zu definieren und daher relativ[40].
3. Die «wissenschaftliche Revolution» ist (auch nach Kuhn) eine «begriffliche Veränderung»[41].

Hieraus folgert Krüger, daß Kuhns These der «Inkommensurabilität» von aufeinanderfolgenden Theorien falsch ist[42]. Mit Hilfe der «systematischen Beziehung» von Theorien kann er jetzt auch den wissenschaftlichen Fortschritt bestimmen als eine Erweiterung des Theoriengefüges, die einer Korrektur unseres bisherigen Wissens von der Welt entspricht[43].

Stegmüller (1974) beabsichtigt, die Feststellungen des Wissenschaftshistorikers Kuhn logisch zu bearbeiten. Mit seiner Arbeit will er die «Rationalitätslücke» im Kuhnschen Modell schließen. Er versucht, den Vorgang der wissenschaftlichen Revolution rational zu rekonstruieren[44].

-psychologie, -soziologie und -politik erkennen. Hieraus erklärt sich u. a. die Frage von Burckhard Kaddatz: «Feyerabend für den Marxismus?» (in: Hrsg. H. Hülsmann: Strategie und Hypothese. Düsseldorf 1972, S. 109–150). Kaddatz realisiert einige Ansätze Feyerabends in einem Konzept von Wissenschaftstheorie «als in jedem Fall parteiliche Form der Wissenschaftspolitik». (ebenda, S. 141).

[38] Einen Einblick ermöglicht W. Diederich: Theorien der Wissenschaftsgeschichte, Frankfurt a. M. 1974.

[39] Krüger, Lorenz: Die systematische Bedeutung wissenschaftlicher Revolutionen. Frankfurt a. M. 1974, S. 226.

[40] Ebenda, S. 227–228.

[41] Ebenda, S. 232.

[42] Ebenda, S. 240.

Vergl. Kuhn: a.a.O., S. 242.

[44] Stegmüller: Theoriendynamik und logisches Verständnis, in: Theorien der Wissenschaftsgeschichte. Hrsg. Diederich, Frankfurt a. M. 1974, S. 195.

Stegmüller schließt an die Arbeit von J. D. Sneed an[45]. Theorie ist für ihn nicht wie bei Popper eine Satzklasse, sondern aus einer logischen und einer empirischen Komponente zusammengesetzt[46]. Die logische Komponente wird als Strukturkern so definiert, daß sie immer konstant bleibt. Im Bereich der empirischen Komponente werden Hypothesen zur Theorienerweiterung aufgestellt und geprüft[47]. Ist eine Hypothese falsch, so ist damit *nicht* zugleich die Theorie falsch. Vielmehr ist ein Wissenschaftler bei dem Versuch, die Theorie zu erweitern, gescheitert[48].

Stegmüller führt den Begriff der «Reduktion» ein, um die Theorien bestimmen zu können, durch deren «wissenschaftliche Revolution» auch ein *Fortschritt* erzielt worden ist. «Revolutionärer wissenschaftlicher Fortschritt liegt vor, wenn die verdrängte Theorie auf die Ersatztheorie reduzierbar ist[49].» Der Begriff «Reduktion» ist mengentheoretisch präzisierbar[50]. Hiermit hat Stegmüller ein Kriterium, das einen Leistungsvergleich verschiedener Theorien ermöglicht. Damit ist auch der Streit um die kumulative bzw. nichtkumulative Wissenschaftsentwicklung beendet.

Krüger und Stegmüller versuchen, die Theoriendynamik als «systematische Beziehung» rational zu erfassen bzw. einzelne Theorien mittels des Kriteriums «Reduktion» zu vergleichen.

E. Oeser baut sein Konzept der Wissenschaftsdynamik auf dem Informationsbegriff auf. «Information wird dann zum letzten, nicht hintergehbaren Grundelement eines systematischen Rekonstruktionsprozesses, der den sich ständig wiederholenden Prozeß der Erkenntnisgewinnung beschreiben und erklären kann; und Wissenschaft wird zu einem System, das sich aus solchen Grundelementen zu immer komplizierteren Strukturen aufbaut ... ‹System› bedeutet in erster Linie einen Mechanismus zur Erhaltung und Verwertung alter und zur Gewinnung neuer Erkenntnisse[51].»

Wissenschaftstheorie wird hier als ein «rekonstruktives Erklä-

---

[45] «Sneeds Darstellung ist vor allem deswegen von Bedeutung, weil sie gezeigt hat, daß die Ablehnung der Konzeption der Wissenschaft als Aussagensystem nicht notwendig mit einer Preisgabe der Rekonstruktion ihrer logischen Struktur verbunden sein muß.» (Oeser: Wissenschaft und Information. Bd. 3, Wien 1976, S. 8).
[46] Stegmüller: a.a.O., S. 181.
[47] Ebenda, S. 180, 184−186.
[48] Ebenda, S. 189.
[49] Ebenda, S. 198.
[50] Ebenda.
[51] Oeser: Wissenschaft und Information. Wien 1976, Bd. 1, S. 8−9.

rungssystem» aufgefaßt. Der Informationsbegriff, den bereits W. Whewell 1858 zur Grundlage der Erkenntnistheorie gemacht hat, wird von Oeser expliziert und der Analyse und Rekonstruktion der Wissenschaftsentwicklung zugrundegelegt[52]. In diesem Modell sind alle psychologischen und soziologischen Faktoren notwendig externe Bedingungen, die allein hemmend oder fördernd den internen Mechanismus der Wissenschaftsdynamik beeinflussen[53]. Der Prozeß der Erkenntnisgewinnung wird als Informationsverdichtung bestimmt. Der Wissenschaftsprozeß wird als ein kybernetisches Modell verstanden und auch graphisch erfaßt[54]. Die Wissenschaftsentwicklung ist evolutionär (– im Sinne Darwins –)[55].

Wendet man dieses Modell auf die Wissenschaftstheorie selbst an, so hat hier die Analyse der Wissenschaftsgeschichte die Funktion, die z.B. in den Naturwissenschaften und in der Medizin die Sinneswahrnehmung hat: Sie ermöglicht Erfahrung und ist somit Ausgangspunkt der Informationsgewinnung.

In den folgenden Fallstudien wird die Wissenschaftsentwicklung in der Medizin am Beispiel der Theorien John Browns und Samuel Hahnemanns unter drei verschiedenen Aspekten rekonstruiert[56]:
1. Die Theoriendynamik wird anhand der Beziehungen
    «Brownianismus – praktische Medizin» und
    «Homöopathie – praktische Medizin» analysiert.
    Hierbei wird auch das Verhältnis
    «Brownianismus – Homöopathie» bestimmt.
    Um mögliche «Rationalitätslücken» zu erkennen, stellen wir die internen und die externen Faktoren gesondert dar (Kap. III, B u. C).
2. Die Analyse wird auf die Dynamik der «Begriffe» fokussiert (Kap. III. E).
3. Die Theoriendynamik wird auf der Metaebene der wissenschaftstheoretischen Überlegungen der «Beteiligten» untersucht (Kap. IV).
Die Fallstudien finden statt im Rahmen der «praktischen Medizin», so wie C. W. Hufelands Journal sie repräsentiert.

---

[52] Ebenda, Bd. 2, S. 14; vergl. auch ebenda, Bd. 1 u. 3.
[53] Ebenda, Bd. 1, S. 10–11 u. Bd. 3, S. 110.
[54] Ebenda, Bd. 3, S. 118–120.
[55] Ebenda, Bd. 3, S. 119 u. 123.
[56] Eine ähnliche Untersuchung zur Entwicklung der Biologie hat E. Oeser unter dem Titel: System, Klassifikation, Evolution. Wien 1974, publiziert.

III. Die Rekonstruktion der Lehren John Browns und Samuel Hahnemanns in der praktischen Medizin

A. Die praktische Medizin in der 1. Hälfte des 19. Jahrhunderts

1. Hufelands «Journal der practischen Arzneykunde und Wundarzneykunst» – Programm und Geschichte

«Hier eröffne ich nun eine solche Sammlung, wo der Werth der Beyträge nicht in gelehrtem Prunk und theoretischer Kunst, sondern lediglich in der practischen Brauchbarkeit bestehen soll, und wo jede wahre und der Natur treu nachgezeichnete Beobachtung, jeder Beitrag zur Verbesserung der Erkenntnis oder des Heilverfahrens, jede praktische Notiz, sey sie auch noch so kurz, willkommen seyn wird[1].»

Mit diesen Worten stellt Christoph Wilhelm Hufeland (1762–1836) im Jahre 1795 in Jena des «Journal der practischen Arzneykunde und Wundarzneykunst» dem Publikum vor.

Es geht ihm um den Nutzen in der praktischen Anwendung.

In Hufelands Journal sollen nicht neue Theorien entwickelt und verbreitet werden, von denen noch ungewiß ist, ob sie je Bedeutung für die Behandlung von Kranken gewinnen werden. Der Charakter des Journals ist pragmatisch: «Diess Journal schliesst also keinen Gegenstand der Medizin an sich aus, sondern es umfasst alle Theile derselben, aber nur insofern, als sie practisch brauchbar sind[2].»

Wie der Titel schon ausdrückt, handelt es sich um eine medizinische Zeitschrift für die praktische Medizin.

Sein Verständnis von «Theorie» und «Praxis» umreißt der Herausgeber folgendermaßen: «Practisch in der Medizin nenne ich alles, was entweder Anwendung oder Handlung der Kunst selbst ist, oder auf Ausübung derselben nahen Bezug hat, da hingegen das theoretische

---

[1] Hufeland: Einleitung. Bd. 1, S. V, Jena 1795.
[2] Ebenda, S. VII.

sich dadurch unterscheidet, dass es mehr Gegenstand der Erkenntniss, als der Handlung ist[3].»

Hufeland will durch das Journal den praktischen Ärzten – für die
es ausschließlich konzipiert ist –[4] Hilfen bei ihrer täglichen Arbeit
anbieten.

Als Entscheidungshilfen in der direkten Konfrontation mit den
Kranken sind die Erfahrungen aus vergleichbaren Fällen besonders
wertvoll.

Dementsprechend besteht der größte Teil der Artikel aus Einzelbe-
obachtungen, insbesondere Fallbeschreibungen.

Kasuistische Beiträge sind dem Herausgeber aus allen Bereichen
der Medizin willkommen, wobei es sich um Krankheitsbilder,
Krankheitsverläufe, seltene Krankheitsfälle, seltene pathologische Be-
funde oder Berichte früherer Autoren handeln kann. Es ist beabsichtigt, «… die Massen der Erfahrung überhaupt …» zu vergrößern, da
Tatsachen ihren Wert immer behalten[5]. «Facta bleiben immer wahr
und immer brauchbar, die Theorien mögen wechseln, wie sie wollen,
und es existirt eine practische Medizin, die … immer dieselbe und
immer wahr bleibt, weil sie blos auf reine Beobachtung der Natur
und der Wirkung der Mittel gebaut ist[6].»

Bereits hier finden wir einen Hinweis darauf, daß Hufeland, wenn
er von «praktischer Medizin» spricht, diesen Begriff mit bestimmten
theoretischen Vorstellungen verbindet.

Im Jahre 1804 wiederholt Hufeland in der Einleitung zum 19.
Band die vor zehn Jahren aufgestellten Grundsätze, denen die Artikel
der Zeitschrift genügen sollen[7].

In dieser Zeit genießt Hufeland, der im Jahre 1800 nach Berlin berufen wurde und seit dem 11. Band das Journal dort herausgibt, als
Leibarzt der Königlichen Familie, Direktor des Collegium medico-
chirurgicum und Chefarzt der Charité höchstes Ansehen[8].

---

[3] Ebenda, S. VI.
[4] Hufeland: Anzeige eines bey Nervenkrankheiten sehr würksamen Mittel. Bd. 19.1,
S. 173, Berlin 1804.
[5] Hufeland: Einleitung. Bd. 1, S. V.
[6] Ebenda, S. XVIII.
[7] Hufeland: An das Publikum. Bd. 19.1, S. X/XI u. S. XX/XXI.
[8] Hirsch: Biographisches Lexikon der hervorragenden Ärzte aller Zeiten und Völker.
Berlin 1929–35.
Bei den zahlreichen Biographien und biographischen Artikeln zu C. W. Hufeland sei
hier neben der Selbstbiographie: Hufeland, C. W.: Selbstbiographie. Hrsg. W. von
Brunn, Stuttgart 1937, besonders hingewiesen auf: Pfeifer, Klaus: Christoph Wilhelm
Hufeland – Mensch und Werk. Halle/Saale 1968.

Jetzt beansprucht auch er, eine Theorie zu repräsentieren:

«Ich verlange nichts weiter und werde nie auf etwas anderes Anspruch machen, als die Theorie und Ausübung dieser practischen Medicin; Denn auch sie hat ihre Theorie, ihr System, so gut wie die spekulative; eine Theorie nämlich, die aus der Erfahrung entstanden ist, nie mit ihr in Widerspruch steht, und uns am Krankenbette sicher leitet[9].»

Diese Theorie hat zwei charakteristische Merkmale: Einerseits grenzt sie sich gegen die Spekulation ab – wie wir im weiteren sehen werden, trug hierzu vor allem die Lehre J. Browns bei –, andererseits vermeidet sie die «rohe Empirie». So propagiert Hufeland bereits 1799 einen «goldenen Mittelweg», «... der zwischen leeren Hypothesen und roher Empirie hindurch führt ...»[10]. Diese «Ortsbestimmung» ändert sich im Laufe der folgenden Jahrzehnte nicht.

Seit dem Jahre 1809, ab dem 28. Band, ist das Journal eine Monatszeitschrift. Anstelle von bisher unregelmäßig erscheinenden Bänden mit je vier Stücken erscheinen jetzt alljährlich zwei Bände mit je sechs Stücken.

Ebenfalls seit 1809 und bis 1814 ist Himly Mitherausgeber des Journals. In dieser Funktion folgen von 1815–1818 J. Chr. Harless und seit 1821 E. Osann, Hufelands Neffe und späterer Schwiegersohn, der unter den Mitherausgebern die meiste Bedeutung für das Journal hat. Von ihm stammen viele praktische Beiträge. Doch ändert auch Osann nichts am theoretischen Konzept des Journals. Der Einfluß Hufelands bleibt ungebrochen.

Von den mehr als 600 Artikeln, die in den ersten zwanzig Bänden erscheinen, stammen 139 aus der Feder des Herausgebers Hufeland, eine Zahl, die dessen Bedeutung für «seine» Zeitschrift unterstreicht.

Die Verbindung zwischen Hufeland und dem «Journal der practischen Arzneykunde und Wundarzneykunst» ist so eng, daß «Hufelands Journal» auch nach dessen Tod im Jahre 1836 von E. Osann ganz im Sinne Hufelands weitergeführt wird.

So ist der 1819 zum wiederholten Male von Hufeland geäußerte Hinweis, daß das Journal «... gleich weit entfernt von blosser Spekulation und von roher Empirie ...» sei[11], Osann 1836 bei der Über-

---

[9] Hufeland: An das Publikum. Bd. 19.1, S. X/XI.
[10] Hufeland: Nachricht über die Fortsetzung und Vervollkommnung des Journals der praktischen Heilkunde. Bd. 7.4, S. 184.
[11] Hufeland: Vorwort, Bd. 48.1, S. VI.

nahme der Zeitschrift wohl bewußt[12]. Die Zeitschrift erscheint unverändert als Hufelands Journal[13].

Bis zu Hufelands Tod sind 82 Bände erschienen. Die folgenden Bände gibt Osann heraus, bis zu seinem Tod im Jahre 1842. Fr. Busse, der die Arbeit Osanns fortsetzt und die Bände 94–98 publiziert, ist als Nachfolger zweier Autoritäten, wie es vor allem Hufeland, aber auch Osann, für die Ärzte ihrer Zeit gewesen sind, überfordert. Zunächst verweigert ihm der Verleger Reimer, der gern eine «literarische Notabilität» mit der Leitung des Journals betraut gesehen hätte[14], die Herausgabe des Journals. Busse, der sich zur Fortführung des Journals ohnehin nur aus Dank gegen seinen Lehrer Hufeland und wegen seiner Freundschaft mit Osann verpflichtet sieht, setzt sich zwar gegen Reimer durch, ist aber durch die Auseinandersetzung so enttäuscht, daß er nun umso weniger bereit ist, die zur Redaktion des Journals notwendige Zeit zu erübrigen[15]. Daher stellt er mit dem Erscheinen des 50. Jahrganges die «älteste aller deutschen medicinischen Zeitschriften» ein[16]. Möglicherweise wurde diese Entscheidung auch durch einen sinkenden Absatz beeinflußt[17].

Neben der Vielzahl von kasuistischen Beiträgen, die in diesen fünfzig Jahren erschienen sind, finden wir Beschreibungen der aufgetretenen Epidemien, der Zusammensetzung des Krankenguts in den verschiedenen Gegenden Deutschlands und der infektiösen Krankheiten. Seit 1802 gibt Hufeland jährlich «Nachrichten vom Zustand des Krankenhauses Charité» zu Berlin heraus[18].

In späteren Jahren findet sich in jedem Stück ein «Monatlicher Bericht über den Gesundheitszustand, Geburten und Todesfälle von Berlin», der manchmal durch eine Witterungstabelle ergänzt wird[19].

---

[12] Osann, E.: Chr. W. Hufeland. Bd. 83.3, S. 4–5.
[13] Ebenda, S. 10.
[14] Busse, Fr.: An die Leser und Mitarbeiter des Hufelandischen Journals. Bd. 94.4, S. VIII.
[15] Busse, Fr.: An die Leser des Journals. Bd. 98.6, S. 104–105.
[16] Ebenda, S. 105.
[17] Vergl. Busse, Fr.: An die Leser und Mitarbeiter des Hufelandischen Journals. Bd. 94.4, S. VIII.
[18] Hufeland: Nachricht vom Zustand des Krankenhauses der Charité im Jahre 1802. Bd. 16.1, S. 9–17.
Diese Nachrichten werden in den folgenden Jahren fortgesetzt.
[19] Vergl. hierzu z.B.: Hufeland'sche med.-chirurg. Gesellschaft: Monatlicher Bericht über den Gesundheitszustand, Geburten und Todesfälle von Berlin. Mit der dazu gehörigen Witterungstabelle. Bd. 83.1, S. 126–128.
Ebenso, ohne Witterungstabelle: Bd. 94.1, S. 116–118. Die Verbindung zwischen Me-

Besondere Bedeutung wird den Beschreibungen der Wirkung alter und neuer Heilmittel zugemessen, worauf wir noch bei der Abhandlung der Homöopathie zurückkommen werden[20].

Gegenüber den neuen Entdeckungen aus den Gebieten Chemie, Physik, Anatomie und Physiologie ist man aufgeschlossen, sofern sie für die Medizin anwendbar sind.

Hufeland hat mit seinem Konzept einer Zeitschrift für die «praktische Medizin», in der die einzelne kurze Beobachtung mehr zählt als eindrucksvolle Bücher, die nur Spekulationen enthalten, auch beabsichtigt, erfahrene Praktiker zur Mitarbeit zu bewegen[21]. Daß ihm dies gelungen ist, mögen die folgenden Namen belegen: L. F. B. Lentin beschäftigt sich vor allem mit der Epidemiologie und der «Wundarzneikunst», der Chirurgie.

P. G. Jördens wird uns noch als Kritiker Browns wiederbegegnen. Er berichtet über Erfolge mit Heilmitteln, die nach Brown bei den betreffenden Krankheiten kontraindiziert sind.

A. F. v. Wolff, der Gründer der Medizinischen Akademie in Warschau, schreibt u.a. über den Nutzen der Bäder bei den verschiedensten Krankheiten, wie z.B. Asthma, Gicht, Scharlach, Wassersucht oder Nervenkrankheiten. Außerdem berichtet er über seine Erfahrungen mit der Homöopathie.

S. F. C. Hahnemann selbst veröffentlicht seine Ideen erstmals 1796, ebenfalls in Hufelands Journal[22].

In späteren Jahren finden wir dann Arbeiten von E. L. Heim und J. H. F. von Autenrieth, die beide die Medizin ähnlich wie Hufeland verstehen und zu den besten Ärzten ihrer Zeit gezählt werden[23].

J. A. Pitschaft tritt mit zahlreichen Artikeln hervor, die sich auf die Geschichte der Medizin beziehen. Aphorismenartig konfrontiert er die Ansichten der neueren Autoren mit denen der alten Ärzte aus vergangenen Jahrhunderten. Oft zeigen sich Parallelen und Übereinstimmungen.

---

teorologie und Medizin stellt W. Lepenies dar: «Renaturalisierung: Meteorologie und Medizin», in: «Das Ende der Naturgeschichte». München, Wien 1976, S. 88–96.
[20] Vergl. Kap. III.C.
[21] Hufeland: Einleitung. Bd. 1, S. III.
[22] Hahnemann, S.: Versuch über ein neues Prinzip zur Auffindung der Arzneisubstanzen, nebst einigen Blicken auf die bisherigen. Bd. 2.3, S. 391–439.
[23] Diepgen, Paul: Geschichte der Medizin. Bd. 2, 1. Hälfte, Berlin 1959, S. 43, und Lesky, Erna: Die Wiener Medizinische Schule im 19. Jahrhundert. Graz, Köln 1965, S. 48.

Diese wenigen Ärzte seien stellvertretend genannt für alle, die ihre Erfahrung in Hufelands Journal einbrachten.

«*Erfahrung allein bleibt die Mutter der Heilkunst*[24].»

Hufelands Wort ist ein Schlüssel zum Verständnis des andauernden Erfolges seiner Zeitschrift in einer Zeit, die an neuen Erfindungen und Theorien zu und aus der Medizin reich gewesen ist.

2. Die Medizin um 1800 im Zeichen der Aufklärung

Es sind nicht nur die neuen *Theorien* John Browns (1735–1788) und Samuel Hahnemanns (1755–1843), die im letzten Viertel des 18. Jahrhunderts entstehen und in ihrer Wirkung bis ins 19. Jahrhundert, ja zum Teil darüber hinaus reichen.

In den ausgehenden neunziger Jahren begründet Franz Joseph Gall (1758–1828) in Wien seine neue Schädellehre, auch unter dem Namen «Kranioskopie» bekannt. Nach Lesky wird diese Lehre erst später als «Phrenologie» bezeichnet[1].

Galls wissenschaftliche Bedeutung liegt vor allem in seinen Arbeiten als Hirnforscher und vergleichender Anatom, wozu seine populären Untersuchungen über die Korrelation von Schädelform und Charakter den Anstoß gegeben haben[2]. E. Lesky zählt ihn zu den Ahnen der Wiener Psychiatrie[3].

Eine deutliche Beziehung zur Psychiatrie ist auch der Lehre Anton Mesmers (1734–1815) zuzusprechen. Der «tierische Magnetismus», auch Mesmerismus genannt, wird 1779 in die Medizin eingeführt. Diese Lehre postuliert ein «magnetisches Fluidum», das bei der Behandlung vom Arzt auf den Patienten übergeht und zur Heilung führt. Erst 1843 gelingt es dem schottischen Chirurgen J. Braid, den Mesmerismus zu entmythologisieren. Er bezeichnet den durch die verbale Beeinflussung des Patienten durch den Arzt erzwungenen Zustand als «Hypnose»[4].

Erstmals im Jahre 1800 befaßt sich Lentin kritisch mit der Theorie

---

[24] Hufeland: Vorwort, Bd. 48.1, S. X.
[1] Lesky: Die Wiener Medizinische Schule im 19. Jahrhundert. Köln, Graz 1965, S. 18. Eine ausführliche Darstellung der Lehre Galls und ihrer Verflechtung mit der Wiener Schule gibt Lesky unter dem Titel: «Die Organologie des Franz Joseph Gall», a.a.O., S. 18–23.
[2] Vergl. ebenda, S. 19 u. 20.
[3] Ebenda, S. 19.
[4] Diepgen: Geschichte der Medizin. Bd. 2, 1. H., Berlin 1959, S. 165.

dieser Heilmethode, trotz des «Scharlatangleichen Benehmens von *Mesmer* und Consorten«[5]. Er eröffnet die Diskussion, als die Untersuchungen Galvanis und Voltas zum «elektrischen Fluidum» an ein analoges «magnetisches Fluidum» denken lassen. Nun berichten auch andere bekannte Autoren wie z.B. Jördens[6] und G. Schmidt[7] über ihre Erfahrungen mit dieser Heilmethode.

Daß sich angesehene Ärzte in Hufelands Journal mit dem Mesmerismus auseinandersetzen, läßt vermuten, daß auch der Herausgeber hier eine Neubewertung vornimmt.

Hufeland ist nach W. Artelt (1965) zunächst ein erklärter Gegner der Lehre Mesmers, was auch seine 1784 und 1794 wiederholt aufgelegte Erstlingsschrift «Mesmer und sein Magnetismus» bezeugt[8]. Doch 1809 berichtet auch er über Erfolge mit dieser Heilmethode und beurteilt sie positiv[9], ein Urteil, das im Laufe der Jahre relativiert wird. So ist 1817 für Hufeland der Magnetismus, der nur «psychologisch» vollständig erklärt werden kann, zwar ein Heilmittel, aber nur bedingt anwendbar[10].

Die Diskussion um diese Theorie hält bis in die zwanziger Jahre unvermindert an.

Neben den Theorien finden zahlreiche neue *Behandlungsmethoden* Eingang in die Medizin.

Die Anwendung der Elektrizität und des Galvanismus dokumentiert eindrucksvoll den stetig steigenden Einfluß der Naturwissenschaften.

K. E. Rothschuh hat 1960, 1963 und 1968 in seinen Studien zur Neurophysiologie die Elektrizität wissenschaftsgeschichtlich ausführlich untersucht[11].

---

[5] Lentin: Etwas vom thierischen Magnetismus. Bd. 11.2, S. 130–142 (S. 130), Berlin 1800.

[6] Jördens: Einige, die Wirksamkeit des thierischen Magnetismus begründende Thatsachen. Bd. 15.2, S. 83–95, Berlin 1802.

[7] Schmidt, G.: Psychologische Fragmente. Bd. 14.4, S. 53–89, Berlin 1802.

[8] Artelt, W. stellt in «Der Mesmerismus in Berlin», Mainz 1965, ausführlich die Diskussion um den Mesmerismus in der Zeit von 1775–1825 dar. Hierbei wird auch die Rolle Hufelands in dieser Auseinandersetzung bestimmt.

[9] Hufeland: Ueber den Magnetismus, nebst der Geschichte einer merkwürdigen vollkommen Tagesblindheit (Nyctalopie, Photophobie), welche nach dreijähriger Dauer durch den Magnetismus völlig geheilt wurde. Bd. 29.2, S. 6 u. S. 65–68, Berlin 1809.

[10] Hufeland: Magnetismus. Bd. 44.3, S. 87–170 (S. 169/170 u. S. 165), Berlin 1817.

[11] Rothschuh: Von der Idee bis zum Nachweis der tierischen Elektrizität, in: Sudhoffs Archiv, Bd. 44, 1960, S. 25–44. Rothschuh: Die neurophysiologischen Beiträge von Galvani und Volta. Mailand 1963. Rothschuh: Physiologie. Freiburg 1968.

Der Streit zwischen Galvani und Volta um die Interpretation des Froschpräparates, das zuckt, wenn Nerv und Muskel durch eine Metallkombination verbunden werden, wird auch im Journal aufgenommen. So vertritt G. Schmidt 1802 eher Galvanis Position, wenn er von einer substantiell verschiedenen Ursache von Galvanismus und Elektrizität überzeugt ist[12]. Hofrichter dagegen erklärt im folgenden Jahr – ganz im Sinne Voltas – beide Phänomene für identisch[13].

Die Behandlung mit Elektrizität wird bei den unterschiedlichsten Krankheiten angewandt, z.B. bei Taubheit und bei Melancholie. Man schreckt nicht einmal vor Versuchen an einem Enthaupteten zurück[14].

Als besonders segensreich hat sich die Einführung der *Schutzimpfung* gegen Pocken erwiesen. Wurde zunächst noch die Variolation – Einimpfung der echten Pocken – durchgeführt[15], so wird bald nach Jenners Entdeckung der Vakzination – Impfung mit Kuhpocken – dieses Verfahren erprobt. Scherer weist bereits 1798, als Jenner seine zwei Jahre zuvor gemachte Entdeckung publiziert, auf dieses Impfverfahren hin[16]. 1800 berichtet Hufeland über erste Erfahrungen in London, Hannover, Wien und Berlin[17].

Aufgrund weiterer positiver Berichte über den Erfolg mit dieser Methode verordnet König Friedrich Wilhelm I. von Preußen am 31. 3. 1803, die Vakzination in jeder Weise zu fördern[18]. Um die Volksseuche Pocken, die bisher in Preußen jährlich um 40 000 Menschenleben gefordert hat[19], so schnell wie möglich auszurotten, werden auf

---

[12] Schmidt, G.: Psychologische Fragmente. Bd. 14.4, S. 80, Berlin 1802.

[13] Hofrichter: Ueber Electrizität und eine neue Anwendungs-Art derselben. Bd. 16.2, S. 116–139, Berlin 1802/3.

[14] Friedrich Wilhelm: Zwei Cabinetsschreiben Sr. Majestät des Königs von Preussen in Betreff der an Enthaupteten gemachten und etwa noch zu machenden Versuche, nebst Bemerkungen des Herausgebers über diesen Gegenstand. Bd. 17.3, S. 2–29, Berlin 1804.

[15] Hinze, A.: Ueber die Schädlichkeit der abführenden Methode, bey der Einimpfung der Blattern. Bd. 3.4, S. 673–689, Jena 1797.

[16] Scherer: Neuer Vorschlag zur Verhütung der Blattern durch Inoculation der Kuhpocken. Bd. 6, S. 907–909, Jena 1798, und Diepgen: Geschichte der Medizin. Bd. 2, 1. H., Berlin 1959, S. 65.

[17] Hufeland: Kurze Übersicht der bisher in England gemachten Erfahrung über die Kuhpocken – Impfinstitut dafür zu London – Erfahrungen zu Hannover, Wien und Berlin – Nachschrift des Herausgebers. Bd. 10.2, S. 163–198, Berlin 1800.

[18] Friedrich Wilhelm: Reglement, nach welchem sich die Obrigkeiten, Medicinal- und andere Personen bey Impfung der Schutzblattern richten sollen. Bd. 17.4, S. 110–119, Berlin 1804.

[19] Ebenda, S. 112.

dem Lande auch Geistliche, Lehrer und Hebammen ermächtigt, die Schutzimpfung durchzuführen.

Die *Hydrotherapie* findet in der praktischen Medizin ein reges Interesse, besonders nachdem Hufeland ausdrücklich die «Brunnenärzte Deutschlands» aufgefordert hat, die Wirkungen ihrer Mineralquellen im Journal mitzuteilen[20].

Ungeachtet der Versuche der Chemiker, Wasser künstlich mit Mineralien anzureichern, ist Hufeland nach wie vor überzeugt, daß mit natürlichen Heilwassern größere Erfolge zu erzielen sind[21]. Von dieser Einstellung läßt er sich auch nicht durch Matthäi – selbst ein Badearzt – abbringen, der die besondere Heilwirkung der Badekuren aus den äußeren Umständen erklärt, wie z.B. «Entfernung von den gewohnten Geschäften[22].»

Wir lesen im Journal Berichte über die verschiedenen, zum Teil auch heute noch stark frequentierten Bäder wie Pyrmont, Aachen, Norderney, Wiesbaden oder Wildungen. Es wird über die chemische Zusammensetzung der jeweiligen Wasser, spezielle Anwendungsarten und die bevorzugten Indikationen berichtet.

1795 teilt Girtanner seine «Versuche und Beobachtungen über die neue Methode des Hrn. Beddoes, die Lungenschwindsucht zu heilen, nebst der Beschreibung einer dazu erfundenen «Respirationsmaschine» mit[23]. Hierbei handelt es sich um Beddoes' Versuche mit der *Gasinspiration*. Zunächst wird nur Sauerstoff verwandt, doch bereits 1800 berichtet Beddoes selbst über Versuche mit Stickoxydul, an denen sein Assistent H. Davy maßgeblich beteiligt gewesen ist[24]. Stickoxydul, bekannter als «Lachgas», wurde nach Diepgen (1959) bereits Ende des 18. Jahrhunderts von Davy als Anästhetikum empfohlen, ein Vorschlag, den sich die Chirurgen erst Jahrzehnte später zu-

---

[20] Hufeland: Aufforderung an die Brunnenärzte Deutschlands, besonders Schlesiens, nebst einigen Worten über mineralisches Wasser überhaupt. Bd. 14.2, S. 193–199, Berlin 1802.

[21] Ebenda, S. 195.

[22] Matthäi: Von welchen Ursachen hängt der grosse Nutzen der Brunnen- und Badecuren eigentlich ab? nebst einigen Worten über das Mineralwasser bey Verden. Bd. 19.2, S. 5–59. Vergl. S. 8 und S. 59, Berlin 1804.

[23] Girtanner: Versuche und Beobachtungen über die neue Methode des Hrn. Beddoes, die Lungenschwindsucht zu heilen, nebst der Beschreibung einer dazu erfundenen Respirationsmaschine. Bd. 1.2, S. 199–254, Jena 1795.

[24] Beddoes: Nachricht von einigen Beobachtungen, welche in der medicinisch-pneumatischen Anstalt gemacht wurden. Bd. 9.2, S. 124–158, Jena 1800.

nutze machen sollten[25]. Außer den neuen Theorien und Therapien wird eine grundsätzliche Änderung des ärztlichen Denkens noch im 18. Jahrhundert vorbereitet, doch erst im 19. Jahrhundert wirksam.

E. Lesky weist in der Schrift «Vom Wandel der Diagnostik» darauf hin, daß Leopold von Auenbrugger 1761 mit der Erfindung der Perkussion den entscheidenden Schritt von der passiven Beobachtung zur aktiven *Diagnostik* unternimmt[26]. Diese physikalische Untersuchungsmethode, die erst 1808 allgemeine Anerkennung findet, ermöglicht es, gezielt lokale Erkrankungen zu diagnostizieren. Zugleich bedeutet eine solche «Untersuchung» eine Abkehr von der «ganzheitlichen Sicht» der Humoralpathologen[27]. Lesky zeigt einen direkten Weg von Auenbruggers «auditiver Diagnostik» zur «visuellen» Hermann Helmholtz', der 1851 den Augenspiegel entdeckt[28]. Ebenfalls um die Jahrhundertwende kündigen sich im *«Fach Medizin»* selbst beachtliche Veränderungen an.

Der Titel «Journal der practischen Arzneykunde und *Wundarzneykunst*» (Hervorhebg. d. Verf.), den Hufeland 1795 seiner Zeitschrift gibt, ist programmatisch gemeint. Die Chirurgie, im Mittelalter aus der Heilkunde ausgegliedert, soll reintegriert werden. Sie soll nicht länger hauptsächlich von Barbieren, sondern wieder von den Ärzten ausgeübt werden.

In diesem Sinne erscheint 1801 anonym ein Artikel im Journal, der die Preisfrage positiv beantwortet: «Ist es nothwendig und ist es möglich, beide Theile der Heilkunst, die Medizin und die Chirurgie, sowohl in ihrer Erlernung als Ausübung wieder zu vereinigen? Welches waren die Ursachen ihrer Trennung, und welches sind die Mittel ihrer Wiedervereinigung[29]?»

Die Barbiere, die die Chirurgie als ein reines Handwerk betreiben und lediglich praktische Fähigkeiten besitzen[30], werden als «blosses Instrument» bezeichnet[31]. Dagegen handelt der Chirurg wissenschaftlich, der als Arzt nach Grundsätzen handelt. Der wissenschaft-

---

[25] Diepgen: Geschichte der Medizin. Bd. 2, 1. H., Berlin 1959, S. 167.

[26] Lesky, Erna: Vom Wandel der Diagnostik, in: Wiener Medizinische Wochenschrift, Jahrg. 126, Nr. 18, Wien 1976, S. 251–255.

[27] Ebenda, S. 251.

[28] Ebenda, S. 252.

[29] Anonym: Verhältnis der Chirurgie zur Medicin... Bd. 12.4. S. 85–163, Berlin 1801.

[30] Vergl. Brunn: Kurze Geschichte der Chirurgie, Berlin 1928, S. 236.

[31] Anonym: Ueber das Verhältnis der Chirurgie zur Medizin und ihre Vereinigung. Bd. 12.4, S. 85–163, Berlin 1801.

liche Chirurg verfügt gemäß der Devise «Jeder gute Chirurg ist auch ein guter Arzt» sowohl über handwerkliches Können als auch über theoretisches Wissen. Als ein Beispiel für diese «neue Chirurgengeneration» sei der Wiener Vincenz Kern angeführt, der sowohl in der Medizin als auch in der Chirurgie promoviert hat[32].

Bereits 1802 veröffentlicht Hufeland eine Ausbildungsordnung, die die Prüfungsanforderungen für Ärzte und für Chirurgen aneinander angleicht[33].

Während die Chirurgie in die Medizin integriert wird, beginnen allmählich Bestrebungen, umrissene Bereiche aus der Arzneikunde herauszulösen und neue Teildisziplinen zu konstituieren. Dies sei am Beispiel der Psychiatrie kurz illustriert:

Bereits zur Eröffnung des Journals 1795 führt Hufeland unter den erwünschten Themen an: «Hierzu gehören auch psychologische Wahrheiten, die noch zu wenig für die Kenntnis und Behandlung der Gemüthskrankheiten benutzt worden sind[34].»

Bereits 1804 postuliert G. Schmidt die Gleichberechtigung der psychischen Heilkunst neben der Wundarzneikunst und der Arzneikunde[35].

Zu den ersten, die sich der Psychiatrie als einer selbständigen Disziplin widmen, gehört in Deutschland Johann Christian Reil. Diesen «Pionieren» der Psychiatrie geht es zunächst einmal darum, die «Irren» von ihren Ketten zu befreien[36].

In den vierziger Jahren ist es dann bereits selbstverständlich, wenn praktische Ärzte auf eine zwanzigjährige Tätigkeit «in diesem Gebiete der Kunst» verweisen[37].

Eine ähnliche Entwicklung ließe sich vermutlich auch für andere Teilbereiche der Medizin aufzeigen. So weist Diepgen (1959) darauf

---

[32] Vergl. Lesky: Die Wiener Chirurgie während der Epoche der Romantik, (spanisch) in: Historia universal de la medicina. Bd. 3, Ed. P. Lain Entralgo, Barcelona, Madrid 1973, S. 306–309.

[33] Hufeland: Reglement, wie es künftig mit der Prüfung der angehenden Aerzte, Wundärzte und Apotheker gehalten werden soll. Bd. 14.4, S. 8–26, Berlin 1802.

[34] Hufeland: Einleitung, Bd. 1, S. XV.

[35] Schmidt, G.: Ueber psychische Heilkunst und ihr sowohl wissenschaftliches als politisches Verhältnis zu der bisherigen Heilkunst. Bd. 17.4, S. 70–109, Berlin 1804.

[36] Ackerknecht, Erwin H.: Kurze Geschichte der Psychiatrie, Stuttgart 1967, S. 39, und
Alexander, F. G.: Geschichte der Psychiatrie, Zürich 1969, S. 160.

[37] Steinthal: Praktische Mittheilungen aus dem Gebiete der Psychiatrie. Bd. 94.6, S. 3–34 (S. 3), Berlin 1842.

hin, daß Himly 1800 den Begriff Ophthalmologie prägt; zwölf Jahre später wird in Wien der erste Lehrstuhl für dieses Fach eingerichtet[38].

Auch scheinbar «moderne» Fächer wie die Sozialmedizin lassen sich bis ins 18. Jahrhundert zurückverfolgen.

Johann Peter Frank, von Lesky (1965) als Begründer der Hygiene als Wissenschaft ausgewiesen, tritt mit seinem «System einer vollständigen medicinischen Policey» bereits 1784 an die Öffentlichkeit, wodurch nach Schipperges (1970) eine weitere Etappe zur Verbindung von privater und öffentlicher Gesundheitsfürsorge bewältigt wird[39].

Vielleicht hat diese kursorische Vorstellung einiger Neuerungen in der Medizin um 1800 gezeigt, daß einige Ärzte sich durchaus darum bemühten, Kants «Wahlspruch der Aufklärung»: «Habe Mut, dich deines *eigenen* Verstandes zu bedienen[40]!» zu entsprechen.

Um in einer solchen Zeit über mehr als vierzig Jahre hinweg eine einflußreiche Fachzeitschrift erfolgreich herauszugeben, bedarf es neben der fachlichen auch der persönlichen Qualifikation. So sagt Kant: «Ich antworte: der öffentliche Gebrauch seiner Vernunft muß jederzeit frei sein, und der allein kann Aufklärung unter Menschen zu Stande bringen, …[41]». Und Hufeland schreibt: «Freyheit des Geistes ist von jeher die Wiege der Wahrheit, Sectengeist und Geistesdespotie ihr Grab gewesen[42].» Daraus können wir folgern, daß Hufeland sich Kants Postulat angeschlossen hat. Der «freie, öffentliche Gebrauch der Vernunft» bedeutet konkret für eine Fachzeitschrift die Veröffentlichung wissenschaftlicher Arbeiten, ungeachtet, ob sie dem Standpunkt des Herausgebers entsprechen oder nicht. Hufeland scheint dieses Maß an Toleranz zu besitzen, wenn er erklärt «… dass dieses Journal durchaus nicht *einem* System, oder *einer* Ansicht der Dinge huldigt, sondern dass es sich die vollkommenste Freiheit der Meinung zum Gesetze gemacht hat, und ihm jeder Beitrag willkommen ist, er komme aus welcher Schule er wolle, wenn er nur obigen

---

[38] Diepgen: Geschichte der Medizin, Berlin 1959, S. 47, und Lesky: Die Wiener Medizinische Schule im 19. Jahrhundert, Graz, Köln 1965, S. 79.
[39] Lesky, a.a.O.: S. 109, und
Schipperges, H.: Moderne Medizin im Spiegel der Geschichte, Stuttgart 1970, S. 260. Vergl. auch S. 267, 268 u. 276.
[40] Kant, Immanuel: Beantwortung der Frage: Was ist Aufklärung? in: Kant, I.: Werke in sechs Bänden, Hrsg. Weischedel, W., Darmstadt 1964, Bd. VI, S. 51–61 (S. 51).
[41] Ebenda, S. 55.
[42] Hufeland: Bemerkungen über die Brownsche Praxis. Bd. 4.1, S. 125–150 (S. 130), Jena 1797.

zwei Haupterfordernissen einer practischen Bestimmung entspricht, d. h. das Heilgeschäft zum Zwecke, und die Erfahrung zur Führerin hat[43]».

Die Bedingung, «das Heilgeschäft zum Zweck» zu haben, ist uns bereits als Forderung nach «Anwendbarkeit in der Praxis» begegnet. Was in der zweiten Bedingung, «die Erfahrung als Führerin» zu haben, unter «Erfahrung» zu verstehen ist, ist noch zu bestimmen.

3. Erfahrung und Metaphysik

Immanuel Kant unterscheidet 1781 in der «Kritik der reinen Vernunft» zwei Arten der Erkenntnis: einmal Erkenntnis «a priori», die unabhängig von jeder Erfahrung und allen Sinneseindrücken ist, zum anderen Erkenntnis «a posteriori», die aus der Erfahrung gewonnen wird. Wohl beginnt alle Erkenntnis der Zeit nach *mit* der Erfahrung, aber nicht alle Erkenntnis entsteht *aus* der Erfahrung[1].

Kant zeigt, daß die Erfahrungsurteile synthetische Urteile a posteriori sind, doch sind auch in der Naturwissenschaft wie in der Metaphysik synthetische Urteile a priori enthalten. Karl Joseph Windischmann, Arzt und ab 1803 Professor für Naturphilosophie in Aschaffenburg[2], schildert in der Arbeit «Ueber die gegenwärtige Lage der Heilkunde und den Weg zu ihrer festen Begründung» die Auswirkungen der Kant'schen Philosophie: «Die kritische Philosophie hat in Deutschland die reinen Bestandtheile menschlicher Erkenntnisse von der Empirik getrennt, und die ersteren als herrschendes Oberhaupt in dem Gebiet der Wissenschaft erklärt. Wenn auch nach den *Worten* dieser Philosophie die Erfahrung von der systematischen Erkenntniss nicht ganz ausgeschlossen werden soll, so hat doch ihr Geist und Verfahren gezeigt, dass sie jene Empirik, in dem sie dieselbe angewandte Erkenntniss des Menschen nennt, doch ganz in der Stille ihrer reinen Ansicht als unreines Gemisch entgegengesetzt, und sich nicht viel um ihre Anordnung und Läuterung bemüht[3].»

Hiernach ist es verständlich, daß man auch in der Medizin bemüht ist, Prinzipien «a priori» zu finden, aus denen «sichere» Urteile ge-

---

[43] Hufeland: Vorwort. Bd. 19, S. IX–XXX (S. XX), Berlin 1804.
[1] Vergl.: Kant, I.: Kritik der reinen Vernunft. Hamburg 1956, S. 45–66.
[2] Allgemeine Deutsche Biographie. Berlin 1971.
[3] Windischmann, K. J.: Ueber die gegenwärtige Lage der Heilkunde und den Weg zu ihrer festen Begründung. Bd. 13.1, S. 9–81, (S. 42/43), Berlin 1801.

wonnen werden können. Man konstruiert zu diesem Zwecke spekulative Systeme für die Medizin.

Diese «Vorliebe für das Spekulieren» lehnt Hufeland ab, denn sie geht so weit, nicht allein die Erfahrung der Thoerie unterzuordnen, sondern Erfahrungen zu erdichten[4].

Viele Ärzte sehen den «Brownianismus» als «Paradebeispiel» für ein spekulatives System an[5].

Wird die Spekulation und – wie Lentin sagt – das «Theoretisieren» abgelehnt[6], so liegt die Folgerung nahe, die Ärzte seien nur an «reiner Empirie» interessiert. Diese Annahme wird durch das Urteil C. H. Schultz' widerlegt: «Die reine Empirie hat sich als vollkommen unfähig erwiesen, die Wissenschaft aus dem endlosen Wirrwarr von Widersprüchen herauszureissen[7].»

Eine Ablehnung der «blinden» oder «rohen Empirie» finden wir auch bei anderen Ärzten[8].

Die Empirie wird abgelehnt, da sie auf reinem Analogiedenken beruht und bezeichnend für «Nichtärzte» wie die Barbiere ist, die eben nicht «nach den Regeln der Kunst» therapieren können[9]. Dieser Vorwurf, reine Empirie sei blind, wird in der Auseinandersetzung mit Hahnemann noch wieder auftauchen[10].

Wie aber soll die «Erfahrung» beschaffen sein, der sich das «Journal der practischen Arzneykunde und Wundarzneykunst» doch verschrieben hat?

C. H. Schultz führt hierzu aus: «Indem wir bei dieser Gelegenheit von den Mängeln und Nachtheilen der rein sinnlichen Empirie in der Medizin gesprochen, wollen wir im Vorbeigehen doch erwähnen, dass für uns der Begriff der Erfahrung von dem Begriff der reinen Empirie etwas sehr verschiedenes ist, indem erstere ein Resultat des Nachdenkens, der historischen Vergleichung, und überhaupt einer

---

[4] Hufeland, in: Ebenda, S. 75.
[5] Vergl. Kap. III.B.
[6] Lentin: Etwas vom thierischen Magnetismus. Bd. 11.2, S. 131.
[7] Schultz, C. H.: Die Homöopathie im Verhältnis zur modernen Medizin und zum Staat. Bd. 76.5, S. 3–44 (S. 5), Berlin 1833.
[8] Wolfart: Ideen zur Anwendung der Heilmittel. Bd. 18.4, S. 114–138 (S. 125 u. 126), und
Matthäi: Vom Nutzen der Brunnen- und Badecuren … Bd. 19.2, S. 44.
[9] Vergl. Anonym: Ueber das Verhältnis der Chirurgie zur Medizin … Bd. 12.4, S. 158, 159.
[10] Vergl. Kap. III.C.

geistigen Verarbeitung der sinnlichen Empirie ist, und also von weit höherer Bedeutung[11].»

Die Erfahrung entsteht hiernach also durch Reflexion der Empirie, durch Nachdenken und Vergleichen.

In einer «Erklärung an das Publikum», einem der wenigen Artikel, in denen Hufeland sich zu seinem System äußert, bestimmt er genauer, wie man von der Empirie oder den Erscheinungen zur Erfahrung gelangt: «Auch ich habe, so lange ich practischer Arzt bin, … es mir zum angelegentlichsten Geschäft gemacht, über meine Erfahrungen nachzudenken, nichts ohne zureichenden Grund zu thun, sie auf einfache Sätze zurück zu führen, diese durch wiederholte Erfarungen zu prüfen, und sie sowohl mit den allgemeinen physisch chemischen, als den besondern organischen Gesetzen der Natur in Zusammenhang zu bringen. Auf diese Weise ist (gleichsam von selbst) mein System der practischen Medicin entstanden, dessen Eigenthümliches darin besteht, dass es nicht a priori, sondern blos aus der Erfahrung deducirt, und auch wieder auf keinen andern Zweck, als auf Praxis und Kur der Krankheiten bezogen ist[12].

Hufeland handelt begründet, führt seine Erfahrung «auf einfache Sätze zurück», – eine Systematisierung bzw. Klassifizierung. Er prüft diese Sätze durch neue Erfahrungen, woraus folgt, daß sein System grundsätzlich offen ist. Außerdem versucht er, sein System mit den herrschenden naturwissenschaftlichen Theorien zu vereinbaren.

In derselben «Erklärung» befaßt er sich explizit mit der «Systematisierung» von Wissenschaften. «Wenn, wie ich glaube, eine empirische Wissenschaft systematisiren, nichts weiter heist, als die Erscheinungen mit den Denkgesetzen in Uebereinstimmung bringen und sie unter allgemeine Gesichtspunkte fassen, …»[13]. Diese Bestimmung ist ein weiterer Hinweis, daß Hufelands «System» der Versuch einer «Klassifikation» der Krankheiten ist[14]. Er versucht, seine Einteilungskriterien empirisch, der Wirklichkeit entsprechend, zu gewinnen.

---

[11] Schultz: Die Homöopathie im Verhältnis zur modernen Medizin und zum Staat. Bd. 76.5, S. 7/8.

[12] Hufeland: Des Herausgebers *Erklärung an das Publikum* über sein System der practischen Heilkunde und einige von ihm herauszugebende Schriften. Bd. 7.3, S. 181–190 (S. 182), Jena 1799.

[13] Ebenda, S. 182.

[14] Vergl. Oeser: System, Klassifikation, Evolution. Wien, Stuttgart 1974, S. 19–38, und

Carnap, R.: Einführung in die Philosophie der Naturwissenschaften. München 1969, S. 59.

Die Einteilung ist jedoch noch nicht vollständig, die Theorie nicht abgeschlossen: «... aber bescheiden genug hier zu gestehen, dass in manchen Dingen die Erfahrung weiter ist, als die Theorie, dass nicht alle Erscheinungen und Wirkungsarten in der organischen Natur *a priori* deducirt werden können, und dass wir folglich eben, um rationell und consequent zu seyn, auch empirische (blos factische) Grundsätze annehmen, und als Motiv der Handlung aufstellen müssen. Daher wenn ein Name gegeben werden muss, dieses System am schicklichsten das *empirisch-rationelle* (Hervorhebg. d. Verf.) genannt werden möchte[15].» Das empirisch-rationelle System besteht aus zwei Komponenten, nämlich der möglichst genauen Beobachtung und den richtigen Schlüssen. Hierbei handelt es sich in der Regel um «induktive Schlüsse»: Eine aus der Beobachtung abstrahierte Hypothese gilt als umso sicherer, je häufiger sie durch Versuche bestätigt wird[16].

Das empirisch-rationelle System erhält 1804 auch seine philosophische Begründung. In der anonym erscheinenden, der Philosophie Kants angelehnten Arbeit «Ueber das Verhältnis der Philosophie zur Erfahrung überhaupt, und zur Medicin insbesondere, ...» wird gezeigt, daß die Medizin weder eine reine Wissenschaft – wie die Philosophie – noch eine rein empirische Wissenschaft ist. Sie ist vielmehr eine gemischte, «... und vermöge dieser Eigenschaft eignet sie sich zu einer empirisch-rationalen Wissenschaft[17].» Das bedeutet, die Medizin ist zur komparativen Wissenschaftlichkeit fähig[18].

Diese Arbeit mag dazu beigetragen haben, daß Hufeland noch im selben Jahr fordert, die «spekulative Medicin» solle «Poesie der Medicin» genannt werden[19]. Er selbst bezeichnet sein System als «Theorie» der praktischen Medizin[20].

Die Theorie wird 1839 noch einmal von C. W. Hufelands Bruder Friedrich aus philosophischer Sicht dargestellt. Nach F. Hufeland beruht jede Wissenschaft entweder auf Spekulation oder auf Erfahrung. In der Medizin können Theorien nur auf Erfahrung, von der man ab-

---

[15] Hufeland: Erklärung an das Publikum ... Bd. 7.3, S. 188.
[16] Vergl. Nolde: Erinnerung an einige zur kritischen Würdigung der Arzneymittel sehr nothwendige Bedingungen. Bd. 8.2, S. 75–116 (besonders S. 102 u. 103), und Bd. 8.1, S. 47–97 (bes. S. 55 u. 97), Jena 1799.
[17] Anonym: Das Verhältnis der Philosophie zur Erfahrung ... Bd. 17.4, S. 5–69 (S. 51), Berlin 1804.
[18] Ebenda, S. 52.
[19] Hufeland: An das Publikum. Bd. 19, S. XVII.
[20] Ebenda, S. XVIII–XIX.

strahiert, begründet werden[21]. Im Gegensatz zur Naturwissenschaft ist die Medizin als Erfahrungslehre grundsätzlich zu erweitern, sie ist kein abgeschlossenes System[22]. «Aber Vieles von dem, was zu einer Begründung der medicinischen Theorie nothwendig ist, liegt ausserhalb der Sphäre unserer Wahrnehmung, und keine empirische Lehre kann als fest begründet betrachtet werden, wenn die Thatsachen, welche ihr die Erfahrung liefert, nur unvollständig bekannt sind[23].» Daher hat sie auch nur eine relative Gültigkeit[24].

Nicht alle Autoren im Journal sind von dem Primat der Erfahrung vor der Spekulation überzeugt.

So will Leupoldt den Fortschritt in der Medizin durch die «innigste Verschmelzung» von Empirie und Spekulation erreichen[25].

K. Himly gesteht beiden, der empirischen wie der spekulativen Medizin, zu, zur Erkenntnis der Natur beizutragen, die eine im Besonderen, die andere im Allgemeinen[26].

C. W. Hufeland aber bleibt seiner Überzeugung zeitlebens treu. So schreibt er noch 1836: «Die wahre *Empirie* identifizirt sich mit dem Gegenstand selbst, und erhält dadurch die wahre *Theorie*. Sie geht also aus dem Gegenstand heraus, nicht *a priori* in den Gegenstand hinein, und diess ist die wahre *praktische Theorie*[27].» Man könnte Hufeland als einen frühen Positivisten bezeichnen, wenn er sich auf diese Theorie beschränkt hätte.

Doch er begnügt sich nicht damit, die Erscheinungen wahrzunehmen, zu ordnen und seine Erfahrungen für die ärztliche Praxis nutzbar zu machen. Sein Denken transzendiert die Erscheinungen, fragt nach der zugrundeliegenden Ursache. «Bey den Erscheinungen des Lebens muss eine Ursache zu Grunde liegen, die sie hervorbringt. Das Leben selbst ist nicht die Ursache, sondern die Handlung des Lebens[28].»

---

[21] Hufeland, Friedrich: Ueber das Verhältnis der theoretischen zur praktischen Bildung des Arztes. Bd. 88.2, S. 3–23 (S. 8), Berlin 1839.
[22] Ebenda, S. 9.
[23] Ebenda, S. 20.
[24] Ebenda, S. 21.
[25] Leupoldt, J. M.: Magnetismus. Medicina magica: 21. Ein Wort über den Mysticismus in der heutigen Medizin. Bd. 52.3, S. 81–107 (S. 87), Berlin 1821.
[26] Himly, K.: Auch einige Bemerkungen über das Petechialfieber. Bd. 41.4, S. 40–56 (S. 49).
[27] Hufeland: Aphorismen eines freien Arztes. Bd. 82.1, S. 7–26 (S. 11), Berlin 1835.
[28] Hufeland: Mein Begriff von der Lebenskraft. Bd. 6.4, S. 785–796 (S. 786), Jena 1798.

Hufeland definiert diese Ursache des Lebens als Lebenskraft. Hier zeigt sich der Einfluß des Anthropologen I. F. Blumenbach, der nach Pfeifer die «Lehre von der Lebenskraft» begründet hat und bei dem Hufeland in Göttingen studiert hat[29].

Die Lebenskraft hat bei Hufeland die Funktion, die das «x» in der Mathematik oder die «Kraft» in der Physik hat[30]. Sie ist eine dem Organismus *innewohnende* Ursache[31], welche noch nicht bestimmt ist und es wahrscheinlich auch nie sein wird[32]. Der Begriff «Lebenskraft» wird gebraucht «... zur Bezeichnung eines noch nicht bestimmbaren *Gegenstandes*». (Hervorhebg. d. Verf.)[33]. Es wird die Existenz einer Ursache des Lebens behauptet, von der man – wie Hufeland selbst ausführt – nichts weiß[34].

Hiermit scheint Hufeland noch ganz in der Tradition der Renaissance zu stehen. Nach N. Tsouyopoulos ist der Begriff der «qualitas occulta», der «verborgenen Ursache», in der Renaissance häufig «eine bewußte, erkenntnistheoretische Bezeichnung[35].»

Zur Legitimation der «Lebenskraft» führt Hufeland I. Kant an: «Einen stärkern Beweiss, dass das Wort Lebenskraft philosophisch richtig und brauchbar ist, kann es wohl nicht geben, als den, dass *Kant,* der Vater der verbesserten, kritischen Philosophie, es in Schutz nimmt und gebraucht[36].» Genau genommen reicht der Verweis auf eine anerkannte Autorität als Beweis für Hufelands eigene Ausführungen nicht aus. Kant bevorzugt die Bezeichnung «Lebenskraft» anstelle von «Seele», «weil von einer Wirkung gar wohl auf eine Kraft,

---

[29] Pfeifer: Christoph Wilhelm Hufeland – Mensch und Werk. Halle 1968, S. 38.
Diese Angabe Pfeifers ist nicht unumstritten: Ackerknecht sieht bereits im «Animismus» von G. E. Stahl (1659–1734) einen Höhepunkt in der vitalistischen Reaktion auf die Iatromechanik. (Vergl. Ackerknecht: Kurze Geschichte der Medizin. Stuttgart 1967, S. 103.) Lesky weist in diesem Zusammenhang besonders auf C. Medicus, J. C. Reil und J. A. Unzer hin. (Vergl. Lesky: a.a.O., S. 93.) Toellner sieht in Albrecht von Haller den Arzt, der den Umbruch vom Mechanismus zum Vitalismus bewirkt. (Vergl. R. Toellner: Mechanismus-Vitalismus: ein Paradigmawechsel? Testfall Haller, in: Die Struktur wissenschaftlicher Revolutionen und die Geschichte der Wissenschaften. Hrsg. A. Diemer. Meisenheim am Glan 1977, S. 61–72 (S. 65).)
[30] Hufeland: Mein Begriff von der Lebenskraft. Bd. 6.4, S. 786–787.
[31] Ebenda, S. 786.
[32] Ebenda.
[33] Ebenda, S. 788.
[34] Ebenda.
[35] Vergl. Tsouyopoulos, N.: Der Einfluß des Neoplatonismus auf die Wissenschaft der Renaissance, in: Sudhoffs Archiv, Bd. 60, 1976, S. 33–44 (S. 41–43).
[36] Hufeland: Mein Begriff von der Lebenskraft, Bd. 6.4, S. 790.

die sie hervorbringt, aber nicht auf eine besonders zu dieser Wirkung geeignete *Substanz* (Hervorhebg. d. Verf.) geschlossen werden kann[37].»

Kant leitet zwar wie Hufeland die Lebenskraft von einer Wirkung her, benutzt sie aber nicht, um einen «unbekannten Gegenstand» zu bestimmen. Er schließt von der Wirkung auf die Kraft, nicht aber auf eine «substantielle Ursache». Hat Hufeland zunächst festgestellt, der Begriff «Lebenskraft» sei unbestimmt, bestimmt er ihn doch im Gegensatz zu dieser Erkenntnis anschließend durch Analogieschlüsse, ausgehend von den Lebenserscheinungen: Die Lebenskraft kann wie die Lebenserscheinungen vermindert, vermehrt, zugeleitet, abgeleitet und geteilt werden[38].

In Laufe der Jahre kommt Hufeland noch mehrmals auf die Bedeutung der «Lebenskraft» zurück. Er vertritt die Ansicht, daß alle Erscheinungen in der organischen Natur sich auf zwei Prinzipien zurückführen lassen, die passive, rezeptive «Reizfähigkeit», auch «Erregbarkeit» genannt, und die aktive, dynamische «organisch chemische» bzw. «plastische Kraft», als «Metamorphose» bekannt[39].

«Unter diese zwei Kategorien lassen sich alle Erscheinungen des Lebens bringen. Sie sind aber keineswegs verschiedene, von sich unabhängige Kräfte, sondern Producte oder Aeusserungen *einer* unbegreiflichen Grundkraft, die ich Lebenskraft (das innere Leben) nannte[40].»

«Erregbarkeit» und «Metamorphose» sind die abstraktesten Kategorien, mit deren Hilfe die Lebenserscheinungen klassifiziert werden können. Doch sind die Produkte der letzten Ursache «Lebenskraft», von der es weiter heißt: «Jene Grundkraft gehört zur übersinnlichen uns ewig unbegreiflichen Welt, aber die Gesetze ihres Wirkens können wir erkennen und bestimmen[41].» Hier bestimmt Hufeland die Lebenskraft deutlich als eine metaphysische Größe.

1833 veröffentlicht Hufeland «Die Physiatrik, zugleich ein Rückblick auf mein Leben und meine Zeit»[42]. Als «Physiatrik» bezeichnet

---

[37] Ebenda, S. 791.
[38] Ebenda, S. 789–790.
[39] Hufeland: Rechenschaft an das Publikum über mein Verhältnis zum Brownianismus. Bd. 32.1, S. 3–29 (S. 10), Berlin 1811.
[40] Ebenda, S. 11.
[41] Ebenda, S. 11–12.
[42] Hufeland: Die Physiatrik, zugleich ein Rückblick auf mein Leben und meine Zeit. Bd. 76.1, S. 7–28, Berlin 1833.

er die Medizin, die «im Leben lebt» und sich als Werkzeug der Natur versteht[43]. Doch auch unter diesem neuen Titel verbirgt sich als höchstes Prinzip – die Lebenskraft[44].

In der bekannten Arbeit «Von der Macht des Gemüths durch den blossen Vorsatz seiner krankhaften Gefühle Meister zu seyn» beschäftigt sich Kant mit der Lebenskraft. Seiner Meinung nach läßt Gemächlichkeit, die Schonung der Kräfte, sie stocken[45], während das «Philosophieren» anregend auf sie wirkt:

«Uebrigens ist das *Philosophiren,* ohne darum eben Philosoph zu seyn auch ein Mittel der Abwehrung mancher unangenehmer Gefühle und doch zugleich *Agitation* des Gemüths, welche in seine Beschäftigung ein Interesse bringt, das von äussern Zufälligkeiten unabhängig und eben darum, obgleich nur als Spiel, dennoch kräftig und inniglich ist und die Lebenskraft nicht stocken lässt[46].»

Kant sieht die Lebenskraft als eine dynamische Größe; ebenso Hufeland, wenn er postuliert, sie sei den Teilen des Körpers «in verschiednem Grade und verschiedner Modification zugetheilt», eine Differenz, die sich bei Krankheiten noch vergrößern kann[47]. Diese dynamische Größe verringert sich im Laufe des Lebens: «Das Kind ist reicher an Lebenskraft als der Mann...»[48].

Die Vorstellung von der abnehmenden Lebenskraft finden wir auch heute noch vor, wenn wir in der Presse lesen: «Er (der Mensch, der Verf.) kommt nicht länger an der Einsicht vorbei, daß seine Lebenszeit begrenzt, seine *Lebenskraft* (Hervorhebg. d. Verf.) nicht unerschöpflich ist[49].»

Unsere Kritik am Begriff der «Lebenskraft» setzt am «Leben» selbst an, woraus die Lebenskraft abgeleitet ist. Wir finden weder eine Definition von «Leben» noch eine Begründung dafür, warum Leben als eine Wirkung verstanden werden *muß*.

---

[43] Ebenda, S. 13.

[44] Ebenda, S. 17 u. 24–26.

[45] Kant, Immanuel: Von der Macht des Gemüths durch den blossen Vorsatz seiner krankhaften Gefühle Meister zu seyn. Bd. 5.4, S. 701–751 (S. 710), Jena 1797.

[46] Ebenda, S. 715.

[47] Hufeland: Rechenschaft an das Publikum über mein Verhältnis zum Brownianismus. Bd. 32.2, S. 21.

[48] Hufeland: Bemerkungen über die Brownische Praxis, insbesondere über die Wirkung von Wärme und Kälte. Bd. 4.2, S. 318–349 (S. 347), Jena 1797.

[49] Schreiber, Hermann: Krise in der Lebensmitte – Gefährliche Jahre, in: Spiegel, Nr. 30, 1976, S. 36–49 (S. 39).

Hier wird ein Unterschied zum Vorgehen in der Physik deutlich. Wenn ein Physiker z.B. als Ursache der Beschleunigung eine bis dahin noch nicht bestimmte «Kraft» einführen will, so wird er zunächst die «Beschleunigung» beschreiben und erläutern, warum er sie als Wirkung versteht. Dann wird er zeigen, welche wissenschaftlichen Probleme durch die neue Größe «Kraft» gelöst werden. Nicht zuletzt wird er die «Kraft» selbst definieren und nur im Rahmen dieser Definition verwenden.

Ein adäquates Vorgehen finden wir in der Medizin nicht. Die Einführung einer metaphysischen Größe wie «Lebenskraft» in die Medizin, insbesondere in die praktische, ist nur zu rechtfertigen, wenn dadurch neue Erkenntnisse gewonnen werden. Daß die «Lebenskraft» zu nachprüfbaren Erkenntnissen geführt hat, ist nicht zu erkennen[50].

Zusammenfassend ist zu konstatieren, daß in Hufelands Journal nicht nur Erfahrungen veröffentlicht werden. Wir finden auch Theorie und Metaphysik. Hufeland selbst ist zugleich «empirischer Rationalist» wie auch «Vitalist», eine Kombination, die er selbst nie als widersprüchlich empfindet. Erlaubt sie ihm doch, z.B. bei der Klassifikation der Lebenserscheinungen bis auf eine letzte Ursache zurückzugehen. Er ist überzeugt, auf diese Weise die «Natur» zu erfassen, wenn er schreibt: «Die Theorie der Medizin muss aus der Natur heraus, nicht in die Natur herein, geschrieben seyn. Das ist und war immer die meinige[51].»

4. Geschichte in der Medizin

Ein gängiges Urteil über unsere heutige *Zeit* nennt diese *geschichtslos* (= contradictio in adverbo). «Die Tendenz zur Enthistorisierung ist so stark, daß bedeutende Zeitkritiker unsere Gegenwart als die *Epoche des post-histoire* bezeichnen[1].» Die Enthistorisierung setzt eine Historisierung voraus. W. Lepenies versucht in «Das Ende der Naturgeschichte» zu zeigen, daß in allen Wissenschaften in dem Zei-

---

[50] Der Vitalismus ist auch in der Biologie verbreitet gewesen. Vergl. hierzu Oeser: System, Klassifikation, Evolution. Wien 1974, S. 4, 66, 98 u. 109.
[51] Hufeland: Aphorismen eines freien Arztes. Bd. 82.1, S. 14.
[1] Schulz, Walter: Philosophie in der veränderten Welt. Pfullingen 1972, S. 581.
In dem Abschnitt «Tendenzen zur Enthistorisierung der gegenwärtigen Wissenschaft» geht der Autor besonders auf das Geschichtsverständnis im Logischen Positivismus ein. Vergl. auch Kap. II.

tintervall 1775–1825, dem Übergang zur Moderne, eine «Verzeitlichung», auch als «Temporalisierung» bezeichnet, eintritt[2].

«Der Niedergang der Chronologie und die Abkehr von naturalen Zeitvorstellungen kennzeichnen auch in der Wissenschaftsgeschichte den Übergang zur Moderne, d.h. den Erwerb historischer, im engeren Sinne entwicklungsgeschichtlicher Denkweise[3].»

Diese Tendenz der Temporalisierung wird anhand der Medizin belegt, zeigt sich doch hier ein Bedeutungszuwachs der Medizingeschichte sowie «... der klinischen Praxis der Krankengeschichte auf Kosten der Klassifikation der Krankheit ...»[4].

In einem hypothetischen Übergang von der Krankheitsklassifikation zur Krankengeschichte ist Hufelands Journal nicht eindeutig einzuordnen. Hufeland gibt 1795 neunzehn Rubriken an, «die den Inhalt des Journals ausmachen sollen»[5]. Diese Rubriken werden 1804 im 19. Band wiederholt:

«1. Reine und genaue Beobachtungen von Krankheiten, vorzüglich zur Vervollkommnung der speciellen Semiotik, die dessen noch so sehr bedarf. Man sieht wohl ein, dass es dazu nicht eben seltene Fälle zu seyn brauchen.

2. Beobachtungen der Krankheiten in Absicht auf den Naturgang, ihre Umformung, Würkung der Lebenskräfte, Selbsthülfe der Natur u.s.w.»[6].

Hier wird die Semiotik an erster Stelle noch vor der «Krankengeschichte» angeführt. Auch in den folgenden Jahrgängen finden wir keinen Hinweis darauf, daß die «Krankengeschichte» der «Semiotik» gegenüber programmatisch favorisiert würde. Hufeland will beides, sowohl Klassifikation der Krankheiten als auch Krankengeschichte. Zu beiden Rubriken finden wir zahlreiche kasuistische Beiträge, die auf der einen Seite vor allem wesentliche Symptome einer Krankheit

---

[2] Lepenies, W.: Das Ende der Naturgeschichte. München, Wien 1976, S. 9–10, 16 u. 121.
Diese These Lepenies' ist in anderer Form bekannt, so sieht u.a. Walter Schulz Georg Friedrich Hegel als Begründer des «modernen Historismus» an. «Im modernen Historismus dagegen wird die Geschichte zur *Grundbestimmung* und zwar sowohl in der Wissenschaft als auch in bezug auf das welthafte Geschehen. Das besagt: alles Seiende kann und muß auf seine «Historizität» hin durchleuchtet werden.» (Schulz, Walter: a.a.O., S. 493; vergl. auch S. 492–580.)
[3] Lepenies, W.: a.a.O., S. 16.
[4] Ebenda, S. 19; vergl. auch ebenda, S. 78–87: «Von der Nosographie zur Krankengeschichte».
[5] Hufeland: An das Publikum. Bd. 19, S. XXII.
[6] Ebenda.

herausstellen, auf der anderen Seite hauptsächlich Krankengeschichten in ihrem Verlauf darstellen. Die Grenzen zwischen den Rubriken sind nicht scharf trennend[7].

In Lepenies' Hypothese von der «Verzeitlichung» kann Hufelands Journal in diesem Punkt nur als langandauernder Übergang erklärt werden[8].

Als 16. Rubik führt Hufeland «Practische Anthologie aus ältern Aerzten» an[9]. Er scheint dieser Rubrik eine besondere Bedeutung zuzumessen, da sie über zwei Seiten hin erläutert wird, während die Erwähnung der übrigen Rubriken meist nicht mehr als fünf Zeilen beansprucht. Gemäß der pragmatischen Ausrichtung des Journals will Hufeland die Erfahrungen der alten Ärzte den praktischen Ärzten seiner Zeit nutzbar machen, «... und dadurch die Masse nützlicher Ideen-Cirkulation nicht allein durch die neue, sondern auch durch die Vorwelt zu vermehren[10].» Nicht zuletzt haben die alten Schriften den Vorteil, daß bei ihnen «... Erwerbs- und Ruhmspekulationen wegfallen, die oft bey den neuen, besonder Englischen Produkten (vermutlich eine Anspielung auf Brown, d. Verf.) Vorsicht nöthig machen»[11]. Der Bezug zur Geschichte wird auf verschiedene Arten hergestellt.

In beispielloser Weise kommt J. A. Pitschaft der Anregung Hufelands nach. Er, seit 1829 als «Amtsphysikus und Hofrath» in Baden praktizierend, veröffentlicht in den Jahren 1817–1842 zahlreiche Beiträge, in denen die Erfahrungen alter Ärzte mitgeteilt werden[12]. Er publiziert «Praktische Beobachtungen», «Vergleichungen und Beob-

---

[7] Vergl. z. B. Harcke, W.: Geschichte eines sehr bösartigen Typhus. Bd. 17.1, S. 172–191.
Wir finden zahlreiche Artikel, in denen ein Krankheitsbild dargestellt wird, indem man die Geschichte des betroffenen Kranken genau verfolgt.
[8] Zur Stützung dieser Hypothese erscheint uns der Versuch sinnvoll, am konkreten Fall zu untersuchen, ob die Bedeutung der «Krankengeschichte» im Laufe der Jahre im Journal zunimmt. Da das Erscheinen der Zeitschrift in die Zeit des Übergangs zur Moderne fällt, müßte sich – nach Lepenies' Hypothese – ein Wandel in der Zusammensetzung des Artikelspektrums nachweisen lassen. Eine quantitative Veränderung, die sich im Zuwachs von Krankengeschichten auf Kosten von semiotischen Beiträgen ausdrückte, könnte als Hinweis auf einen qualitativen Wandel im oben behaupteten Sinne gelten.
[9] Hufeland: An das Publikum. Bd. 19, S. XXVI–XXVIII.
Vergl. auch: Hufeland: Einleitung. Bd. 1, S. VII.
[10] Hufeland: An das Publikum. Bd. 19, S. XXVIII.
[11] Ebenda, S. XXVII.
[12] Hirsch: Biographisches Lexikon der hervorragenden Ärzte aller Zeiten und Völker. Berlin 1929–35.

achtungen im Gebiete der Medizin», «Miscellen», «Vergleichungen im Gebiete der Arzneiwissenschaft alter und neuer Zeit und Beobachtungen», «Curiositäten und Glossen, zunächst aus dem Gebiete der Naturgeschichte der Medizin», «Naturhistorische, medizinische Lesefrüchte, Randglossen und therapeutische Rhapsodien» oder schlicht «Therapeutische Rhapsodien», womit nur eine Auswahl angegeben ist[13]. Eine eindrucksvolle humanistische Bildung ermöglicht es ihm, innerhalb von fünfundzwanzig Jahren zahlreiche «neue» Ideen als «alte» zu relativieren. Er vergleicht im Detail die Therapievorschläge aus Gegenwart und Vergangenheit, stellt Übereinstimmungen fest, berichtet über merkwürdige Begebenheiten aus seiner eigenen Praxis und aus der der «Alten», stellt «neue Ideen» vor, die jahrhundertelang vergessen waren, u.s.w.

Den Schatz der zahlreichen, aphorismenartig aneinandergereihten Erfahrungen – oder «Goldkörner», um mit Hufeland zu reden – inhaltlich auszuwerten, dürfte eine eigene Darstellung erfordern[14].

Für viele Ärzte ist der Rückblick in die Geschichte eine Hilfe für die Auseinandersetzung mit aktuellen Problemen, sei es, bei der Neubestimmung der Chirurgie in ihrem Verhältnis zur Medizin, der Verweis auf die Zeit von vor der Schule von Salerno[15], sei es der Hinweis darauf, daß sich das «neue» Heilprinzip Hahnemanns «Similia similibus curentur» bereits bei Paracelsus finden läßt[16].

Doch hat die Geschichte der Medizin ihre Bedeutung vor allem in der Auseinandersetzung mit neuen Theorien als *regulatives Prinzip*.

Hufeland begründet 1799 seine Ablehnung der spekulativen Medizin damit, daß «... leider die Geschichte der Medizin lehrt, dass alles, was bloss Theorie und Spekulation war, nur solange interessirte, als die Denkform herrschte, woraus es entstand, ...»[17]. 1835 äußert sich

---

[13] Pitschaft, J. A.: Praktische Beobachtungen. Bd. 44.4, S. 3–39.
Ders.: Vergleichungen ... Bd. 47.6, S. 79–95.
Ders.: Miscellen. Bd. 77.3, S. 3–24.
Ders.: Vergleichungen ... alter und neuer Zeit ..., Bd. 78.3, S. 3–18.
Ders.: Curiositäten ... Bd. 80.4, S. 13–51.
Ders.: Lesefrüchte ... Bd. 90.2, S. 83–104.
Ders.: Rhapsodien ... Bd. 94.3, S. 19–34.
[14] Hufeland: An das Publikum. Bd. 19, S. XXVII.
[15] Anonym: Ueber das Verhältnis der Chirurgie zur Medizin ... Bd. 12.4, S. 91. Vergl. auch S. 125.
[16] Ploucquet: Ueber Hahnemanns neues Princip zur Auffindung und Anwendung der Heilmittel. Bd. 24.1, S. 170–172.
[17] Hufeland: Nachricht über die Fortsetzung und Vervollkommnung des Journals der practischen Heilkunde. Bd. 7.4, S. 185.

A. Vetter «Ueber den heutigen Zustand der medicinischen Praxis»[18]. Als Richtschnur empfiehlt er: «Thun wir also das Unsrige, zeigen wir, dass es uns Ernst ist, die Wissenschaft fruchtbar zu machen: halten wir uns fest an die Geschichte der Medicin, um uns nicht durch bekannte Thatsachen verblenden zu lassen; ...»[19].

J. M. Leupoldt rühmt 1805 den «Geist der Geschichte», «der, recht verstanden, stets der zuverlässigste *Richter* (Hervorhebg. d. Verf.) ist über das, was wahr und gut und wesentlich nöthig ist, ...»[20].

1819 wird im Journal anonym eine Arbeit veröffentlicht, die den Nutzen der Geschichte der Medizin genauer bestimmt[21]. Zunächst zeigt der Autor, ein Hochschulprofessor, auf, daß es in der Medizin seit jeher Systeme gab, die versuchten, den mühsamen Weg der Erfahrung abzukürzen. Wurden diese Systeme auch gestürzt, so sei daraus nicht zu folgern, daß sie nutzlos waren. «Niemand aber wird die Geschichte der Medicin für eine Vorrathskammer halten wollen, in die man alte Sachen wirft, die zu nichts mehr taugen[22]!» Das gestürzte System hat den Wert, zu zeigen, daß die zugrundeliegende Hypothese falsch gewesen ist. «Und wozu taugt denn das gestürzte System noch? Zuerst zu zeigen, dass es das nicht leistete, was man sich von ihm versprach; und man wird sich, wenn man diess weiss, da wohl hüten, denselben Weg, der irre führte, noch einmal zu betreten[23].»

Hier wird der Geschichte der Medizin, konkret den gestürzten Systemen der Wert zugemessen, den für Popper das «falsifizierende Experiment» hat: «... an dem falsifizierenden Experiment haben wir höchstes Interesse, wir brauchen es als Erfolg, denn es eröffnet uns Aussichten in eine neue Welt von Erfahrungen; und wir begrüßen es, wenn diese uns neue Argumente gegen die neuen Theorien liefert[24].» Hier haben wir ein Beispiel dafür, daß den Gesetzen der Wissen-

---

[18] Vetter, A.: Ueber den heutigen Zustand der medicinischen Praxis. Bd. 81.4, S. 3–36, Berlin 1835.

[19] Ebenda, S. 34.

[20] Leupoldt: Magnetismus: Medicina magica, 21. Ein Wort über den Mysticismus in der heutigen Medicin. Bd. 52.3, S. 87.

[21] Anonym: Ueber die Homöopathie, von einem akademischen Lehrer. Bd. 49.6, S. 3–53, Berlin 1819.
Tischner gibt als Autor dieser Arbeit F. A. B. Puchelt an. (Vergl. Tischner: Das Werden der Homöopathie. Stuttgart 1950, S. 126).

[22] Ebenda, S. 5.

[23] Ebenda.

[24] Popper: Logik der Forschung. Tübingen 1973, 5. Auflage, S. 49.

schaftstheorie Entwicklungen in der Wissenschaftsgeschichte entsprechen[25].

Ist die Wissenschaftsgeschichte in einer Forschergemeinschaft bewußt, so wird sie selbst als aktiver Faktor in der Theoriendynamik wirksam und nachweisbar. Hierzu sei als Beispiel A. F. Fischer angeführt: «Das ernste Bemühen und der rege Eifer, die Geschichte der Medizin gründlich zu studiren, gab uns das grosse und mächtige Verwahrungsmittel gegen Rückfall in Befangenheit; ja sie nur war es, die es einzelnen gar sehr erschwert, sich der öffentlichen Meinung ferner bemächtigen zu können[26].» Fischer empfiehlt, sich vor dem Aufstellen neuer Theorien mit den alten zu beschäftigen, «... und nur zu bald sehen wir selbst die glänzendsten Geistesprodukte schon an der Geschichte der Medizin scheitern, eher und bevor sie noch sich an der Arzneikunde selbst zu versuchen fähig waren[27].»

Aus solchen Erfahrungen läßt sich die allgemeine Erkenntnis gewinnen, daß der erfolgreiche Forscher sich auch um das Verständnis der Geschichte seines Faches bemüht hat[28].

1832 ist das Bewußtsein der Bedeutung der Geschichte für die Medizin bereits so verbreitet, daß L. J. Schmidtmann institutionelle Konsequenzen fordert. «Es ist ein auffallender Mangel, dass auf vielen Universitäten keine Vorträge über die Geschichte und Literatur der Heilkunst gehalten werden. Daher die grosse Unwissenheit vieler Aerzte in diesem wichtigen Zweige des medicinischen Wissens. Daher die vielen neuen Hypothesen, Theorien und Systeme, die mit den, durch die Geschichte erhellten Augen betrachtet grossen Theils nichts anders sind, als alte, längst widerlegte und vergessene Einfälle und Hirngespinste, welche ihre neuen Schöpfer in neue Worte und Formen gekleidet haben und nur bei Aerzten, die in der Geschichte ihrer Kunst unerfahren sind, Aufsehen machen und Anhänger finden können[29].»

---

[25] Vergl. Oeser: System, Klassifikation, Evolution. Wien 1974, S. 3: «Der Bereich der Erfahrung ist für den Wissenschaftstheoretiker die Wissenschaftsgeschichte.»
[26] Fischer, A. F.: Die Heilkunde unserer Zeit und deren Bedürfniss. Bd. 60.3, S. 37–50 (S. 37/38), Berlin 1825.
[27] Ebenda, S. 40/41.
[28] Oeser kommt zum gleichen Ergebnis, wenn er schreibt: «Denn nur derjenige, der die Vergangenheit begriffen hat, ist fähig, die Zukunft entscheidend zu bestimmen.» (Oeser: a.a.O., S. VIII).
[29] Schmidtmann, L. J.: Erinnerungen an Hippocrates, den Gründer der empirisch-rationalen Heilkunst, als ein Beitrag zur Feier der Wiedergeburt Griechenlands. Bd. 75.1, S. 7–28 (Anmerkung S. 12), Berlin 1832.

Zwei Jahre später, 1834, wird in Berlin ein Lehrstuhl für Geschichte der Medizin eingerichtet und – auf Betreiben Hufelands – mit J. F. C. Hecker besetzt[30].

Rein medizinhistorische Arbeiten sind im Journal, dem praktische Anwendbarkeit fordernden Programm gemäß, recht selten. Hier sei nur auf zwei Artikel prominenter Autoren hingewiesen: Domeier, «Leibarzt Sr. Königl. Hoheit des Prinzen August von England», veröffentlicht 1800 «Fragmentarische Nachrichten griechischer und römischer Schriftsteller von der Arzneykunde der Aegypter»[31], und J. F. C. Hecker, der bis 1850 den Lehrstuhl für Geschichte der Medizin in Berlin bekleiden soll[32], berichtet 1824 «Ueber die römische Medicinalverfassung»[33].

Hufeland selbst nützt seine Darstellung «Hippocrates und Galenus, Natur und Schule», um auf zwei Grundklassen von Ärzten zu sprechen zu kommen, nämlich den bescheidenen Naturarzt, der sich als Diener der Natur versteht, verkörpert in Hippokrates, und den anmaßenden Schularzt, der sich wie Galen als Lehrer der Natur versteht[34]. Hufeland weiß sich selber selbstverständlich in der Tradition Hippokrates', der für Schmidtmann der «Gründer der empirisch-rationalen Heilkunst» ist[35].

Die Entwicklung der Geschichte der Medizin, wie wir sie hier dargestellt haben, ist mit Lepenies' Hypothese der Temporalisierung der Wissenschaften in der Zeit von 1775–1825 vereinbar.

Die wachsende Beachtung, die der Geschichte der Medizin widerfährt, läßt sich durch eine weniger allgemeine Hypothese aus der Situation in der Medizin um 1800 mit ihren zahlreichen neuen Theorien erklären. Die Verunsicherung durch neue Theorien ist immerhin so groß, daß einigen Ärzten die Geschichte der Medizin als «letzter Ausweg» zur Orientierung erscheint. So berichtet Wesener 1831: «… selten bewährt sich eine neue, oft mit der grössten Sicherheit und Bürgschaft aufgestellte Erfahrung, meistens gewähren die Alten noch den sichersten Trost[36].»

---

[30] Neue Deutsche Biographie. Berlin 1974.

[31] Domeier: a.a.O., Bd. 9.4, S. 3–30, Jena 1800.

[32] Lesky: Die Wiener Medizinische Schule … S. 626.

[33] Hecker: a.a.O., Bd. 59.5, S. 13–38, Berlin 1824.

[34] Hufeland: a.a.O., Bd. 48.1, S. 1–14 (S. 1–4), Berlin 1819.

[35] Ebenda, S. 7, und
Schmidtmann: Erinnerungen an Hippocrates, den Gründer der empirisch-rationalen Heilkunst … Bd. 75.1, S. 7–28.

[36] Wesener: Bemerkungen über praktische Medizin überhaupt und über die Kur der

5. Medizin und Philosophie

Vorbemerkung

Das Verhältnis der Ärzte zur Philosophie ist vielschichtig. Um verstehen zu können, warum oft derselbe Autor einerseits «die Philosophie» ablehnt, sie aber andererseits für notwendig erachtet, die Medizin als Wissenschaft zu begründen, erscheint es sinnvoll, die Beziehung der Medizin zur Philosophie von verschiedenen Aspekten her zu bestimmen. Zunächst soll auf Probleme der ärztlichen Ethik hingewiesen, dann die unterschiedliche Bewertung von erkenntnistheoretischen und ontologischen «Philosophien» erläutert werden. Es folgt eine eingehende Erörterung anhand der Transzendentalphilosophie Immanuel Kants (1724–1804) und der Naturphilosophie Friedrich Wilhelm Joseph Schellings (1775–1854).

Das Bild vom Arzt unserer Tage ist von den Naturwissenschaften geprägt. Deren Einfluß auf die Medizin hat seit dem Ende des 18. Jahrhunderts vehement zugenommen. Daß der Schein des Naturwissenschaftlers «Arzt» trügt, wird immer dann offenbar, wenn «das Leben aufs Spiel gesetzt wird» und wenn z.B. über Abtreibung und Sterbehilfe diskutiert wird. Begründete Normen für sein Handeln kann der Arzt gewinnen, wenn er sich mit der *Ethik* beschäftigt.

Bereits König Friedrich Wilhelm I. von Preußen sieht sich genötigt, das naturwissenschaftlich Mögliche zu begrenzen. Im Jahre 1803 erscheinen im Journal «Zwei Cabinettsschreiben Sr. Majestät des Königs von Preussen in Betreff der an Enthaupteten gemachten und etwa noch zu machenden Versuche, nebst Bemerkungen des Herausgebers über diesen Gegenstand[1].»

Was ist geschehen? Im Zuge der Anwendung der Elektrizität in der Medizin hat man den Kopf eines Verurteilten unmittelbar nach der

---

häutigen Bräune und des Stickhustens im besonderen. Bd. 72.3, S. 29–45 (S. 34), Berlin 1831.

Die Theorievielfalt um 1800 haben wir in Kap. A.2 angedeutet. Die zahlreichen Faktoren, die bei der Konstituierung des Faches «Geschichte der Medizin» auftreten, hat E. Lesky am Beispiel der Wiener Medizingeschichte aufgezeigt. (Lesky: Die Wiener Medizinische Schule im 19. Jahrhundert. Graz, Köln 1965, S. 617–631).

Bei einer weitergehenden Überprüfung der Temporalisierungshypothese ist zu untersuchen, inwieweit diese allgemeine Hypothese mit den differenzierten Erklärungshypothesen vereinbar ist und ob sie diese auch erklären kann.

[1] Friedrich Wilhelm: a.a.O., Bd. 17.3, S. 5–29.

Enthauptung elektrisch gereizt. Hierbei sind die aufgetretenen Reaktionen der Muskeln und Sinnesorgane, wie z.B. Schmerzäußerungen, beobachtet worden[2].

Friedrich Wilhelm ordnet an, daß Versuche dieser Art in Zukunft nur noch nach behördlicher Genehmigung und bei Vermeidung jeglichen öffentlichen Ärgernisses erlaubt sein sollen, was praktisch einem Verbot nahekommt.

Hufeland kommentiert: «Es ist möglich, ja sogar wahrscheinlich, daß ein enthaupteter Kopf, wenn er unmittelbar nachher mit starken Reizen behandelt wird, Empfindungen mit Bewusstseyn, und folglich schmerzliche Gefühle, haben kann. Man kann ihn also noch nach dem sogenannten Tode martern – und das ist gewiss unrecht, grausam, und gegen den Willen des Gesetzes[3].»

Die Fragwürdigkeit eines solchen «Experiments» macht deutlich, daß der Arzt es nicht wie z.B. der Physiker mit «Objekten», sondern mit «Personen» zu tun hat, eben mit Menschen, die die exakten Naturwissenschaften nur zum Teil erfassen.

Hufeland ist bestrebt, den «Menschen als ein auf Moralität berechnetes Wesen darzustellen und die moralische Kultur als unentbehrlich zur physischen Vollendung der überall nur in der Anlage vorhandenen Menschennatur zu zeigen[4].» In diesem Bewußtsein hat er sein bekanntes Werk «Von der Kunst das menschliche Leben zu verlängern» verfaßt[5]. In der Rezension dieses Buches beschäftigt sich Kant auch mit Hufelands Einstellung zum Menschen: «Eine solche Ansicht der Sache verräth den Philosophen, nicht den blossen Vernunftskünstler; einen Mann, der nicht allein, gleich einem der Directoren des Französischen Convents, die von der Vernunft verordneten *Mittel* der Ausführung (technisch), wie sie die Erfahrung darbietet, zu seiner Heilkunde mit Geschicklichkeit, sondern, als gesetzgebendes Glied im Corps der Ärzte, aus der reinen Vernunft hernimmt, welche zu dem, was *hilft,* mit Geschicklichkeit, auch das, was zugleich an sich *Pflicht* ist, mit Weisheit, zu verordnen weiß: so, daß moralischpraktische Philosophie zugleich eine Universalmedizin abgibt, die

---

[2] Ebenda, S. 26/27.
[3] Ebenda.
[4] Hufeland, in: Kant: Von der Macht des Gemüths durch den blossen Vorsatz seiner krankhaften Gefühle Meister zu seyn. Bd. 5.4, S. 703.
[5] Hufeland: Makrobiotik. Von der Kunst das menschliche Leben zu verlängern. Jena 1797.
Die neueste Auflage ist 1975 von K. E. Rothschuh herausgegeben worden und in Stuttgart erschienen.

zwar nicht Allen für Alles hilft, aber doch in keinem Recepte mangeln kann[6].»

Die Ärzte haben indes nicht nur eine Beziehung zur «praktischen Philosophie». Für Marcus Herz ist die Philosophie die *Grundlagenwissenschaft* schlechthin für alle Einzelwissenschaften, er sieht eine so enge Beziehung zwischen dem Philosophen und dem Arzt, «... dass es mir immer schwerer wird, den letzten von dem ersten getrennt zu denken»[7]. Diese Huldigung an die Philosophie ist allerdings eher die Ausnahme.

Typischer für die praktischen Ärzte ist die Einsicht, daß «... die Arzneywissenschaft zwar philosophisch, aber nicht durch die Philosophie bearbeitet werden müsse. Jene beruht auf Erfahrung, diese auf Spekulation. Erfahrung aber und Spekulation lassen sich nicht füglich miteinander vereinigen[8].»

Die Unterscheidung von «philosophisch» und «Philosophie» meint die Trennung von Methode und Inhalt.

Die Philosophie im Sinne von *Methodologie* ist in der Medizin willkommen. So versprechen sich z.B. die Chirurgen von der Philosophie «eine systematische Ordnung» ihres medizinischen Wissens[9]. Zum Bild des «vollkommenen Arztes» gehört für Hufeland «philosophisches Denken»[10]. Messerschmidt beschäftigt sich 1834 mit der Frage, wie man zu Einsichten gelangt, die über die Erfahrung hinausgehen: «Das kann nur durch eine Bearbeitung geschehen, welche von der Erfahrung ausgeht, und sich als sichere Stütze an sie hält[11].» Eine ähnliche Ansicht vertritt auch A. F. Fischer: «Philosophisch, das heisst logisch richtig, muss demnach die Heilkunde bearbeitet werden, unser Denkvermögen soll die empirisch aufgefassten Naturerscheinungen sowohl als die Ergebnisse unserer Versuche prüfen, ordnen und auf allgemeine Prinzipien zurückzuführen trachten[12].» Die Philosophie verstanden als Erkenntnistheorie hält man zur Begründung der Medizin als Wissenschaft für notwendig. Dieses Philoso-

---

[6] Kant: Von der Macht des Gemüths ... Bd. 5.4, S. 703–704.
[7] Herz, Marcus: Etwas Psychologisch-Medizinisches: Moriz Krankengeschichte. Bd. 5.2, S. 259–339 (S. 277), Jena 1798.
[8] Anonym: Einige Ideen über Methodik in der praktischen Arzneywissenschaft. Bd. 6.1, S. 131–148 (S. 132), Jena 1798.
[9] Anonym: Verhältnis der Chirurgie zur Medizin ... Bd. 12.4, S. 127.
[10] Hufeland: Ueber Aerzte und Routiniers. Bd. 21.1, S. 9–21 (S. 10), Berlin 1805.
[11] Messerschmidt: Die Homöopathie als eigenthümliche specifische Heilmethode. Bd. 79.6, (S. 31), Berlin 1834.
[12] Fischer: Die Heilkunde unserer Zeit und deren Bedürfniss. Bd. 60.3, S. 44.

phieverständnis ist auch in anderen Wissenschaften im 19. Jahrhundert verbreitet[13].

Im Gegensatz dazu wird die Philosophie oft auch als «Spekulation» bezeichnet, und Spekulation ist ja, wie wir im vorigen Kapitel zu zeigen versucht haben, in der praktischen Medizin verpönt. Bei dieser Philosophie handelt es sich meist um philosophische Systeme einzelner Denker, die *Ontologien* beinhalten. Die Anwendung einer solchen Philosophie am Krankenbett wird von den empirisch orientierten Ärzten abgelehnt. Jördens spricht den «neuen philosophierenden Aerzten» ab, daß sie «... die Krankheiten von denen sie theoretisch so tief verworren sprechen, ... je am Krankenbett, nach ihrem verschiedenen Verlaufe bemerkt, oder genau beobachtet haben»[14].

Nur empirisch orientiertes Handeln führt in der täglichen Praxis zum Erfolg, was für Fischer Beweis genug ist, «... dass alle Schlüsse *a priori*, alle kühnen Versuche spekulativer Philosophie direct keinen günstigen Einfluss auf die Ausübung der Medizin äusserten, da bekanntlich nur jene Aerzte am Krankenbette mit glänzendem Erfolge auftraten, die mit Hintansetzung ihres theoretischen Glaubens nach Grundsätzen der Erfahrung aller Zeiten verfuhren»[15]. Fischer spricht stellvertretend für zahlreiche Ärzte, wenn er resümiert: «Die Philosophie sey und bleibe der Bildner und Ordner, sie gewähre uns Licht und Aufklärung, nur führe sie uns nicht auf Abwege, erhebe uns nicht in die Regionen übersinnlicher Vernunftbegriffe[16].»

Eine grundlegende Erörterung «Ueber das Verhältnis der Philosophie zur Erfahrung überhaupt und zur Medicin insbesondere» erscheint 1804 in Hufelands Journal[17]. Lediglich die Insignien des Autors, J. M., sind angegeben. Möglicherweise handelt es sich hier um Johann Daniel Metzger, I. Kants Arzt[18]. Sicher ist, daß es sich hier um eine Arbeit handelt, die inhaltlich und methodisch in der direkten Tradition der Kantschen Philosophie steht.

---

[13] Vergl. Oeser: System, Klassifikation, Evolution. Wien 1974, S. 51.
[14] Jördens: Einige, gegen das Heilverfahren mancher neuen Aerzte sprechende Belege. Bd. 17.2, S. 74—86 (S. 74), Berlin 1803.
[15] Fischer: Die Heilkunde unserer Zeit ... Bd. 60.3, S. 42.
[16] Ebenda, S. 46.
[17] Anonym: Über das Verhältnis der Philosophie zur Erfahrung. Bd. 17.4, S. 5—69.
[18] Johann Daniel Metzger ist bereits 1797 als Autor des Artikels «Ueber Aetiologie» im Journal aufgetreten: Bd. 3.4, S. 700—711. Es sind Arbeiten von ihm bekannt, in denen er den Brownianismus ablehnt. Das geschieht auch in der anonymen Arbeit. Metzger hat zahlreiche Arbeiten zu den strittigen Fragen der Medizin seiner Zeit veröffentlicht. Vergl. Allgemeine Deutsche Biographie. Berlin 1971. Bd. 21.

Bereits in der Einleitung finden wir eine klare Abgrenzung gegen die an Einfluß gewinnende Naturphilosophie: «Offenbar geht ein Theil unserer heutigen Theoretiker zu weit in der Anwendung naturphilosophischer Principien auf die Heilkunde ... Die Grenze zwischen philosophischer Spekulation und Erfahrung wird nicht gehörig beachtet, wird überschritten und so die Medicin zu einer Höhe getrieben, die sie vermöge ihrer Natur wohl nie, wenigstens wohl noch lange nicht erreichen kann[19].»

Hieran anschließend wird der Grad an Wissenschaftlichkeit, der für die Medizin erreichbar ist, in systematischen, in einzelne Paragraphen unterteilten Schritten bestimmt. Zunächst wird definiert, was unter «Philosophie» und «Erfahrung» zu verstehen ist[20]. Die philosophischen Prinzipien haben für die Erfahrung eine regulative, nicht aber konstituierende Bedeutung[21]. Wissenschaft im «strengen Sinne» ist nur in den Disziplinen erreichbar, deren Begriffe zur Vollständigkeit fähig sind. Deduktiv sind Erkenntnisse aber nur aus Begriffen «a priori» zu gewinnen[22].

«Hieraus folgt, dass man einer empirischen Disciplin, sey sie auch noch so systematisch geordnet, nie den Rang einer Wissenschaft verliehen, *dass keine empirische Disciplin Wissenschaft im strengsten Sinne werden könne*[23].» Da die Medizin eine Erfahrungswissenschaft ist[24], «eignet sie sich zu einer empirisch-rationalen Wissenschaft»[25]. Sie kann durch Induktionsschlüsse Gesetze finden, diese jedoch nicht deduktiv – wie Wissenschaft «im strengen Sinne» – herleiten[26].

In der angefügten Auseinandersetzung mit Röschlaubs «Lehrbuch der Nosologie» weist sich der Autor als profunder Kenner der Medizin aus, was die Vermutung, daß es sich um einen Arzt handelt, unterstützt[27].

Der «Spiritus rector» dieser Arbeit, I. Kant, tritt im Journal als Autor der bereits erwähnten Arbeit «Von der Macht des Gemüths durch den blossen Vorsatz seiner krankhaften Gefühle Meister zu seyn»

[19] Anonym: Verhältnis der Philosophie zur Erfahrung ... Bd. 17.4, S. 8.
[20] Ebenda, S. 25.
[21] Ebenda, S. 28–29.
[22] Ebenda, S. 30–32.
[23] Ebenda.
[24] Ebenda, S. 41.
[25] Ebenda, S. 51.
[26] Ebenda, S. 53.
[27] Ebenda, S. 53–69.

auf[28]. Hufeland verehrt Kant, nennt ihn einen «Weisen» und freut sich «ungemein», daß Kant seine «Makrobiotik» rezensiert[29]. Die Bedeutung Kants für die Wissenschaft seiner Zeit wird von keinem Autor im Journal bestritten.

C. C. E. Schmid's «Psychologische Erörterung und Classifikation der Begriffe von den verschiedenen Seelenkrankheiten» wird ebenfalls ausdrücklich von Hufeland begrüßt[30].

Schmid ist Professor für Philosophie in Jena; in der Medizin ist er durch seine Kritik des Brownianismus bekannt. Hierauf werden wir bei der Analyse des Aufsatzes «Urtheil der Philosophie über das Brownsche System» detailliert eingehen[31]. Schmid ist von der Philosophie Kants geprägt. Seine Methode und Terminologie, auch in den angegebenen Arbeiten, rechtfertigen die philosophiegeschichtliche Bestimmung Schmids als «Kantianer»[32].

Die Philosophie Kants selbst findet allgemeine Anerkennung, doch bei der Beurteilung ihrer *Auswirkungen* auf die Medizin sind auch kritische Stimmen zu hören.

K. J. Windischmann ist 1801 noch Arzt in Mainz, als er «Ueber die gegenwärtige Lage der Heilkunde und den Weg zu ihrer festen Begründung» schreibt[33]. Bereits zwei Jahre später ist er Professor für Naturphilosophie in Aschaffenburg. Er kritisiert die Trennung der Erkenntnis in solche «a priori» und solche «a posteriori» durch die kritische Philosophie. Sie ist nach seinen Worten «... höchst unnatürlich und eben deswegen unstatthaft, indem sie zur Kleinlichkeit und zum kindischen Spiel mit Eintheilungen führt, die zu nichts dienen, dieses kindischen Wesens ungeachtet aber zu hitzigen Streiten Anlass geben, wie uns die Geschichte des scholastischen Unwesens von den ältesten bis auf die neuesten Zeiten genugsam gezeigt, wie es der vortreffliche *Herder* so schön dargethan hat[34].»

Ein so hartes Urteil kann Hufeland nicht unwidersprochen stehen lassen. Nachdem er die Unparteilichkeit Windischmanns gelobt hat, revidiert er dessen Urteil über die kritische Philosophie: «Unstreitig haben wir in der wissenschaftlichen Bearbeitung der Medizin gewon-

---

[28] Kant: Von der Macht des Gemüths ... Bd. 5.4, S. 701–751.
[29] Hufeland, in: Ebenda, S. 701–702.
[30] Hufeland, in: Schmidt: a.a.O., Bd. 11.5, S. 7–39 (S. 7), Berlin 1800.
[31] Hufeland: Urtheil der Philosophie ... Bd. 6.4, S. 863–879. Vergl. Kap. III.B.2.1.
[32] C. C. E. Schmid hat 1786 die «Kritik der reinen Vernunft im Grundrisse» und 1788 auch heute noch geschätzte Wörterbücher zu den Schriften Kants publiziert.
[33] Windischmann: a.a.O., Bd. 13.1, S. 9–81.
[34] Ebenda, S. 43.

nen. Berichtigung der Begriffe, philosophische Deduction derselben *a priori,* mehr logische Ordnung in den Klassificationen und Distinctionen, sind auszeichnende Eigenschaften der jetzigen Arzneiwissenschaft, ...»[35].

Windischmanns Gegenposition zur Transzendentalphilosophie lautet: «Die Natur ist Eins – die unendlich geformten Ansichten dieses Einen, Zusammenhängenden sind unsere Beschäftigung ...[36]».

Durch die Thematisierung der Natur ist F. W. J. Schelling berühmt und einflußreich geworden. Als «Erster Entwurf eines Systems der Naturphilosophie» erscheint 1799 die Schrift Schellings, mit der in der Geschichte der Philosophie wie in der der Medizin ein neuer Abschnitt beginnt[37].

Schelling versteht die Natur als ein Produkt, als Entwicklung aus einer ursprünglich ideellen Größe, auch als *absolute Synthesis* bezeichnet[38]. Dieser Prozeß des ständigen Werdens wird durch die zentralen Begriffe «Evolution» bzw. «Metamorphose» beschrieben. *«Alle Bildung geschieht daher durch Epigenesis (durch Metamorphose oder dynamische Evolution)[39].»*

Wir wollen uns hier darauf beschränken, zwei einschneidende Konsequenzen dieser Philosophie für die Medizin anzudeuten:

1. Das von John Brown angegebene «letzte» Lebensprinzip «Irritabilität» wird von Schelling weiterentwickelt und selbst als Wirkung einer «ursprünglicheren» Ursache bewiesen[40].
2. Das Prinzip «Lebenskraft» wird als überflüssig und erdichtet dargestellt[41]. «So ist es nun mit der Lebenserscheinung. Die Natur kann die chemischen und physischen Gesetze freilich nicht aufheben, als durch Entgegenwirkung einer andern Kraft, und diese

---

[35] Hufeland, in: Ebenda, S. 74.
[36] Windischmann: a.a.O., S. 43/44.
[37] Vergl.: Leibbrand, W.: Die spekulative Medizin der Romantik. Hamburg 1956. und: Tsouyopoulos, N.: Andreas Röschlaub und die romantische Medizin. Stuttgart, New York 1982.
[38] Schelling, F. W. J.: Erster Entwurf eines Systems der Naturphilosophie, in: Ausgewählte Werke. Bd. II, Darmstadt 1975, S. 268.
[39] Ebenda, S. 61.
Eine genaue Darstellung der Evolutionslehre Schellings und ihrer Beziehungen zur Biologie gibt Oeser: System, Klassifikation, Evolution. Wien, Stuttgart 1974, besonders S. 65–70.
[40] Schelling: a.a.O., S. 144–154.
Die Kritik Schellings an Brown werden wir in Kap. III.B.2.1. näher erläutern.
[41] Schelling: a.a.O., S. 84.

Kraft eben nennen wir – weil sie uns bis jetzt gänzlich unbekannt ist – *Lebenskraft*.

Schon in dieser Deduktion der Lebenskraft liegt das Geständnis: (1), daß sie einzig und allein als Nothbehelf der Unwissenheit ersonnen und ein wahres Produkt der faulen Vernunft ist; (2), daß wir durch diese Lebenskraft um keinen Schritt weder in der Theorie noch in praxi weiter kommen: ...[42].»

Diese radikale Kritik Schellings ruft wider Erwarten in Hufelands Journal *nicht* Empörung und Widerspruch hervor, sondern findet Anerkennung. Hufeland schreibt 1811: «Ich habe mich gefreut über das Aufkommen einer freieren und umfassendern Ansicht der Dinge, die man, wie ich glaube, mit Unrecht und nicht zu ihrem Vortheil, Naturphilosophie genannt hat[43];»

Für Hufeland ist es ausschlaggebend, daß Schelling *auch* John Brown kritisiert. Bereits 1799 wird Schelling von Hufeland als Zeuge für die philosophische Unzulänglichkeit des Brownianismus angeführt[44]. 1808 kann der Herausgeber das Ende des Brownianismus feststellen: «Dank sey es der Naturphilosophie, der, wenn sie auch kein anderes Verdienst hätte, als diesen Götzen zertrümmert zu haben, von allen ächten Priestern der Natur und Wahrheit ewiger Dank gebührt[45]!»

Kausch konstatiert: «*Schelling* verwirft die Sthenie und Asthenie durchaus, er will sie schlechterdings in der Praxis nicht berücksichtigt wissen[46].»

Schelling hat mit der Bestimmung des Lebens, das sich organisch entwickelt, wieder eine *qualitative* Sicht vertreten, entgegen der rein quantitativen Interpretation Browns[47]. Das ursprüngliche Verhältnis dieses Qualitativen ist die Metamorphose[48].

---

[42] Ebenda, S. 80.
[43] Hufeland: Rechenschaft an das Publikum über mein Verhältnis zum Brownianismus. Bd. 32.2, S. 22.
[44] Hufeland, in: Mendel: Ueber die heilsame Anwendung asthenischer Mittel bei asthenischen Krankheiten, als vermeintliches Widerspiel der neuen medicinischen Theorie. Bd. 14.1, S. 135–193.
[45] Hufeland, in: Kausch: Apologie der neuerlich zu sehr verschrienen Behandlung nach Sthenie und Asthenie. Bd. 27.2, S. 128–163 (S. 131), Berlin 1808.
[46] Kausch, a.a.O., S. 158.
[47] Ebenda, S. 162/163, und
Leupoldt: Magnetismus ... Bd. 52.3, S. 95.
[48] Kausch: a.a.O., S. 162.

Exkurs: Hufeland als Eklektiker

Hufeland wird in der Medizingeschichte häufig als «Eklektiker» bezeichnet[49], d.i. nach dem «Duden» jemand, der weder ein eigenes philosophisches System aufstellt noch ein anderes übernimmt, sondern aus verschiedenen Systemen das ihm Passende auswählt»[50]. Dieses Urteil trifft nur in seinem zweiten Teil zu. Ein eigenes System hat Hufeland, nämlich die Lehre von der Lebenskraft[51].

Aus fremden Lehren das Passende auszuwählen und in sein eigenes System zu integrieren ist dagegen allerdings eine übliche Verfahrensweise Hufelands[52]:

Hat er Schellings Kritik an Brown oft lobend erwähnt, so übergeht er die Kritik an der «Lebenskraft» völlig.

In der Naturphilosophie, von der er sagt: «... nicht als ob ich ein unbedingter Anhänger derselben worden wäre, ...»[53], ist die «Metamorphose» ein Zentralbegriff. Die «Metamorphose» nimmt Hufeland in seine Theorie auf, indem er sie wie die «Erregbarkeit» als eine der beiden Grundkateogrien der Lebenserscheinungen bestimmt. Diese Kategorien sind ihrerseits Produkte der Lebenskraft[54].

Hufeland ist hier wohl zu begrifflichen Konzessionen bereit: «... die organisch-chemische und plastische Kraft von mir genannt, jetzt Metamorphose»[55], doch sein eigenes philosophisches System stellt er nicht in Frage. Daher ist die Bezeichnung «Eklektiker», gemäß obiger Definition, nicht zutreffend[56].

Das Verhältnis der praktischen Ärzte zur Naturphilosophie ist bestimmt durch die «Erfahrung»[57]. Die Lehre Schellings erachtet Hufe-

---

[49] Vergl. Diepgen: a.a.O., S. 42, und
Neue Deutsche Biographie. Berlin 1974. Bd. 10, S. 5.
[50] Der große Duden. Bd. 5, Mannheim 1966.
[51] Vergl. Kap. III.A.3.
[52] Vergl. auch die Einstellung Hufelands zur Brownschen und Hahnemannschen Praxis, Kap. III.B u. C.
[53] Hufeland: Rechenschaft an das Publikum über mein Verhältnis zum Brownianismus. Bd. 32.2, S. 22.
[54] Ebenda, S. 9 u. 10.
[55] Ebenda, S. 10.
[56] Daß Hufeland in der ärztlichen Praxis alle Neuerungen, die ihm Erfolg versprachen, – ungeachtet der damit verknüpften Theorie – verwertet hat, wollen wir nicht bestreiten. Ihn deswegen mit Recht als «Eklektiker» zu bezeichnen, setzt eine definitorische Einschränkung dieses Begriffs voraus.
[57] Die zentrale Bedeutung dieses Begriffs ist bereits im vorigen Kapitel bestimmt worden.

land 1811 «für höchstwohlthätig und nothwendig», «... die Aerzte wieder auf Naturstudium und Erfahrung hinzudrängen»[58].

Doch schränkt er sogleich ein: «Nur in dieser Beziehung werde ich sie schützen und mich zu ihr bekennen, keineswegs aber wenn sie eine zügellose Phantasie und selbsterschaffene Welten an die Stelle des reinen Natursinnes und wahrer Erfahrung setzt»[59]. 1819 weist er darauf hin: «Und etwas ganz andres ist es, sich im Reiche des Geistes frey dem Spiele der Ideen zu überlassen, was niemandem schadet, als praktisch ins Leben einzugreifen, was grosses Verderben bringen kann[60].» Drei Jahre später wird er in seiner Kritik deutlicher: «*Wahrheit* und Dichtung – so nennt ein grosser teutscher Dichter seine Lebensbeschreibung, und fürwahr, denselben Namen könnte man dem grössern Theile unserer neuern naturphilosophisch-medizinischen Productionen geben[61].»

Das Verhältnis Hufelands zur Naturphilosophie wird im Laufe der Jahre immer kritischer. Begrüßt er sie zunächst wegen ihrer Kritik am Brownianismus, so sieht er sich später gezwungen, die neuen, jetzt naturphilosophischen Spekulationen in der Medizin zu kritisieren.

1811 verwahrt er sich dagegen, als «unbedingter Anhänger» dieser Philosophie zu gelten[62]. Dagegen erklärt er später, 1833, «... nie ein Gegner der Naturphilosophie» gewesen zu sein[63].

Hufelands Verhältnis zur Naturphilosophie ist nicht allein durch rationale Gründe bestimmt. Wir wissen nicht, welchen Einfluß «externe Faktoren» gehabt haben. Daß es sie gegeben hat, zeigt der Artikel von Candidus von 1816: «Nicht Anklage, sondern Klage»[64]. Candidus beklagt die pessimistische Einstellung, die Johann Christian Reil (1759–1813) vor seinem Tode gehabt hat[65]. Reil als einer der Hauptvertreter des «chemischen Systems» ist zunächst von Schelling kritisiert worden[66], später hat er sich, wie Candidus berichtet, mit

[58] Hufeland: Rechenschaft an das Publikum ... Bd. 32.2, S. 22 u. 23.
[59] Ebenda, S. 23.
[60] Hufeland: Vorwort. Bd. 48, S. III–XIV (S. VIII).
[61] Hufeland: Ein Blick auf die Lage der Heilkunst beim Antritt des Jahres 1822. Bd. 54.1, S. 3–9 (S. 3/4), Berlin 1822.
[62] Hufeland: Rechenschaft an das Publikum. Bd. 32.2, S. 22.
[63] Hufeland: Die Physiatrik, zugleich ein Rückblick auf mein Leben und meine Zeit. Bd. 76.1, S. 22. Vergl. auch S. 22/23.
[64] Candidus: Nicht Anklage, sondern Klage. Bd. 43.1, S. 110–119.
[65] Ebenda, S. 110–113.
[66] Schelling: Erster Entwurf eines Systems der Naturphilosophie, in: Ausgewählte Werke. Bd. II, Darmstadt 1975, S. 74/75.

dem Naturphilosophen angefreundet. «Das Contagium, welches *Reil* ergriffen hatte, ist die sogenannte Naturphilosophie, nur in Deutschland berühmt, in Frankreich oder England entweder nicht gekannt oder berüchtigt[67].»

Candidus wettert, die Naturphilosophie habe «keine nützliche neue Wahrheit» hervorgebracht. «Wohl aber weiss ich manche Menschen, auf deren Gemüth sie den verderblichsten Einfluß gehabt hat[68].» Eine depressive Stimmung kann sich wahrlich bei der Lektüre Schellings einstellen, wenn er z.B. ausführt: «Weit entfernt also, daß der Mensch und sein Tun die Welt begreiflich mache, ist er selbst das Unbegreiflichste, und treibt mich unausbleiblich zu der Meinung von der Unseligkeit alles Seyns, einer Meinung, die in so vielen schmerzlichen Lauten aus alter und neuer Zeit sich kundgetan. Gerade Er, der Mensch, treibt mich zur letzten, verzweiflungsvollen Frage: Warum ist überhaupt etwas? Warum ist nicht nichts[69]?»

Reils Tod ist auch für den sonst besonnenen Hufeland Anlaß, im Nachwort zu Candidus starke Worte zu finden: «Eine so trostlose Philosophie, die am Ende zu solchen Resultaten, zu solcher Vernichtung alles höheren selbstständigen moralischen Seyns, und eben dadurch der ganzen Würde und Göttlichkeit des Menschen, führt und führen muss, kann nicht die wahre seyn, und ich beschwöre euch, ihr Lehrer, die Herzen der Jugend, die euch anvertraut sind, rein davon zu erhalten[70].» Jetzt ist die Naturphilosophie für Hufeland «... nichts anders als ein verfeinerter Naturgötzendienst, ein neues Heidenthum[71].» Zugleich offenbart Hufeland sein christliches Selbstverständnis, indem er als Zeugen wider die Naturphilosophie Schellings Fichte anführt, welcher «... zu der einzig wahren Quelle aller Weisheit» zurückgekehrt ist, womit das Evangelium gemeint ist[72]. Für einen Christen, der glaubt, daß Gott die Natur erschaffen hat, der seinen Arbeiten als Motto das Wort Luthers voranstellt: «Ist's Werk von Gott, so wirds bestahn,/ Ist's Menschenwahn, wird's untergahn»[73], ist es durchaus konsequent, wenn er seine Theorie der Medizin auf einer Größe wie der Lebenskraft begründet, von der er

---

[67] Candidus, a.a.O., S. 113.
[68] Ebenda, S. 114.
[69] Schelling, in: Schulz, Walter: Philosophie in der veränderten Welt. Pfullingen 1972, S. 386.
[70] Hufeland, in: Candidus, a.a.O., S. 116/117.
[71] Candidus, a.a.O., S. 117.
[72] Ebenda.
[73] Hufeland: Rechenschaft an das Publikum ... Bd. 32.2, S. 3.

weiß: «Jene Grundkraft gehört zur übersinnlichen uns ewig unbegreiflichen Welt, aber die Gesetze ihres Wirkens können wir erkennen und bestimmen[74].»

Ein religiöses Selbstverständnis kann durch Schellings Philosophie verunsichert werden, will diese doch die Natur *verstehen*. Diese Erklärung begründet aber nicht Hufelands Pauschalurteil: «Alle Philosophie, die über die Schranken der geistigen Selbsterkenntnis, in das Gebiet des Nicht-Ichs, der Natur übergehen, und diese in ihrem innern Wesen begreifen, oder (Gott verzeihe den Ausdruck) erschaffen will, ist Unsinn, Thorheit, Selbsttäuschung, und führt am Ende unausbleiblich zur Absurdität und Wahnsinn, wie uns so viele Produkte, selbst bessrer Köpfe, jetzt zeigen, und, was noch schlimmer ist, zur Auflösung des Heiligsten, was allein den Menschen in sich selbst bindet, und die Menschheit zusammenhält[75].»

Abschließend ist zu konstatieren, daß Hufelands religiöses Selbstverständnis auch für die Beurteilung wissenschaftlicher Fragen Bedeutung hat.

6. Medizin als Wissenschaft

Die Frage, ob die Medizin eine Wissenschaft ist, je eine werden kann, oder ob sie grundsätzlich nur *zum Teil* als Wissenschaft bestimmt werden kann, ist heute ebenso umstritten wie vor 180 Jahren.

Wir wollen versuchen, diese Problematik anhand des elementaren Unterschiedes von Denken und Handeln, von medizinischer Erkenntnis und ärztlicher Behandlung aufzuzeigen.

In diesem Zusammenhang soll auch geklärt werden, was der Begriff «Heilkunst» bedeutet, welche wissenschaftstheoretischen Besonderheiten hiermit verbunden sind.

Bevor wir auf diese Fragen eingehen, erscheint es sinnvoll, zu untersuchen, was die Ärzte in Hufelands Journal unter dem Begriff «Wissenschaft» verstehen.

Tatsächlich gibt es kein einheitliches «Wissenschaftsverständnis». Wir können drei verschiedene Auffassungen unterscheiden:

1. «Hier wird Wissenschaft als blosses Wissen genommen[1].»

---

[74] Ebenda, S. 10/11.
[75] Hufeland, in: Candidus, a.a.O., S. 117/118.
[1] Anmerkung in: Anonym: Ueber das Verhältnis der Chirurgie zur Medizin ... Bd. 12.4, S. 89.

Wissenschaft wird mit Wissen gleichgesetzt. Bei dieser Definition ist Wissenschaft identisch mit einer Summe von Kenntnissen. Dieser Wissenschaftsbegriff wird im 19. Jahrhundert nur noch selten angetroffen.

Wir kommen hier zu ähnlichen Ergebnissen wie A. Diemer (1968), der feststellt, daß sich die Identifizierung von Wissenschaft mit Wissen bis ins «hohe 18. Jahrhundert» verfolgen läßt[2].

2. Ab 1800 setzt sich dann der auf Kant basierende «klassische Wissenschaftsbegriff» durch[3].

Hier gilt: «Wissenschaft lässt sich also nur von solchen Disciplinen erwarten, deren Begriffe absoluter Vollständigkeit fähig sind[4].» Für die Wissenschaft sind Begriffe «a priori» konstitutiv. Aus diesen Begriffen müssen sich «Grundsätze» ableiten lassen, d.h. man kann deduktiv Erkenntnisse gewinnen[5].

Eine «empirische Disciplin» kann, da ihr Begriffe «a posteriori» konstituiv sind, somit nie «Wissenschaft im strengsten Sinne» werden[6].

Dieses Urteil gilt auch für die Medizin[7].

3. «Wissenschaft ist hier so viel, als eine gewisse nach Grundsätzen geordnete Summe von Kenntnissen[8].»

Eine Wissenschaft «systematisieren» heißt, «... die Erscheinungen mit den Denkgesetzen in Uebereinstimmung bringen ...[9]». Dieser Begriff einer «empirisch-rationalen Wissenschaft» ist in Hufelands Journal sehr verbreitet[10].

In diesem Wissenschaftsverständnis ist auch die Medizin enthalten. Sie ist hiernach zur komparativen Wissenschaftlichkeit fähig[11].

Einen weiteren Hinweis darauf, daß man sich in der praktischen Medizin zu bemühen beginnt, die Erfahrungen nicht nur zu klassifizieren, sondern auch zu vergleichen, um komparative Begriffe bilden

---

[2] Diemer, A.: Die Begründung des Wissenschaftscharakters, in: Beiträge zur Entwicklung der Wissenschaftstheorie im 19. Jahrhundert. Hrsg. A. Diemer, Meisenheim am Glan 1968, S. 3–63 (S. 22).
[3] Vergl. ebenda, S. 24.
[4] Anonym: Ueber das Verhältnis der Philosophie zur Erfahrung ... Bd. 17.4, S. 30.
[5] Ebenda, S. 30–32.
[6] Ebenda, S. 32.
[7] Ebenda, S. 45–47.
[8] Anonym: Verhältnis der Chirurgie zur Medizin ... Bd. 12.4, S. 95.
[9] Hufeland: Erklärung an das Publikum ... Bd. 7.3, S. 182.
[10] Anonym: Verhältnis der Philosophie zur Erfahrung ... Bd. 17.4, S. 51.
[11] Ebenda, S. 52.

zu können, gibt der Herausgeber selbst. 1804 nennt Hufeland als Zweck der medizinischen Theorie «... die factische Wahrheit der Erfarungen zu beurtheilen, die Erfarungen unter allgemeine Gesichtspunkte zu bringen, zu ordnen, *zu vergleichen und Schlüsse daraus zu ziehen* (Hervorhebg. d. Verf.), die auf die Erkenntniss neuer Wahrheiten und auf neue Versuche zu planmässiger Befragung der Natur leiten können[12].» Die wissenschaftliche Bearbeitung der Erfahrungen besteht darin, sie zu klassifizieren und zu vergleichen, danach werden durch logisch korrekte Schlüsse neue Erkenntnisse – wir würden heute sagen: Hypothesen – gewonnen, die gleichsam als «Zielvorgabe» für neue Experimente dienen.

An dieser Stelle wird deutlich, daß das Experiment nicht theoretisch «blind» durchgeführt wird und nicht nur durch Zufall zu neuen Entdeckungen führt[13]. Mit dem Experiment ist stets eine Hypothese verbunden, die Kausalbeziehungen herstellen will. Insofern trägt das Experiment zur Konstruktion einer Theorie (der Natur) bei.

Wenn Hufeland von der «Erkenntniss neuer Wahrheiten» spricht, so hat er eine andere Wissenschaftstheorie als die, die heute z. B. Popper vertritt. Für den «kritischen Rationalisten» sind Hypothesen nie «wahr». Sie können sich nur bewähren, d. h. Versuchen, sie zu falsifizieren, widerstehen[14].

Im Gegensatz hierzu kennt man in der praktischen Medizin Gesetze und Hypothesen, die «wahr» sind[15]. Die Kenntnis solcher Gesetze und Hypothesen ist für den Arzt wesentlich, denn hierdurch wird er zum «Künstler». Der «Künstler» handelt nach «Grundsätzen» und unterscheidet sich dadurch vom bloßen «Handwerker», der sich darauf beschränken muß, einmal erlernte Fertigkeiten und Kenntnisse anzuwenden[16].

Die Bezeichnung «Kunst» zielt, im Unterschied zu «Wissenschaft», auf die Anwendung ab.

«Wie die Heilkunde die Ideale zur Bildung von Krankheit und Hei-

---

12 Hufeland: An das Publikum. Bd. 19, S. XVI–XVIII.
13 Vergl. Oeser: System, Klassifikation, Evolution. Wien 1974, S. 69–70.
14 Popper Logik der Forschung. Tübingen 1973, S. 198–199.
15 Wolfart: Ideen zur Anwendung der Heilmittel. Bd. 18.4, S. 54, und
Anonym: Verhältnis der Philosophie zur Erfahrung ... Bd. 17.4, S. 37.
16 Anonym: Verhältnis der Chirurgie zur Medizin ... Bd. 12.4, S. 106, und
Matthäi: Von welchen Ursachen hängt der grosse Nutzen der Brunnen- und Badecuren eigentlich ab? ... Bd. 19.2, S. 38, und
Schmidt: Ueber psychische Heilkunst. ... Bd. 17.4, S. 104/105.

lung gab, so trägt die Heilkunst solche in die Wirklichkeit über, in Handlung und That[17].»

Diese Unterscheidung Wolfarts von Heilkunde und Heilkunst wird bei Vetter 1833 zur Trennung von Wissenschaft und Heilkunst: «Zweck der medizinischen *Wissenschaft* ist die Erkenntniss der Zustände des Lebens, und die Veränderungen, welche aus der gegenseitigen Anziehung und Abstossung des Individuums und Universums entstehen[18].»

Hier ist der Wissenschaftsbegriff nur am Ideal der Erkenntnis orientiert. «Ueberhaupt aber hat keine *Wissenschaft* einen *ausser ihr liegenden Zweck*[19].» Die Wissenschaft ist frei von jeglichen Normen, dem Staat gegenüber unabhängig[20]. «Die medizinische *Wissenschaft* könnte abstrakter Weise eben so oft Menschen zu tödten, als Menschen zu heilen suchen, das Eine würde ihren Zweck, wie das Andere fördern[21].»

Die «Heilkunst» als ausübender Teil der Medizin dagegen ist dem Staat und der Gesellschaft verpflichtet und muß sich nach Normen richten[22]. «Der Staat hat ein unbedingtes Recht über die praktische Medizin, ...[23].»

Die strikte Trennung in die Wissenschaft, die frei ist, und die Anwendung wissenschaftlicher Erkenntnisse, die normativ bestimmt ist, ist auch heute noch gebräuchlich. Diese Trennung hervorzuheben mag immer dann dem Wissenschaftler als besonders notwendig er-

---

[17] Wolfart: Ideen zur Anwendung der Heilmittel. Bd. 18.4, S. 117.

[18] Vetter: Einige Bemerkungen über das Verhältnis der Homöopathie zum Staate. Bd. 77.5, S. 70–86 (S. 71), Berlin 1833.

[19] Anmerkung in: Ebenda, S. 72.

[20] Dieser Wissenschaftsbegriff ist im Sinne der Aufklärung formuliert. So sagt Kant: «... der öffentliche Gebrauch seiner Vernunft muß jederzeit frei sein, ...». (Kant: Beantwortung der Frage: Was ist Aufklärung? Bd. VI, Darmstadt 1975, S. 55).

[21] Vetter: a.a.O., S. 72.

[22] Ebenda.
Vergl. hierzu auch die Unterscheidung von öffentlichem und privatem Gebrauch der Vernunft bei Kant: «Ich verstehe aber unter dem öffentlichen Gebrauche seiner eigenen Vernunft denjenigen, den jemand *als Gelehrter* von ihr vor dem ganzen Publikum der *Leserwelt* macht. Den Privatgebrauch nenne ich denjenigen, den er in einem gewissen ihm vertrauten *bürgerlichen Posten*, oder Amte, von seiner Vernunft machen darf.» Der Privatgebrauch «... darf öfters sehr enge eingeschränkt sein, ...». (Kant: a.a.O., S. 55).

[23] Vetter: a.a.O., S. 73.
Im folgenden geht Vetter noch besonders auf die «Medizinische Polizei» bei J. P. Frank ein. Vergl. S. 76.

scheinen, wenn von staatlicher Seite allzu deutlich nach der «Relevanz» der Forschung gefragt wird.

In diesem Zusammenhang ist ein Vortrag von Max Planck «Über das Wesen der Wissenschaft» aus dem Jahre 1939 recht aufschlußreich. Planck führt hier aus: «Daß die Wissenschaft in letzter Linie dem Leben dient, wird gegenwärtig wohl kaum von jemandem bestritten werden. Aber eine andere Frage ist die nach der Richtung des Weges, auf dem sie ihr Ziel erreichen kann. Und hier kann man sehr wohl die gewissermaßen entgegengesetzte Behauptung aufstellen und vertreten, daß die Aufgabe der Wissenschaft nicht in der Nutzanwendung liegt, sondern in der Gewinnung reiner Erkenntnis. Und diese Behauptung läßt sich schlagend begründen durch den Hinweis auf große, lebenswichtige wissenschaftliche Leistungen, wie die Erfindung des Augenspiegels oder die Herstellung der drahtlosen Wellen oder die Entdeckung der Röntgenstrahlen: alles Leistungen, welche ohne jede Rücksicht auf Nutzanwendung nur im Interesse der reinen Forschung zustande gekommen sind[24].»

Wenn Wissenschaft ausschließlich reine Forschung ist, so ist die Medizin nur zum Teil eine Wissenschaft.

Rothschuh (1965) kommt zu dem Ergebnis: «*Die Medizin ist also keine Wissenschaft,* aber es gibt eine wissenschaftliche Medizin, die Wissenschaft treibt um der Erkennung und Heilung der Krankheit willen[25].»

Zu diesem Ergebnis kommt Rothschuh durch zwei entscheidende Feststellungen:

1. Die Medizin ist zweckorientiert[26].
2. Die Medizin ist auch keine angewandte Wissenschaft[27].

Rothschuh erläutert diese These: «Der Arzt wird primär um der Hilfe willen, sekundär um der Erkenntnis willen gerufen.» Und «Der Arzt muß handeln, auch wo die Wissenschaft ihn im Stich läßt; der Hilfesuchende kann nicht warten, bis die Erkenntnisse da sind. Erkenntnisse um der Erkenntnis willen aber haben Zeit[28].»

Diese spezielle Problematik der Medizin, handeln zu *müssen,* der ärztlichen Ethik gemäß, auch wenn sichere Erkenntnisse fehlen, be-

---

[24] Planck, Max: Über das Wesen der Wissenschaft. Berlin 1939, in: Frankfurter Allgemeine Zeitung, 15. 12. 1976. Der Vortrag Plancks ist von F. Herneck entdeckt und in der Zeitschrift «Naturwissenschaften», Bd. 63, S. 530 erstmals publiziert worden.
[25] Rothschuh: Prinzipien der Medizin. München, Berlin 1965, S. 9.
[26] Ebenda, S. 8: «In ihr wird das Erkenntnisdenken zu einem Zweckdenken.»
[27] Ebenda, S. 9.
[28] Ebenda.

schäftigt auch Friedrich Hufeland, Christoph Wilhelms jüngeren Bruder, der seit 1812 ebenfalls Professor der Medizin in Berlin ist[29]. Er äußert 1839 seine Meinung «Ueber das Verhältniss der theoretischen zu der praktischen Bildung des Arztes»[30]. Aus der für die praktische Medizin bezeichnenden Konfrontation mit dem kranken Patienten, dem umgehend geholfen werden muß, folgert er: «Um dies aber mit Sicherheit zu können, muss er (der Arzt, d. Verf.) sich der Gründe seines Handelns bewusst seyn oder durch Theorie geleitet werden, und hier ist der Punkt, wo die Heilkunde aus der Sphäre der allgemeinen Naturwissenschaften hinaustritt und aufhört ein Zweig derselben zu seyn[31].»

Die Medizin ist eine «Erfahrungslehre», nie ein abgeschlossenes System, sondern grundsätzlich zu erweitern und zu berichtigen. Daher hat die Philosophie für diese Lehre auch nur eine regulative Funktion. Sie nützt nicht bei dem Versuch, die Medizin «... zu dem Rang einer Wissenschaft im höchsten und strengen Sinne des Wortes zu erheben»[32]. F. Hufeland benutzt hier den klassischen Wissenschaftsbegriff. Eine spekulative Theorie kann dem Arzt nicht zeigen, wie er handeln soll[33]. Das Handeln aber ist in der Medizin entscheidend; «... denn Handeln ist die Bestimmung des Arztes; die Medizin ist nicht Wissenschaft, sondern Kunst; ...»[34]. Das *Handeln* am Kran-

---

[29] Hirsch: Biographisches Lexikon der hervorragenden Ärzte aller Zeiten und Völker. Berlin 1932.

[30] Hufeland, Friedrich: Ueber das Verhältnis der theoretischen zur praktischen Bildung des Arztes. Bd. 88.2, S. 3–23.

[31] Ebenda, S. 7, 8.

[32] Ebenda, S. 8–9 u. 18.
Friedr. Hufeland hält es grundsätzlich schon für möglich, daß die Medizin zur Wissenschaft werden kann. Sie müßte hierzu auf die Naturphilosophie gegründet sein (a.a.O., S. 6, 22 u. 23). Doch ist das bisher noch nicht möglich gewesen, weil die Naturphilosophie bisher «... noch kein vollendetes System» bildet, «... es fehlen noch die Mittelglieder, durch welche ihre allgemeinen Principien mit den einzelnen Naturerscheinungen in Verbindung gebracht werden könnten.» (a.a.O., S. 18). Diese Feststellung trifft auch Schelling (Vergl. Schelling: Einleitung zu dem Entwurf eines Systems der Naturphilosophie. Darmstadt 1975, S. 269–326 (S. 279)). Doch fordert dieser: «Diese Zwischenglieder aufzufinden, ist das Werk der experimentirenden Naturforschung.» Offensichtlich sind die «Zwischenglieder» der «Schwarze Peter», den weder die Philosophen noch die Ärzte haben wollen.

[33] Hufeland, Friedrich: a.a.O., S. 18/19.

[34] Ebenda, S. 9.
F. Hufeland schränkt gegen Ende seiner Arbeit ein, wenn man als Wissenschaft ein empirisch rationales System definiere, so sei auch die Medizin eine Wissenschaft (a.a.O., S. 22/23).

kenbett ist ohne Zweifel der Ausgangs- und der Endpunkt in der Medizin. Erfolgreiches Handeln muß auf «Grundsätzen der Erfahrung» beruhen[35].

Bereits 1825 ist man so weit desillusioniert, daß man nicht mehr von der «spekulativen» Philosophie erwartet, die Medizin zu einer Wissenschaft im Kant'schen Sinne zu vervollkommnen. «Das rege und höchst lobenswerthe Streben genieller Köpfe, die Medizin zur Wissenschaft zu erheben, diese hohe, alles begeisternde Idee wird demnach für immer ein frommer Wunsch, ein köstliches aber unerreichbares Ziel bleiben[36].»

Zusammenfassend können wir feststellen:

1. Ob die Medizin eine Wissenschaft ist, hängt von dem jeweiligen Verständnis des Begriffs «Wissenschaft» ab.

2. Dem klassischen Begriff der «strengen Wissenschaft» wird die Medizin nicht gerecht.

Aber die praktischen Ärzte sind sich einig, daß die Medizin den Anforderungen an eine «empirisch-rationale Wissenschaft» genügt.

3. Die Medizin ist eine «Kunst», wodurch die Bedeutung des ärztlichen *Handelns* herausgestellt wird. Doch widersprechen sich «Kunst» und «Wissenschaft» nicht notwendig. Auf diesen letzten Punkt wollen wir noch einmal eingehen: Hufeland gibt eine prägnante Definition, die Erkenntnis und Handeln vereint: «Die Heilkunst ist eine wissenschaftliche Kunst, das heisst, sie begreift Wissen und Handeln; sie verlangt wissenschaftliche Geistesbildung, aber auch Kunstfertigkeit. Nur durch die Vereinigung beider entsteht der vollkommene *Arzt* oder Heilkünstler. Hat er blos das Wissen ohne die Kunstfertigkeit, so ist er ein *medizinischer Gelehrter,* aber kein Arzt, denn dazu gehört durchaus das Talent des Handelns. Hat er blos die Kunstfertigkeit ohne die Wissenschaft, so ist er ein *Routinier*[37].»

Durch diese Ausführungen wird jedoch die Feststellung Rothschuhs nicht entkräftet, daß es in der Medizin primär um die Heilung, sekundär erst um die Erkenntnis geht[38].

Wir wollen eine Möglichkeit andeuten, wie die Dichotomie von «Erkenntnis» und «Heilung» aufgehoben werden kann. Als verbindendes Glied dient das «Experiment».

---

[35] Fischer: Die Heilkunde unserer Zeit und deren Bedürfniss. Bd. 60.3, S. 42.
[36] Ebenda, S. 40.
[37] Hufeland: Ueber Aerzte und Routiniers. Bd. 21.1, S. 10.
[38] Rothschuh: Prinzipien der Medizin. München, Berlin 1965, S. 8.
  Vergl. Kap. III. A.5.

Wenn Hufeland «Versuche zur planmässigen Befragung der Natur»[39] durchführt, so drückt diese Formulierung bereits die Verknüpfung der theoretischen Seite, dem «Plan» bzw. der Hypothese, mit der praktischen Seite, dem «Versuch» bzw. dem Experiment, aus. Da es sich um eine «Befragung» handelt, ist sichergestellt, daß die «Antwort», das Versuchsergebnis, wiederum eine Rückwirkung auf die Theorie haben wird.

Diesen Prozeß können wir nach Oeser informationstheoretisch darstellen als Transformation von

$$\text{Information} \rightarrow \text{Negentropie} \rightarrow \text{Information}[40].$$
$$\text{(Plan)} \quad ① \quad \text{(Versuch)} \quad ② \quad \text{(Antwort)}$$

Bei der Transformation ① wird ein gewisses Maß an Information verbraucht, um einen *gezielten* Versuch durchzuführen, allgemein, um Negentropie zu erhalten. Umgekehrt ② wird diese Negentropie dann wieder in Information umgewandelt, aus dem «Versuch» wird eine «Antwort» erhalten.

Wir wollen durch dieses Modell jedoch nicht die Schwierigkeit überspielen, daß das Handeln des Arztes durchaus vom Experimentieren des Physikers verschieden ist.

Drei wichtige Unterschiede seien hervorgehoben:

1. In der Medizin gibt es kein «freies» Experimentieren. Normen, die der Staat verordnet und/oder der Arzt der ärztlichen Ethik gemäß sich selbst setzt, geben dem Handeln in der Medizin eine bestimmte Richtung. Kurz: Das medizinische Handeln ist immer darauf ausgerichtet, den Kranken zu heilen.

2. Es gibt keine reproduzierbaren Bedingungen. Jeder Kranke ist ein «einmaliger Fall».

3. Es gibt Krankheitsbilder, die in den medizinischen Theorien noch nicht beschrieben worden sind. Der Arzt hat also in manchen Fällen keinen «Informationsvorsprung» durch sein bisheriges Wissen.

Alle diese Einwände erscheinen uns berechtigt. Doch können sie nicht die Tätigkeit verhindern, die auch Hufeland seinen Kollegen immer wieder empfiehlt, die «Beobachtung». Wenn ein Arzt, wir meinen hier den «Heilkünstler», nicht den «Handwerker», einen Patienten behandelt, wird er in den meisten Fällen aufgrund einer

---

[39] Hufeland: An das Publikum. Bd. 19, S. XVI–XVII.
[40] Vergl. Oeser: Wissenschaft und Information. Bd. 1, Wien 1976, S. 139–140.

Hypothese handeln. Diesen Prozeß beschreibt die obige Transformation: Information → Negentropie → Information.

Hat der Arzt bei seinem Handeln jedoch keine Hypothese – d. h. er behandelt gemäß der Devise «Vielleicht hilft's!» – so kann er auch in diesen Fällen wie in allen, in denen er nichts tut, den Krankheitsverlauf beobachten.

Die Beobachtung führt nun aber ihrerseits wieder zur Information: Durch induktive Hypothesenbildung ergibt sich die Möglichkeit, in späteren, ähnlich gelagerten Krankheitsfällen überlegt vorzugehen. Wir haben hier eine Transformation von

$$\text{Negentropie} \rightarrow \text{Information} \rightarrow \text{Negentropie.}$$

Hiermit ist gezeigt, daß der Arzt aus seinem Handeln immer Informationen gewinnen und damit wissenschaftlich tätig sein kann. Der Begriff der «empirisch-rationalen Wissenschaft» schließt das ärztliche Handeln ebenso ein wie ein Verständnis der «Wissenschaft als Informationsprozeß»[41]. Auch hier gilt:

«Die erfahrungswissenschaftliche Erkenntnis ist auf Beobachtung und Experiment gegründet[42].»

Auf zwei unterschiedlichen Wegen wird so ein Ergebnis gefunden, das Hufeland 1819 folgendermaßen beschreibt:

«Unsere Wissenschaft vereinigt zwei grosse, aber in ihrer Tendenz ganz verschiedene, Seiten, Erkenntnisse der Natur und wohlthätiges heilendes Handeln für die Leiden dieses Lebens[43].»

Da wir meinen, gezeigt zu haben, daß die Medizin als Wissenschaft zu begreifen ist, können wir jetzt beginnen, zunächst die Lehre John Browns und dann die Samuel Hahnemanns darauf zu untersuchen, wie sich die «Wissenschaft Medizin» *im speziellen Fall* gegenüber neuen Theorien verhalten hat.

---

[41] Ebenda, S. 143.
[42] Oeser: Wissenschaft und Information. Bd. 3, Wien 1976, S. 24.
[43] Hufeland: Vorwort. Bd. 48, S. III–XIV (S. XII/XIII), Berlin 1819.

B. Der Brownianismus

1. Brownianismus und Brownianer in Deutschland – Eine Skizze der Theorie und ihrer Verbreitung

Seit dem Jahre 1772 findet das System des Schotten John Brown (1735–1788) in England bereits soviel Beifall, daß Brown es in Vorlesungen erläutert[1].

1780 veröffentlicht er sein System unter dem Titel «Elementa medicinae». Dieses Buch, Browns wichtigste Schrift[2], wird 1795 erstmals in deutscher Übersetzung von Melchior Adam Weikard (1742–1803) als «Grundsätze der Arzneilehre» herausgegeben.

Brown'sche Ideen werden jedoch bereits 1790 von Chr. Girtanner vertreten[3]. Zunächst gibt Girtanner sie als seine eigenen aus. Doch die öffentliche Meinung zwingt ihn 1794, Brown als den wahren Urheber anzugeben. Daraufhin veröffentlicht er 1797–1798 eine «Ausführliche Darstellung des Brownschen Systems der praktischen Heilkunde, nebst einer vollständigen Literatur und Kritik derselben».

In der 1796 erstmals erscheinenden Übersetzung von C. H. Pfaff «J. Brown's System der Heilkunde» findet sich von der 2. Auflage 1798 an auch eine Kritik der Brownschen Ideen.

Erst 1806, nachdem die Weikard'sche Ausgabe vergriffen ist, publiziert Andreas Röschlaub (1768–1835) die «Anfangsgründe der Medizin».

Die Theorie Browns, nach Rothschuh eines der einfachsten Konzepte, die es in der Medizin je gegeben hat[4], ist in Deutschland hauptsächlich von 1795–1811 einflußreich gewesen. Die grundlegenden Gedanken Browns gehen vom Begriff des Lebens aus. Leben unter-

---

[1] Die differenzierteste geschichtliche Darstellung zum Brownianismus, die uns bekannt ist und auf die wir uns im Folgenden hauptsächlich stützen, ist die von
Hirschel, Bernhard: Geschichte des Brown'schen Systems und der Erregungstheorie. Dresden, Leipzig 1846.
Hirschel gibt als Geburtsjahr Browns 1735 oder 1736 an (S. 15, vergl. auch S. 20).
An neueren Arbeiten sind zu erwähnen: V. Jantz: Pharmacologica Browniana. Marburg 1974, und: Th. Henkelmann: Zur Geschichte des pathophysiologischen Denkens. Berlin, Heidelberg, New York 1981.
[2] Außerdem ist von ihm besonders bekannt eine populäre Darstellung seines Systems, die 1787 erschienenen «Observationes». (Hirschel, a.a.O., S. 23 u. 25).
[3] Vergl. Hirschel, a.a.O., S. 130–134.
[4] Rothschuh, K. E.: Konzepte der Medizin. Stuttgart 1978.

scheidet sich von der toten Materie nur dadurch, daß es durch äußere
«Thätigkeiten» und innere «Verrichtungen» so bestimmt werden
kann, daß hieraus die Lebenserscheinungen hervorgehen[5]. Äußere
Tätigkeiten sind z.B. Wärme, Nahrungsmittel und Luft, innere Verrichtungen die Muskelkontraktionen, Sinneswahrnehmungen, Denken und Fühlen[6].

Die Fähigkeit des Organismus, auf diese «erregenden Thätigkeiten», die Reize, zu reagieren, wird als Erregbarkeit bezeichnet[7]. Die
Wirkung der Reize auf die Erregbarkeit ist die Erregung[8].

Rothschuh gebraucht das treffende Bild vom Zündfunken (gleich
Reiz), der das vom Körper produzierte Material (gleich Erregbarkeit)
entflammt[9].

Die Erregbarkeit selbst wird nicht näher bestimmt. Brown läßt offen, ob sie eine «Qualität» oder eine «Substanz» ist. «Hier, wie überall, halte man sich an gewisse Thatsachen, und vermeide sorgsam die
schlüpfrige Aufsuchung beinahe durchaus unbegreiflicher Ursachen,
jene giftige Schlange der Philosophie[10].»

Die Erregbarkeit kann zu stark, im richtigen Verhältnis oder zu
schwach gereizt werden. Als Wirkung entsteht die Erregung, «die
wirkliche Ursache des Lebens», die bei zu starker oder zu schwacher
Reizung zur Krankheit führt.

Gesundheit wird durch eine «mäßige» Erregung verursacht[11]. Erregbarkeit und Reiz stehen in einem reziproken Verhältnis zueinander. Je schwächer der Reiz, desto mehr Erregbarkeit häuft sich an, je
stärker der Reiz, desto mehr wird die Erregbarkeit erschöpft[12]. Die
Erregung ist am größten, wenn eine mittlere oder halb erschöpfte Erregbarkeit von einem mittelstarken Reiz angeregt wird. Dieses Verhältnis ist in der Jugend gegeben. Die Erregung wird umso geringer, je
mehr entweder die Erregbarkeit oder die Reize vergrößert sind. Dadurch erklärt sich die Schwäche der Kindheit und des Alters: Die

---

[5] Brown, John: Anfangsgründe der Medizin. Hrsg. A. Röschlaub, Frankfurt/Main
1806, S. 5.
Röschlaubs Ausgabe der «Elementa medica» beruht sowohl auf dem lateinischen als
auch auf dem englischen Original. Außerdem sind die bis dahin erschienenen Überset-
zungen berücksichtigt.
[6] Ebenda, S. 5–6.
[7] Ebenda, S. 6–7.
[8] Ebenda.
[9] Rothschuh: a.a.O.
[10] Brown: a.a.O., S. 9–10.
[11] Ebenda, S. 10–14.
[12] Ebenda, S. 15.

Kindheit bringt eine hohe Erregbarkeit mit sich, die nur geringe Reize erfordert. Das Alter mit seiner niedrigen Erregbarkeit dagegen erfordert starke Reize[13].

Die Erregung – und damit das Leben – ist durch zwei Zustände limitiert:

1. Eine Überreizung führt zur Erschöpfung der Erregbarkeit. Ist die Erregbarkeit erschöpft, verliert der Körper die Fähigkeit, auf Reize zu reagieren. Es stellt sich der Tod ein[14].

2. Zu geringe Reizung bewirkt einen Überfluß an Erregbarkeit. So wie die Erregbarkeit zunimmt, nimmt die Erregung ab. Ist die Erregung zu gering, tritt auch hier der Tod ein[15]. Werden dem Organismus zu wenig Reize geboten, so entsteht die *direkte Schwäche*. Bei Überreizung resultiert eine *indirekte Schwäche*[16].

Der Sitz der Erregbarkeit ist das Nervensystem. Die Erregbarkeit ist an jedem Ort des Körpers gleich, sie ist «... eine und dieselbe, ungetheilte Eigenschaft»[17]. Der Reiz trifft zwar nur einen bestimmten Teil, erregt aber den ganzen Körper. Ist der vom Reiz getroffene Teil des Körpers zunächst mehr erregt als andere Theile, so handelt es sich nur um einen graduellen Unterschied. In kurzer Zeit ist der gesamte Organismus entsprechend erregt. Hieraus ergibt sich für die Nosologie die Folgerung, daß es keine nur örtlichen Krankheiten gibt, die ihren Sitz in einem bestimmten Körperteil haben. Immer ist der ganze Körper betroffen. Folglich muß die Therapie auch immer auf den ganzen Körper einwirken[18].

Die Erregung bewirkt Muskelkontraktionen, Bildung und Erhaltung der Säfte und der festen Teile und schließlich Gesundheit und Krankheit sowie die Anlagen hierzu[19].

Da sowohl Krankheit als auch Gesundheit durch Reize hervorgerufen werden, sind sie nicht verschiedenartig[20].

Bei übermäßiger Erregung entstehen *sthenische*, bei zu geringer *asthenische Krankheiten*[21]. Zwischen diesen Krankheitsformen und ihren Anlagen befindet sich die Gesundheit.

---

[13] Ebenda, S. 15–16.
[14] Ebenda, S. 17.
[15] Ebenda, S. 22–24.
[16] Ebenda, S. 28.
[17] Ebenda, S. 37.
[18] Ebenda, S. 38–42.
[19] Ebenda, S. 46–53.
[20] Ebenda, S. 51–52.
[21] Ebenda, S. 52.

«Aus allem bisher Erwähnten ist es erwiesen, dass das *Leben* kein natürlicher, sondern ein *erzwungener Zustand* sey, dass lebende Wesen jeden Augenblick ihrer Auflösung entgegen schreiten, ...[22].»

Die Diagnose besteht darin, die allgemeinen von den örtlichen Krankheiten zu unterscheiden. Das Kriterium hierzu ist die Anlage, die jeder allgemeinen Krankheit vorausgeht, dagegen bei der örtlichen Krankheit fehlt. Die Verschiedenheit der allgemeinen Krankheiten beruht allein auf der unterschiedlichen Erregung. Grundsätzlich sind nur die asthenischen von den sthenischen Krankheiten zu trennen[23].

Die Therapie hat bei sthenischen Krankheiten die Erregung zu vermindern, bei asthenischen zu vermehren[24]. Dementsprechend unterscheidet Brown zwischen schwächenden und antisthenischen und reizenden oder sthenischen Mitteln[25]. Reizend wirken Wärme, Fleisch, Gewürze, Alkohol, erheblich stärker sind Bisam (Moschus), Alkali (Säuren), Äther, und am stärksten ist Opium[26]. Schwächend ist die Kälte, besonders wenn sie zusammen mit Feuchtigkeit auftritt[27]. Pflanzliche Speisen schwächen, ebenso Mangel an Fleisch oder Gewürzen[28].

Überfluß an Blut reizt, Mangel daran schwächt[29]. Analoges gilt für Geist und Psyche[30].

Die schwächendste Wirkung hat der Aderlaß, gefolgt von der Kälteanwendung, dem Erbrechen, Purgieren (Abführen) und Schwitzen. Unterstützend werden sparsame Kost und Ruhe empfohlen[31].

Der Einteilung der Krankheiten in sthenische und asthenische entspricht eine adäquate Zweiteilung der Heilmittel. Heilt ein Mittel *eine* bestimmte Krankheit, so heilt es alle dieser Kategorie[32]. Die Dosierung der Mittel ist dem Grad der Sthenie bzw. Asthenie umgekehrt proportional.

---

[22] Ebenda, S. 53.
[23] Ebenda, S. 74–77.
[24] Ebenda, S. 79.
[25] Ebenda, S. 80–81.
[26] Ebenda, S. 103–105 und S. 111–112.
[27] Ebenda, S. 103–105 und S. 111.
[28] Ebenda, S. 112–113.
[29] Ebenda, S. 116–120.
[30] Ebenda, S. 122–123.
[31] Ebenda, S. 311–313.
[32] Ebenda, S. 80.

Um die Erregbarkeit gleichmäßig zu reizen, sollen immer *mehrere Mittel* angewandt werden[33].

Zum Abschluß wiederholt Brown noch einmal seine Idee, daß das Leben nur durch ständige Reize aufrechterhalten wird, daß Krankheit durch ein Zuviel oder Zuwenig an Reizen hervorgerufen wird und die Wirkung der Heilmittel konsequenterweise nichts anderes ist als eine Änderung des Erregungszustandes.

Diese Theorie gilt nicht nur für den Menschen. «*Alle die Thätigkeit* also, welche irgend einen Zustand des Lebens unterhalten, sind *der Art nach dieselben,* und *nur dem Grade nach verschieden.* Dieser Satz ist gültig von jeder Art des Lebens die gesamte thierische Schöpfung hindurch[34].» So wie die Erregung das Leben von Mensch und Tier bedingt, ist sie auch für die Pflanzen lebensnotwendig. Browns Theorie erklärt jede Art von Leben[35].

Brown reiht die Krankheiten, ihrem quantitativen Charakter gemäß, auf einer Skala von 0–80 auf. Die Abbildung 1 gibt diese Skala wieder, so wie sie von Pfaff nach Lynch geordnet worden ist[36].

G. B. Risse (1970) erklärt die Einführung von quantitativen Begriffen, die «Mathematisierung der Medizin», aus Browns Anspruch, der «Newton der Medizin» zu sein[37]. Der Begriff der «Erregbarkeit» soll in der Medizin das leisten, was die «Schwerkraft» Newtons in der Physik vermocht hat[38]. Durch die Erregbarkeitsskala will Brown den Ärzten eine quantifizierbare Diagnostik ermöglichen. Diese Skala wird mit der Waage des Physikers verglichen[39], wohl in der Hoffnung, zu ähnlich sicheren Urteilen zu kommen.

Risse weist darauf hin, daß Browns medizinische Erfahrung zu einem großen Teil aus Selbstbeobachtung und Selbstversuchen gewonnen wurde[40]. Hierauf gibt Brown selbst in der Einleitung zu seinem Werk einen Hinweis: Er hat sein Leben lang an Gicht gelitten. Die verordnete Diät, pflanzliche Speisen und kein Alkohol, hat er lange Zeit befolgt, aber ohne Erfolg. Daraufhin verwirft er eines Tages die Diät, wendet sich wieder Fleischspeisen zu und hat in dieser Zeit tat-

---

[33] Ebenda, S. 81 u. 313.
[34] Ebenda, S. 341.
[35] Ebenda, S. 338–340.
[36] Ebenda, S. 343–348.
[37] Risse, G. B.: The Brownian System of Medicine: Its Theoretical and Practical Implication, in: Clio Medica, Bd. 5, 1970, S. 45–51 (S. 45).
[38] Ebenda, S. 45.
[39] Ebenda, S. 48.
[40] Ebenda, S. 47.

| Getörtes Wohlbefinden, oder Krankheiten. | Ursachen, | | Gehörige Heilart, |
	Schädlichkeiten.	Unmittelbare,	
Pest, Zusammenfliessende Blattern, Apoplexie, Brandige Bräune, Synochus. Typhus. Brustwassersucht, Schwindsucht, Ruhr u. a. m, s, die asthen. Krankheiten.	Uebermässig heftige Reize, wie starke Wärme, Leibesübungen, Leidenschaften, Ueberfluss an Blut, Contagia u. a. m.	Indirecte Schwäche.	Die Heilart besteht darin, dass man die Erregung aufrecht erhält. Dies geschieht durch kräftige Reize, wie Electricität, Opium, Aether, Wein, Moschus, China, Camphor, Serpentaria, kräftige Fleischbrühen etc.
Peripneumonie, Phrenitis, Heftige Blattern. — Masern. Heftiger Rothlauf, Rheumatismus u. a. m.	Eben dieselben reizenden Potenzen, wie oben, die aber minder stark wirken, so dass sie keine indirecte Schwäche verursachen, aber dennoch heftiger sind als wie bey den folgenden Krankheiten.	Vermehrte, oder grosse Erregung.	Hier bewirkt man die Herstellung durch Verminderung der Erregung; dieses geschieht durch Entziehung der heftigern Reize, indem man nur geringe oder mangelhafte Reize zurücklässt, wie durch Aderlass, Abführungen, Fasten, Gemüthsruhe, Kälte u dergl.
Gelinder Rothlauf, Sthenische Bräune, Katarrh, Einfache Synocha. Scharlachpyrexie, Gelinde Blattern, — Masern. Manie. Schlaflosigkeit. Fettigkeit u. dergl.	Dieselben Schädlichkeiten wie vorher, die aber minder stark wirken als dass sie heftige Sthenie hervorbringen sollten; die indessen doch stärker erregen, wie im gesunden Zustande.	Minder heftige erhöhte Erregung.	Hier muss man gleichfalls die Erregung vermindern, aber nicht so stark, wie bey den vorhergehenden Krankheiten.
Mit gutem Grunde sind die Abstufungen zwischen dem 30sten und 50sten Grade der Skala, als zum gesunden Zustande gehörend angegeben; indem die vollkommenste Gesundheit, welche nur beym mittelsten Punkte, oderdem 40sten Grade da ist, findet sich selten Statt; indem die mannigfaltigen täglich auf den Menschen wirkenden Reize, ihn bald mehr, bald minder stark affieren, und die Erregung deswegen gewöhnlich zwischen dem 30sten und 50sten Grade schwankt.			
Hämorrhoiden, Indigestion, Erbrechen etc, Diarrhoe, Verstopfung (Colicassodyne,) Würmer, Dörrsucht u. a. m. Mägerkeit, Unruhe, Krätzausschlag, Gelinde Harnruhr, Rachitis, Kränklicher Monatsfluss. Nasenbluten.	Die veranlassenden Schädlichkeiten sind, Mangel an den zur Gesundheit nöthigen Reizen und Missbrauch solcher Potenzen, die zwar reizen, aber doch nicht in gehörig starkem Grade.	Verminderte Erregung, oder directe Schwäche.	Hier muss man die Erregung vermehren; welches durch den Gebrauch eben der Reize geschieht, die man gegen die indirecte Schwäche anwendet; nur muss man hier mit einer kleinern Gabe derselben anfangen, und allmählig bis zu einer grössern steigen.
Scharbock, Gelinde Hysterie. Langwieriges Gliederreissen (Rheumatigia). Asthenischer Husten, Keichhusten. Blasensteinfluss, Podagra der Starken, Gelindes Asthma, Kolikschmerz, Magendrücken, Krampf, Hautwassersucht u. a. m.	Blosser Mangel an Reizen, z. E. Kälte, Hunger, undienliche Nahrung, Furcht u, dergl, m	Verminderte Erregung, oder directe Schwäche.	Hier ist derselbe wiewohl noch vorsichtigere Gebrauch von Reizmitteln nöthig.
Heftige Hysterie. Podagra der Geschwächten, Wassersucht, Epilepsie, Lähmung, Apoplexie. Kinnbackenkrampf, Starrkrampf, Fieber,interm.u.remittirende, Heftige Ruhr und Gallenruhr, Synochus, Einfacher Typhus, Fäulige Bräune. Pestartiger Typhus, Pest.	Blosser Mangel an Reizen.	Verminderte Erregung, oder directe Schwäche.	Ein gleiches Verfahren ist auch hier nöthig; man muss nämlich die Erregung vermehren durch eben dieselben Reize, aber mit noch grösserer Vorsicht.

Anmerk. des Ueber. Diese Tabelle des Herrn Samuel Lynch, die er seinem Lehrer Brown, als einen Beweis seiner Verehrung dedicirte, habe ich in Ansehung der Ordnung der Krankheiten etwas verändert, und sie mehr nach Brown's eigner Schätzung gestellt. Die Ordnung, in der Lynch sie folgen lässt, habe ich in der Vorrede angegeben. Ehemann, bey blosser flüchtiger ... (s. die Pocenzieren 163, 360, 397, 417, 448, 440, 421, 432. Diese aussehlüngen ...

64

sächlich nur geringe Beschwerden. Jetzt ist er von der Nutzlosigkeit der Schulmedizin überzeugt. Bei später wieder auftretenden Anfällen von Gicht «heilt» er sich vor allem mit Opium[41].

Leibbrand schildert eine Anekdote, die erklärt, wie Brown auf die Idee einer Therapie durch Reize gekommen ist[42]. Bei der Sektion eines an «Nervenfieber» Gestorbenen beobachtet Brown, daß die Leiche noch frisch und lebendig aussieht, obwohl bereits Verwesungserscheinungen zu erwarten gewesen wären. Aus dieser Beobachtung leitet er den Nutzen von Reizen bei der antiasthenischen Therapie ab.

Welche Bedeutung solche persönlichen Erfahrungen für Browns spätere Theorie gehabt haben, ist kaum zu ermessen. Sicher ist, daß Brown in der theoretischen Medizin seiner Zeit «auf dem neusten Stand» gewesen ist. Hirschel (1846) berichtet: «In der Medicin hatte er mehr Belesenheit, als die meisten seiner Zeitgenossen, las aber von dem Augenblicke an, wo er sein System herausgab, nichts weiter[43].»

Sein System steht im Gegensatz zur «alten» Humoralpathologie. Es ist in der direkten Auseinandersetzung mit Browns Lehrer William Cullen entstanden, der einen Lehrstuhl für Medizin in Edinburgh innegehabt hat und als Begründer der Nervenpathologie gilt[44].

In Hufelands Journal wird wiederholt darauf hingewiesen, daß Brown auch von Friedrich Hoffmann, dem «Homo mechanicus» nach Schipperges[45], stark beeinflußt worden ist[46].

Die «Erregbarkeit» ist eine noch allgemeinere Bestimmung als die «Irritabilität» und «Sensibilität» bei Albrecht von Haller. Daher wird

---

[41] Vergl. Brown: a.a.O., Einleitung, vor allem S. XII–XXI.
[42] Leibbrand: Romantische Medizin. Hamburg 1937, S. 52, und Leibbrand: Die spekulative Medizin der Romantik. Hamburg 1956, S. 77.
[43] Hirschel: Geschichte des Brown'schen Systems und der Erregungstheorie. Dresden, Leipzig 1846, S. 25.
Th. Henkelmann betont, daß sich Brown besonders bemüht hat, die induktive Methode, ein Merkmal der naturwissenschaftlich orientierten Medizin, durchzusetzen. Henkelmann, a.a.O., S. 79.
[44] Hirschel, a.a.O., S. 18–19, und: Henkelmann, a.a.O. Henkelmann hat herausgestellt, daß Brown die strenge Trennung zwischen Pathologie und Physiologie zugunsten letzterer aufgehoben hat.
[45] Schipperges: Moderne Medizin im Spiegel der Geschichte. Stuttgart 1970, S. 255.
[46] Dann, Edmund: Geschichte und Kritik der Lehre von den Schärfen. Bd. 94.4, S. 35–57 (S. 42), Berlin 1842, und Hecker: Ueber die grosse Verschiedenheit der venerischen Krankheitsformen. Bd. 26.4, S. 5–106 (S. 12), Berlin 1807.

◀ Abb. 1: Die Erregbarkeitsskala (aus J. Brown: System der Heilkunde. Hrsg. C. H. Pfaff, Kopenhagen 1798).

von heutigen Autoren häufig auf eine geistige Beziehung Browns zu Haller hingewiesen[47].

Es fällt auf, daß die Lehre Browns in den europäischen Ländern recht unterschiedlich aufgenommen wird. In England gibt es bereits 1790 keinen reinen Brownianer mehr. Das System verliert hier nach dem Tode seines Begründers rasch an Einfluß[48]. In Italien findet der Brownianismus zunächst viel Anklang, da man hierdurch die Humoralpathologie und den gefürchteten Aderlaß einzuschränken hofft[49]. Doch bereits 1793 formiert sich die Kritik und führt auch hier zum Untergang des neuen Systems[50].

In Frankreich zollt man der Lehre von der Erregbarkeit von Anfang an nur geringen Beifall. In Spanien ist ein Einfluß nur in Spuren nachweisbar[51].

In Österreich hat der Brownianismus in Joseph Frank seinen wichtigsten Vertreter. Das Wohlwollen des berühmten Johann Peter Frank fördert hier wie auch in Deutschland die Verbreitung. Als Vater und Sohn Frank 1804 Wien verlassen, ist das Ende des Brownianismus auch in Österreich abzusehen[52].

In Deutschland hält der Erfolg der Lehre Browns wohl am längsten an. Hier findet sie die stärkste Resonanz. Am Ende des 18. Jahrhunderts ist «... Brown der Heros des Tages»[53]. Die Geschichte des Brownianismus in Deutschland ist mit den Namen vieler berühmter Ärzte verknüpft. Drei wichtige Befürworter seien hier kurz erwähnt:

Wenn auch bereits 1790 Brownsche Gedanken von Girtanner geäußert werden, so geht die eigentliche Verbreitung der neuen Lehre doch von *Melchior Adam Weikard* aus. Dieser legt 1795 die erste Übersetzung der «Elementa medica» vor. Bis zu seinem Tode 1803

[47] Vergl. E. Lesky: Die Wiener Medizinische Schule im 19. Jahrhundert. Graz, Köln 1965, S. 24, und
Risse: a.a.O., S. 45, und
Wicklicky, Helmut: Vom Brownianismus und dessen Folgen, in: Österreichische Ärztezeitung Nr. 13/14, 1976, Wien.
[48] Vergl. Hirschel: a.a.O., S. 107 u. 133.
[49] Ebenda, S. 117.
[50] Ebenda, S. 119–254.
[51] Ebenda, S. 128–130.
Hirschel belegt die Entwicklung in den einzelnen Ländern ausführlich, ebenso gibt er eine weit differenziertere Darstellung der Faktoren, die in der Medizin des 18. Jahrhunderts die Entstehung dieser Theorie beeinflußten (a.a.O., S. 250–255).
[52] Vergl. Lesky: a.a.O., S. 23–28.
[53] Wesener: Bemerkungen über praktische Medizin überhaupt ... Bd. 72.3, S. 31.

bleibt er der Lehre Browns treu und vertritt sie mit aller Konsequenz. Hirschel sieht in Weikard ein deutsches Abbild des Schotten Brown. «Kaum hatte er das System gelesen, kaum geprüft und schon verschwor er sich ihm so mit Leib und Seele, dass Niemand ihm ein Jota davon rauben durfte; er wurde bei mangelnder Originalität weniger als Repräsentant, nämlich die leibhaftige Copie des Schotten in Deutschland[54].»

1796 eröffnet er ein Magazin, das zum Sammelpunkt der Brownianer werden soll. Doch der Erfolg dieser Zeitschrift ist eher gering. Es erscheinen nur vier Ausgaben, bis das Journal 1798 eingestellt wird[55].

In dieser medizinischen Zeitschrift finden sich auch einige Arbeiten von *Johann Andreas Röschlaub,* dem zweifellos bedeutendsten Vertreter Brownscher Ideen in Deutschland. Röschlaub beschränkt sich nicht darauf, Browns Lehre zu verbreiten. Vielmehr korrigiert er offensichtliche Fehler und begründet vor allem die Lehre theoretisch neu. Schelling urteilt 1799: «Bei weitem die Wenigsten von Browns Anhängern haben die wissenschaftlichen Keime, die in seinen Principien liegen eingesehen, einen einzigen ausgenommen, Herrn Röschlaub, dessen Schriften, vorzüglich seine Untersuchungen über Pathologie, besonders aber einige Abhandlungen seines Magazins für die Heilkunde, worin er über manches sich weit deutlicher und bestimmter erklärt, keiner ungelesen lassen kann, wenn er nur überhaupt Sinn für Medicin als *Wissenschaft* hat[56].»

Ab 1798 erscheinen Röschlaubs «Untersuchungen über Pathogenie oder Einleitung in die medicinische Theorie», die, durch Hufelands Pathogenie provoziert, zur Grundlage der Erregungstheorie werden[57].

Röschlaub setzt sich intensiv mit der aufkommenden Naturphilosophie auseinander und modifiziert seine Theorie entsprechend. Das veranlaßt Hufeland 1802 zu der Polemik, daß Röschlaub «... eben so wie einst *Brown,* nun *Schelling* nachbetet, und sich quält, seine vormaligen Sätze in ein naturphilosophisches Gewand zu zwingen, ...[58].»

---

[54] Hirschel: a.a.O., S. 136.
[55] Vergl. Hirschel: a.a.O., S. 141.
[56] Schelling: Erster Entwurf eines Systems der Naturphilosophie, in: Ausgewählte Werke. Bd. II, Darmstadt 1975, S. 91.
[57] Vergl. Hirschel: a.a.O., S. 149.
[58] Hufeland, in: Mendel: Ueber die heilsame Anwendung asthenischer Mittel bei asthenischen Krankheiten; .. Bd. 14.1, S. 137.

Diese Polemik erscheint uns in so krasser Form nicht gerechtfertigt. Als ein Indiz für die Eigenständigkeit Röschlaubs mag die Tatsache gelten, daß er 1806, als Schelling die Erregungstheorie verwirft, sie keineswegs aufgibt[59]. Jetzt erst beginnt er, Browns Werke herauszugeben, und kündigt einen Kommentar zu Brown sowie eigene theoretische Arbeiten an[60]. Die Gegner Röschlaubs müssen noch zehn Jahre warten, ehe er «die Waffen streckt»[61].

Im Rahmen unserer Arbeit ist Röschlaub vorzüglich als «Brownianer» von Interesse. Wir werden sehen, daß seine Erregungstheorie in der praktischen Medizin nicht als eigenständige Lehre akzeptiert wird. Man hält sie vielmehr für eine Variante der Brownschen Theorie[62].

Die Erregungstheorie ist nach R. Müller (1970) auch von *Joseph Frank,* dem dritten wichtigen Vertreter des Brownianismus in Deutschland, mitbegründet worden[63]. J. Franks vorzügliche Bedeutung für den Brownianismus besteht darin, daß er seinen Vater, Johann Peter Frank, soweit beeinflußt, daß dieser die Lehren Browns teilweise selbst übernimmt[64]. Gemäß dem Ausspruch J. P. Franks «Das Gute benutze ich – die Spreu werfe ich weg, – aber nicht dem verdienstvollen Manne in's Gesicht[65].» versucht in der Folge jede Partei, Johann Peter Frank für sich zu reklamieren. Tatsächlich hat dieser dem Brownianismus zu einem größeren Ansehen verholfen[66].

Joseph Frank versucht nach Hirschel vornehmlich, die Lehre Browns durch Erfahrungen aus der klinischen Anwendung zu stüt-

---

[59] Vergl. Hirschel: a.a.O., S. 238–239.

[60] Röschlaub, in: Brown: Anfangsgründe der Medizin. Hrsg. A. Röschlaub. Frankfurt a. M. 1806, S. VI–VII.

[61] Zweifellos ist Röschlaub die interessanteste Persönlichkeit in der Auseinandersetzung um die Lehre Browns in Deutschland. Hier liegt mittlerweile eine detaillierte Studie vor von N. Tsouyopoulos: Andreas Röschlaub und die Romantische Medizin. Stuttgart, New York 1982. Tsouyopoulos hat die Eigenständigkeit der Erregungstheorie Röschlaubs sicher nachgewiesen.

[62] Vermutlich kommt Hirschel einer richtigen Einschätzung der Bedeutung Röschlaubs im Rückblick näher als die Ärzte um 1800. «Wir datieren daher mit Recht in der Geschichte des Brown'schen Systems von *Röschlaub's* Auftreten die *zweite wichtigere Phase* der Entwicklung desselben.» (Hirschel: a.a.O., S. 143).

[63] Müller, Richard: Joseph Frank (1771–1842) und die Brownsche Lehre. Zürich 1970, S. 44.

[64] Ebenda, S. 42 u. 44.

Vergl. Lesky: a.a.O., S. 24.

[65] Zitiert nach Hirschel: a.a.O., S. 177–178.

[66] Vergl. Ebenda, S. 176–177 u. 179.

zen. Diese Erfahrungen und Beobachtungen stehen zum Teil in Widerspruch zu Browns Theorie und deren Weiterentwicklung durch Röschlaub. So kommt es zum Bruch zwischen Röschlaub und Frank. 1803 äußert J. Frank bereits Kritik an der Lehre Browns, 1808 bekennt er offen, sich geirrt zu haben[67].

In der praktischen Medizin ist man sich wohl bewußt, daß die Wende vom 18. zum 19. Jahrhundert mit einem Umbruch in der theoretischen Medizin einhergeht. Man streitet, ob die Physiologie chemisch, mechanisch oder philosophisch werden oder aber wie zur Zeit Hallers dynamisch bleiben soll[68]. «Hoffentlich wird zwar die Wahrheit siegen, allein die jetzt herrschende Verwirrung muss doch auch einen nachtheiligen Einfluss auf den practischen Theil der Arzneywissenschaft haben, in welcher ohnehin das Brownsche System, in welches sich jetzt so viele Aerzte verliebt haben, eine nachtheilige Spaltung verursacht hat. Alles theilt sich in Browianer und Antibrownianer, und es mischt sich in den Streit zwischen beyden Partheyen eine Erbitterung, welche sonst nur in theologischen Streitigkeiten statt fand[69].»

2. Der Prozeß der Prüfung

Browns neue Theorie ist von der praktischen Medizin nicht kritiklos akzeptiert worden. Vielmehr hat man – vor allem in Hufelands Journal, wie wir sehen werden – die Thesen Browns an der eigenen Erfahrung gemessen. Wir werden in diesem Kapitel zunächst die praktische Prüfung und die dabei verwandten methodologischen Kriterien darstellen.

Die Kritik hat sich aber nicht auf die Überprüfung am Krankenbett beschränkt, es findet auch eine theoretische Auseinandersetzung mit dem Brownianismus statt. Diese beiden Aspekte, die ohnehin nicht streng zu trennen sind, ermöglichen eine rationale Rekonstruktion der Entwicklung der Brownschen Lehre.

Außer diesen internen Faktoren sind jedoch auch externe nach-

---

[67] Vergl. Ebenda, S. 184–186.
[68] Anonym: Einige Ideen über Methodik in der practischen Arzneywissenschaft. Bd. 6.1, S. 132–133.
[69] Ebenda, S. 133–134.

weisbar[1]. Mögliche «Rationalitätslücken» können durch externe Faktoren psychologischer oder soziologischer Art geschlossen werden[2]. Da es uns als äußerst schwierig erscheint, diese Faktoren mit der Bedeutung zu versehen, die sie um 1800 tatsächlich gehabt haben, wollen wir uns in diesem zweiten Abschnitt in der Regel darauf beschränken, die möglichen externen Faktoren nur darzustellen, ohne sie zu bewerten.

In einem abschließenden Teil wird als Ergebnis der Kritik der «Zusammenbruch» der Lehre Browns zu konstatieren sein. Es bleibt zu klären, welche Argumente und Einwände hierzu vor allem beigetragen haben.

2.1 Interne Faktoren

1797 ist die Lehre Browns gerade seit zwei Jahren in Deutschland bekannt. Jetzt hält Hufeland die Zeit für gekommen, das immer mehr an Einfluß gewinnende System in seinem Journal einer Prüfung zu unterziehen. Im vierten Band erscheinen erstmals die «Bemerkungen über die Brownsche Praxis»[3].

«Diess Journal soll weder polemisch, noch theoretisch, sondern practisch seyn. Das Brownische System gehört also nicht herein in so fern es ein Gegenstand der Theorie, oder eines gelehrten Streits, sondern blos in so fern es ein Gegenstand der Praxis ist. Es fragt sich hier lediglich, welchen Einfluß hat diess System auf unser practisches Heilverfahren, worinnen verändert, worinnen verbessert, worinnen verschlechtert es dasselbe[4]?»

Es ist also zunächst nicht an eine theoretische Auseinandersetzung gedacht. Hufeland will diese neue Lehre anhand der Erfahrungen be-

---

[1] Wir benutzen hier wie im folgenden den Begriff «interner Faktor» in Anlehnung an Lakatos und Oeser und bevorzugen damit eine engere Auslegung als sie von Kuhn vertreten wird. Im Gegensatz zu Lakatos beschränken wir uns bei der Rekonstruktion auf historisch erwiesene Zusammenhänge. (Vergl. Imre Lakatos: Die Geschichte der Wissenschaft und ihre rationalen Rekonstruktionen. Braunschweig 1974, in: Theorien der Wissenschaftsgeschichte. Hrsg. W. Diederich, Frankfurt a. M. 1974, S. 55–119 (S. 82)), und
Oeser: Wissenschaft und Information. Bd. I, Wien 1976, S. 67 u. 113–114, und
Kuhn, Thomas: Anmerkungen zu Lakatos. Dordrecht-Holland 1971, in: Theorien der Wissenschaftsgeschichte. Hrsg. W. Diederich, Frankfurt 1974, S. 120–134 (S. 124–126).
[2] Oeser: a.a.O., S. 113.
[3] Hufeland: Bemerkungen über die Brownsche Praxis. Bd. 4.1, S. 125–150, Jena 1797.
[4] Ebenda, S. 125.

urteilen, die die Ärzte in der praktischen Anwendung gewonnen haben. «Diesen einige practische Standpunkte anzuzweifeln, aus welchem dies Heilverfahren mehr nach seinen Folgen als nach seinen Grundsätzen beurtheilt werden kann, sie darauf aufmerksam zu machen, was sie thun, nicht was sie sich dabey denken, und ihnen dabey die Sache in ihrem wahren Lichte zu zeigen, – diess ist mein Zweck[5].»
Hufeland unterstreicht hier wieder einmal den Primat der Praxis vor der Theorie. Die Medizin ist eben eine «Handlungswissenschaft», die ihre Hypothesen empirisch prüfen kann und soll. «Aber eben so sehr ist es meine Absicht und mein aufrichtiger Wunsch, bey dieser Critik das Gute und Nützliche in den Brownschen Ideen herauszuheben, und in eine zusammenhängendere Verbindung mit den bisher enggenommenen und durch Erfahrung bestätigten practischen Grundsätzen zu bringen[6].»

Es geht nicht darum, die Theorie pauschal zu widerlegen, vielmehr sollen einzelne Aussagen jeweils auf ihren Wert für die praktische Medizin hin «abgeklopft» werden. Was sich bewährt, will Hufeland in «seine» Medizin integrieren.

Doch geht er hierbei nicht unvoreingenommen vor. «*Browns Schriften* enthalten manche gute ja treffliche Ideen, aber dabei sehr viel unrichtige und falsche Sätze und eine Menge Sophistereyen. Sie verdienen daher zur Vervollkommnung der Medizin benutzt zu werden, aber diess muss mit grosser Sagacität geschehen, weil das Wahre mit dem Falschen oft so gemischt ist, dass es schwer wird, es herauszufinden. – Daher sie auch zum allgemeinen Gebrauch gar nicht zu empfehlen sind[7].»

Für den «allgemeinen Gebrauch» ist Browns Lehre nach Hufelands Ansicht nicht geeignet. Diese Ansicht spiegelt sich auch in den praktischen Arbeiten wieder. In Hufelands Journal werden zum Brownianismus hauptsächlich Erfahrungsberichte veröffentlicht, die entweder im Gegensatz zur Brownschen Theorie stehen oder aber therapeutische Mißerfolge dieser Theorie mitteilen.

Dies Vorgehen ist methodologisch fundiert. Hufeland selbst erläutert anläßlich einer Kritik des Begriffs «Incitabilität» die wissenschaftstheoretische Bedeutung seiner Argumentation. Er vertritt die Hypothese, daß in verschiedenen Körperteilen bei differierenden

---

[5] Ebenda, S. 126.
[6] Hufeland: Bemerkungen über die Brownische Praxis. Bd. 5.1, S. 206–238, Jena 1797.
[7] Hufeland: Bemerkungen über die Brownische Praxis. Bd. 4.1, S. 138.

Graden der Reizung auch verschiedene Grade der Incitabilität nachweisbar sind. Diese Behauptung widerspricht Browns strikter Trennung in sthenische und in asthenische Zustände, da bei Hufeland beide zugleich vorliegen können, was nach Brown unmöglich ist.

Gelingt es Hufeland, seine Hypothese zu beweisen, ist damit die Browns widerlegt[8]. Jetzt wird verständlich, was Hufeland meint, wenn er die Lehre Browns «nach ihren Folgen» beurteilen will.

Er dürfte wohl den «modus tollens» Kants gekannt haben, wo es heißt: «Der *modus tollens* der Vernunftschlüsse, die von den Folgen auf die Gründe schließen, beweist nicht allein ganz strenge, sondern auch überaus leicht. Denn, wenn auch nur eine einzige falsche Folge aus dem Satz gezogen werden kann, so ist dieser Satz falsch[9].»

Von den Folgen auf die Gründe zu schließen, genau das versucht Hufeland.

Die methodologische Bedeutung der Falsifikation, so wie sie Popper versteht[10], ist in der praktischen Medizin durchaus bekannt.

Mendel erläutert dieses Kriterium wissenschaftlicher Erkenntnis in seiner Arbeit «Ueber die heilsame Anwendung asthenischer Mittel bei asthenischen Krankheiten, als vermeintliches Widerspiel der neuen medizinischen Theorie»[11]. «Ein sehr gehaltvoller, wichtiger und gleichsam entwurzelnder Einwurf gegen eine, grossen Theils aus Wahrnehmungen und Beobachtungen deducirte und zum Behufe möglicher Erfahrung kultivirte Theorie muss durchaus zeigen, dass das Individuelle der Wahrnehmung (als das Materielle aller Erfahrung) Merkmale habe, welche den Merkmalen des Speciellen oder Generellen (als des Materiellen der Theorie, oder, was dasselbe heisst, des Formellen der Erfahrung) widersprechen, dass also nicht nur die Quelle der Theorie, sondern auch ihr Gehalt und mithin der Zweck weder richtig noch anwendbar sey[12].»

Diesem Kriterium gemäß untersucht Mendel die Theorie Browns. Er führt als ein Beispiel einen Patienten an, bei dem sich nach einem

---

[8] Vergl. Hufeland: Bemerkungen über die Brownische Praxis, besonders die Wirkungen von Wärme und Kälte. Bd. 4.2, S. 318–349 (S. 322), Jena 1797.
Die Hypothese Hufelands in diesem Beispiel erfüllt die Anforderungen, die Popper an eine «falsifizierende Hypothese» stellt. Sie ist weniger allgemein als Browns Theorie und empirisch nachweisbar, d.h. sie steht in einer logischen Beziehung zu möglichen Basissätzen. (Vergl. Popper: Logik der Forschung. Tübingen 1973, S. 54).
[9] Kant: Kritik der reinen Vernunft. Hamburg 1956, S. 819.
[10] Vergl. Kap. II.
[11] Mendel: Ueber die heilsame Anwendung asthenischer Mittel bei asthenischen Krankheiten ... Bd. 14.1, S. 135–193.
[12] Ebenda, S. 135–136.

starken Rausch Übelkeit einstellt. Diagnose nach Brown: Indirekte Asthenie. Notwendige Therapie nach Brown: Sthenische (stärkende) Mittel. Mendel aber wendet ein asthenisches Mittel an, den Aderlaß, speziell die Applikation von Blutegeln an der Schläfe, und beseitigt damit die drückenden Kopfschmerzen[13]. Außerdem berichtet er über Erfolge mit asthenischen Mitteln in den Fällen, in denen er eine starke Asthenie in eine schwache umgewandelt hat[14].

Seine Ergebnisse stehen im Gegensatz zu Browns Theorie, mit der sich Mendel nun auseinandersetzt; er vergleicht seine Erfahrungen mit den neuen Ansätzen der Erregungstheorie, zu der sie nicht in Widerspruch stehen[15].

Im Nachwort zu Mendels Arbeit berichtet auch Hufeland über Erfolge mit «ausleerenden» Mitteln bei Asthenie[16]. «Dies sey für jetzt genug, um zu zeigen, wie falsch der einige Jahre so unbedingt gepredigte und leider von Vielen so fest geglaubte Satz sey: dass bei asthenischen Krankheiten durchaus keine ausleerenden Mittel anwendbar wären[17].»

Bereits im Jahre 1800 sieht sich der Herausgeber zu einer «Erinnerung an das Aderlass» veranlaßt. Er rät zu einer maßvollen Anwendung dieser Methode und schildert zahlreiche eigene Erfolge damit[18].

Auch C. E. Fischer kritisiert Browns Therapieanweisung, bei Asthenie keine ausleerenden Mittel zu geben[19].

Treffende Beispiele für die Schädlichkeit des Brownianismus in der Praxis schildert Kortum.

1799 befaßt er sich mit den Entzündungen[20]. Nach Brown sind Entzündungen sthenische Krankheiten, die Therapie der Wahl somit Brech- und Abführmittel. Kortum berichtet über Mißerfolge mit dieser Methode[21]. Auch die Anwendung kalter Umschläge und Getränke, nach Browns Lehre indiziert, führt nicht zum Erfolg, im Gegenteil, die Krankheit verschlimmert sich[22]. Hierzu führt Kortum ein Bei-

---

[13] Ebenda, S. 153–156.
[14] Ebenda, S. 156–160.
[15] Ebenda, S. 169.
[16] Hufeland, in: Ebenda, S. 178–193.
[17] Ebenda, S. 193.
[18] Hufeland: Erinnerungen an das Aderlass. Bd. 11.1, S. 160–177, Berlin 1800.
[19] Fischer: Das gelbe Fieber. Bd. 21.4, S. 44–113 (S. 49), Berlin 1805.
[20] Kortum: Bemerkungen über zwey Punkte der Brownischen Heilart sthenischer Krankheiten. Bd. 7.3, S. 11–24, Jena 1799.
[21] Ebenda, S. 11–13.
[22] Ebenda, S. 19–23.

spiel an, in dem er mit einer der Brownschen Theorie widersprechenden Therapie Erfolg gehabt hat[23]. Im folgenden Jahr erscheinen von ihm zwei weitere Aufsätze gegen die Lehre Browns[24]. Im ersten widerlegt er Browns Theorie und Therapie der diffusen Blutungen. Zunächst behandelt er gemäß der Lehre des Schotten; als sich die Krankheit aber deutlich verschlimmert, wendet er Mittel an, die dieser Theorie nicht entsprechen und hat jetzt Erfolg[25]. In der zweiten Arbeit heilt er den Skorbut, nach Brown eine asthenische Krankheit, bei der stärkende Mittel, wie frisches Fleisch und Wein, zu geben sind. Kortum dagegen hat Erfolg mit «Vegetabilien» wie Kräutersäften und frischem Obst, nach Brown kontraindiziert. Er folgt hier dem Bedürfnis der Kranken, die Salate «zu ganzen Schüsseln voll verzehren» möchten[26].

Jördens widerlegt die Hypothese, daß eine asthenische Anlage zu asthenischen Krankheiten prädisponiert. «Ein ganz sthenischer Krankheitszustand in einem höchst asthenischen Körper» wird von ihm als Beispiel wider die Brownsche Theorie angeführt[27]. In diesem kasuistischen Beitrag schildert er die Krankengeschichte einer Patientin, von der er meint, «... dass wenn jenes Subject gleich Anfangs nach der sogenannten *Brown*ischen Methode behandelt worden wäre – dasselbe auch ohne Zweifel derselben untergelegen haben würde[28].

Besondere Aufmerksamkeit widmet man der Therapie mit Opium, das bei Brown als das stärkste Mittel bei Asthenien gilt. Joseph und Karl Wenzel berichten über zwei Beispiele einer Opiumtherapie. Im ersten Fall führt die Therapie zum Tode. Im zweiten Fall verschlechtert sich der Zustand des Kranken so sehr, daß man, um nicht einen zweiten Todesfall zu riskieren, das Opium absetzt und anschließend erfolgreich mit China (Chinarinde) und Wein, den nach der alten Medizin gebräuchlichen Mitteln, kuriert[29]. Auch Hunnius wendet sich gegen die pauschale Opiumtherapie bei Asthenie. Er zeigt, daß dieses Mittel sowohl bei Asthenie als auch bei Sthenie angewendet

---

[23] Ebenda, S. 23.
[24] Kortum: Kleine Aufsätze Bd. 10.2, S. 21–64, Jena 1800.
[25] Ebenda, S. 26–30.
[26] Ebenda, S. 31.
[27] Jördens: Ein ganz sthenischer Krankheitszustand in einem höchst asthenischen Körper. Bd. 20.1, S. 62–78.
[28] Ebenda, S. 63.
[29] Wenzel, Joseph u. Karl: Bemerkungen über den Hospitalbrand. Bd. 8.4, S. 144–192 (S. 177–179), Jena 1799.

werden kann[30]. Ebenfalls in der Dosierung steht er in Widerspruch zu Brown, wenn er fordert, die Menge des Opiums nach der Erfahrung zu bemessen. Gerade diese Vorgangsweise hat Brown vermeiden wollen, indem er die Gradskala entworfen hat, wonach der jeweilige Grad, dem eine Krankheit zugesprochen wird, theoretisch auch die entsprechende Dosierung festlegt.

Die Prüfung der Brownschen Theorien nach ihren Folgen ist erfolgreich gewesen. Wolff berichtet 1806: «Schwerlich gibt es heute noch Aerzte, die, wie zum Teil *Brown* selbst, mehr jedoch einige seiner ersten Schüler, unsere ganze Rüstkammer auf einige wenige Reizmittel beschränken, …[31].» Heilt man zunächst, streng nach Brown, alle asthenischen Krankheiten mit Opium und Chinarinde, so wird diese Therapie allmählich revidiert: «Unumstössliche Erfahrungen alter und neuer Zeit haben auch hier wieder bewährt, dass nicht alles *in thesi* wahr sey, was *in hypothesi* es zu seyn scheine[32].»

Als Zwischenergebnis können wir feststellen, daß man in der praktischen Medizin die therapeutischen Hypothesen der Brownschen Theorie häufig falsifiziert hat. Die Ärzte haben in Hufelands Journal zahlreiche Erfahrungen mitgeteilt, die zu Browns Theorie in Widerspruch stehen. Wie Wolff berichtet, hat diese Kritik auch Rückwirkungen auf die «Brownianer» gehabt[33].

Trotzdem beschränkt man sich im Laufe der Auseinandersetzung nicht auf die praktische Prüfung. Entgegen der Feststellung Hufelands «Das Brownische System gehört also nicht herein (in das Journal, d. Verf.) in so fern es ein Gegenstand der Theorie … ist»[34], finden sich in seinem Journal doch auch theoretische Beiträge zu dieser Theorie.

Warum werden diese Beiträge veröffentlicht? Sicherlich nicht nur, weil eine umfassende praktische Prüfung der Brownschen Theorie vielen Ärzten unverantwortbar erscheint, da sie sich des Postulats bewußt sind: «Mit Leben und Gesundheit, die kostbarsten Güter der Welt, sollte man keine Versuche machen …[35].»

---

[30] Hunnius: Ueber die Wirkung des Opiums und dessen Verbindung mit anderen Arzneymitteln. Bd. 9.4, S. 40−62 (S. 53, Jena 1800.
[31] Wolff: Einige Zusätze zu meiner populären Abhandlung über die Nervenkrankheiten, für meine Herrn Mitärzte. Bd. 24.2, S. 72−109 (S. 94), Berlin 1806.
[32] Ebenda.
[33] Ebenda.
[34] Hufeland: Bemerkungen über die Brownsche Praxis. Bd. 4.1, S. 125.
[35] Wesener: Bemerkungen über praktische Medizin überhaupt … Bd. 72.3, S. 32.

Der Herausgeber des Journals ist sich bereits 1797 in seinem Urteil sicher: «Das *Brownische System* ist kein System, denn es hat so viele Lücken und seine Prämissen sind so wenig im Stande, alles zu erklären, dass es diesen Namen durchaus nicht verdient[36].» Er verweist auf Pfaffs Vorrede zu der deutschen Ausgabe von Browns Werk, wo seine These näher belegt ist. Die Folgerung aus dieser Einschätzung ist: «Man muss das Gebäude einreissen aber die Materialien zu einem vollständigern und zweckmässigern Bau benutzen[37].» Hufeland bekennt sich noch deutlicher: «Ich bin daher ein *Gegner* des *Brownischen Systems,* als System und Grundlage der Heilkunde betrachtet, aber ein *Freund* mehrerer *Brownischer Ideen,* nicht weil sie Brown erfunden oder zuerst gesagt hätte, sondern weil sie mit der Erfahrung und den Gesetzen der animalischen Oeconomie übereinstimmen; denn selbst die meisten dieser Ideen waren dem selbstdenkenden Theil der Aerzte schon bekannt[38].»

Nach der Einschätzung der Gegenseite ist Hufeland ihr bedeutendster Kontrahent gewesen[39]. Dieses Urteil wird von Medizinhistorikern bestätigt[40].

Warum Hufeland diese Position bezieht, ist seinen eigenen Worten zu entnehmen. Es geht ihm um die «Freiheit des Geistes». Das Beispiel von Galen zeigt, wohin «Sectengeist» und «Geistesdespotie» führen. «Galen war gewiss eins der grössten Genieen, die je gelebt haben, aber dass man ihn nun auf den Thron setzte, und seinen Namen und Meynungen als Evangelien anbetet, dies hat die Medizin ein Jahrtausend in ihren Fortschritten aufgehalten[41].»

Eine vergleichbare Gefahr sieht er in dem rasch an Einfluß gewinnenden Brownianismus. «Was thun wir aber, wenn wir wieder einen Namen oben aufsetzen, die Vorstellungsart dieses einzelnen Menschen als die allein wahre ansehen, und uns Brownianer nennen? Wir entäussern uns selbst jener Freiheit und Vielseitigkeit der Untersuchung, die allein für Irrthum sichert, wir thun freiwillig Verzicht auf unsre eignen Augen, und geloben, uns künftig der Brille eines andern zu bedienen, die unmöglich für alle passen kann, und doch immer

---

[36] Hufeland: Bemerkungen über die Brownsche Praxis. Bd. 4.1, S. 138.
[37] Ebenda, S. 139.
[38] Ebenda, S. 140.
[39] Vergl. Röschlaub: A. Röschlaub an Dr. C. W. Hufeland. Bd. 32.1, S. 15.
[40] Vergl. Hirschel: Geschichte des Brown'schen Systems und der Erregungstheorie. Dresden, Leipzig 1846, S. 244–249, und Hirsch: Biographisches Lexikon der hervorragenden Ärzte aller Zeiten und Völker. Berlin 1929–1935.
[41] Hufeland: Bemerkungen über die Brownsche Praxis. Bd. 4.1, S. 130.

eine Brille bleibt, wir verlieren unvermerkt die Selbstthätigkeit des Geistes, denn es ist bekanntlich weit bequemer, die Sätze eines andern nachzubeten, als selbst zu denken[42].»

Diese Kritik trifft jedes Dogma! Allein eine radikale Ideologiekritik bewahrt dem Arzt seine geistige Unabhängigkeit. «Denn wie kann der ein Arzt seyn, der nicht Kultur des Geistes hat, und wie kann der diese haben, der seinen Geist blos zu *einem* Zirkel von Ideen herumgedreht, und ihm nicht die mannichfaltigste Nahrung, Uebung und Gesichtspunkte gegeben hat[43]?» Um diesen «Zirkel» zu sprengen, bedarf es auch der theoretischen Argumentation.

«Es ist bekannt, dass, wenn man den Anhängern dieses Systems die Erfahrung, die mit demselben so oft in Widerspruch steht, entgegen setzt, man immer zur Antwort bekommt: es sey denn doch a priori wahr, es sey das erste philosophische System der Medizin, nun erst sey die Medizin zu dem Range einer philosophischen Wissenschaft erhoben etc.[44].»

Mit diesen Worten leitet Hufeland das «Urtheil der Philosophie über das Brownsche System» ein. Der Kantianer C. C. E. Schmid wird als Kronzeuge für die theoretische Berechtigung der Klage gegen die Brownsche Lehre angeführt. Schmid kritisiert als erstes den Begriff der «Erregbarkeit», da er dem «Naturgesetz der Stetigkeit (Continuität)» widerspricht, wonach alle organischen Veränderungen nur graduell sind. Wendet man dieses Naturgesetz auf die Erregbarkeit an, folgt daraus, daß es keinen Tod gibt. Die Erregbarkeit kann nur asymptotisch gegen $0 =$ Tod streben, dabei wird tatsächlich aber nur das Stadium des Scheintodes erreicht. Entsprechend starke Reize können – gemäß der Lehre Browns – den Scheintoten wieder in das Leben «zurückholen». Der qualitative Übergang vom Leben zum Tod kann durch den quantitativen «Erregbarkeits»-Begriff nicht hinreichend bestimmt werden[45].

Abgesehen von dieser Grundlagenkritik weist Schmidt auf zwei weitere gravierende Mängel hin: 1. Brown berücksichtigt nicht die Erkenntnisse der Physik und Chemie[46]. Hierdurch geht «der Medicin alle Wissenschaft verlohren, …[47]». Es gibt keine Beziehung mehr zu

---

[42] Ebenda, S. 131.
[43] Ebenda, S. 135.
[44] Hufeland: Urtheil der Philosophie über das Brownsche System. Bd. 6.4, S. 863–879 (S. 863), Jena 1798.
[45] Vergl. Schmid, in: Ebenda, S. 864–868.
[46] Ebenda, S. 870.
[47] Ebenda, S. 872.

den «übrigen Theilen der Naturerkenntniss»[48]. Dadurch ist die Medizin im Spektrum der Wissenschaft isoliert und ohne wissenschaftliche Begründung durch Anatomie und Physiologie nur auf den klinischen Bereich reduziert. 2. Browns Lehre ist empirisch nur ungenügend bestätigt[49]. Deshalb kennt sie nur die stärkende bzw. schwächende Heilmethode und mißachtet die zahlreichen anderen[50].

Die bekannt gewordenen Erfolge mit der Brownschen Heilmethode sind für Schmid kein Beweis für die Richtigkeit der Theorie, da zum einen die Therapievorschläge ungenau sind und unterschiedliche Interpretationen zulassen, und zum anderen «die bessern Brownschen Aerzte» ihre früheren Erfahrungen und Kenntnisse nicht vergessen haben, sondern weiterhin, wenn auch unbewußt, benutzen und die Brownsche Lehre in der Praxis entsprechend modifizieren[51]. «Es gibt keine, auch im Ganzen noch so mangelhafte und schiefe, medicinische Theorie, an die man nicht bald mit bald ohne Consequenz, ein zweckmäßiges Heilverfahren anschließen könnte und würklich angeschlossen, so wie keinen rohen Empiriker und Quaksalber, der nicht dann und wann auch einen Kranken, woran die Kunst und Wissenschaft der Erfahrnen schon gescheitert war, gerettet hätte[52].» Diese Problematik erschwert das Urteil über den Wert einer neuen Theorie. Deshalb fordert Schmid zur weiteren Prüfung des Brownianismus erheblich mehr praktische Berichte über Erfolge und Mißerfolge. Entscheidend sind solche Behandlungen, deren Ergebnisse sich mit den alten medizinischen Theorien nicht erklären lassen[53]. Der Anspruch der Brownschen Theorie, die «grösstentheils irrige medizinische Kunst zu einer bewiesenen Wissenschaft ...» zu erheben, wird neben

---

[48] Ebenda.
[49] Ebenda, S. 870/871.
[50] Ebenda, S. 843/844.
[51] Ebenda, S. 875–876.
Ein berühmtes Beispiel für die Erfolge der «bessern Brownschen Aerzte» gibt J. P. Frank. (Vergl. Lesky, E.: Die Wiener Medizinische Schule im 19. Jahrhundert. Graz, Köln 1965, S. 25–26).
[52] Ebenda, S. 875–876.
[53] An dieser Stelle gibt Schmid ein wissenschaftstheoretisch wichtiges Kriterium an. Die Frage des «wissenschaftlichen Fortschritts» wird auch heute dadurch entschieden, daß man die Probleme hervorhebt, die die neue Theorie im Gegensatz zu den bisherigen «löst».
Vergl. hierzu den Begriff der «Reduktion» bei Stegmüller (Stegmüller: Theoriendynamik und logisches Verständnis. Frankfurt 1974, S. 197–198) und die «systematische Beziehung» von Theorien bei L. Krüger (Krüger: Die systematische Bedeutung wissenschaftlicher Revolutionen. Frankfurt 1974, S. 231 u. 242).

Schmid von zahlreichen weiteren Autoren negiert[54]. Man weist darauf hin, daß die «Sthenie» dem lange vor Brown bekannten «Fieber» entspricht[55]. Hufeland stellt fest, daß sein Begriff der «Lebenskraft» umfassender ist als Browns «Irritabilität», da er neben dem dynamischen Verhältnis auch das chemische berücksichtigt[56]. Windischmann hebt hervor, daß Brown, obgleich er seinen Schülern mathematische Gewißheit verspricht, dennoch nicht auf die Erfahrung verzichten kann. Denn, ob ein Mittel schwächt oder stärkt, weiß man nur aus der Erfahrung[57].

1801 erscheinen vom «Herausgeber des Arzneyschatzes» die «Monita über die drey gangbaren Kurarten»[58]. Nach Tischner (1959) stammt diese Arbeit von Samuel Hahnemann, der um 1800 als Übersetzung das Buch «Arzneischatz oder Sammlung gewählter Recepte» herausgegeben hat[59]. Hahnemann rechnet es Brown zwar positiv an, daß er die bis dahin sehr verbreitete Anwendung von Aderlaß, Brechreizen und Abführmitteln eingeschränkt hat, findet ansonsten aber kein gutes Wort für den Schotten[60]. Zunächst kritisiert er, daß Brown sich nicht auf zwei Heilmittel beschränkt, wo es doch nur zwei verschiedene Arten von Krankheiten geben soll[61]. Daß Brown den «Kräften der Natur» keine Bedeutung für die Heilung beimißt, ist für Hahnemann eine «Naturlästerung»[62]. «Nach Art der Pfuscher» propagiert Brown nur palliative, nicht aber curative Mittel, so daß die Symptome nur zeitweise unterdrückt werden. Als Beispiel dafür, daß der Arzt nach der Brownschen Lehre laufend die Dosis steigern muß, nennt Hahnemann das Opium[63]. Zahlreiche Krankheiten wie z.B. Epilepsie, Katarrhe und Ödeme stehen in Widerspruch zu Browns Zweiteilung in sthenische und asthenische Krankheiten[64].

---

[54] Brown: a.a.O., S. XXVI.
[55] Anonym: Einige Ideen über Methodik in der practischen Arzneywissenschaft. Bd. 6.1, S. 143.
[56] Hufeland: Mein Begriff von der Lebenskraft. Bd. 6.4, S. 794.
[57] Windischmann: Ueber die gegenwärtige Lage der Heilkunde ... Bd. 13.1, S. 9–81 (S. 48).
[58] Hahnemann: Monita über die drey gangbaren Kurarten. Bd. 11.4, S. 3–64, Berlin 1800.
[59] Tischner, R.: Samuel Hahnemanns Leben und Lehre. Ulm 1959, S. 69 u. 71.
[60] Hahnemann: a.a.O., S. 62.
[61] Ebenda, S. 49 u. 50.
[62] Ebenda, S. 52.
[63] Ebenda, S. 53–54.
[64] Ebenda, S. 56–57.

Hahnemann hält eine so ausführliche Anamnese, wie Brown sie fordert, für praktisch undurchführbar[65].

Für unsere Untersuchung verdient die Tatsache besondere Aufmerksamkeit, daß Hahnemann sich recht ausführlich mit der Lehre Browns auseinandersetzt. So stammt auch die einige Monate später anonym erscheinende Arbeit «Fragmentarische Bemerkungen zu Browns *Element*» *of medicine* aus seiner Feder[66]. Hierbei handelt es sich um die *einzige* am Text orientierte Kritik der Lehre Browns im Journal. Hahnemann geht methodisch so vor, daß er einzelne Aussagen Browns zitiert oder referiert und sie dann anschließend theoretisch oder praktisch (anhand eigener Erfahrungen) widerlegt. So zeigt er beispielsweise, daß Brown selbst in den «Elements of medicine» implizit von «der Art nach» verschiedenen Heilmitteln ausgeht, wenn er behauptet, daß die durch einen Reiz geschwächte Erregbarkeit durch einen anderen Reiz wieder «geweckt» werde[67]. Hier steht Brown in Widerspruch zu seiner These, daß die Heilmittel nur verschieden stark wirken, was ausschließt, daß bei zwei Mitteln derselben Klasse das eine wirkt und das andere unwirksam ist[68]. Einen noch gravierenderen Widerspruch weist Hahnemann Brown am Schluß der «Elements of medicine» nach. Hier spricht Brown von gemischten Krankheiten, die sowohl aus direkter wie aus indirekter Schwäche entstehen[69]. Hahnemann fragt, wo ein solcher Zustand wohl auf der Erregungsskala zu lokalisieren ist. Sollte die Summe von zwei entgegengesetzten Zuständen von je vierzig Grad also Gesundheit bedeuten? Auch die Therapie ist in diesem Falle schwierig, da einerseits die Dosis ansteigend, andererseits von hohen Dosen ausgehend vermindernd zu verordnen ist[70].

Da Hahnemann an anderer Stelle liest, daß fast alle Asthenien gemischte Zustände sind, kann Brown für alle diese Krankheiten keine konkreten Therapieanweisungen geben[71]. Damit ist sein Werk für die

---

[65] Ebenda, S. 58–60.
[66] Hahnemann: Fragmentarische Bemerkungen zu Browns «Elements of Medicine» Bd. 12.2, S. 52–76, Berlin 1801.
Vergl. Tischner: a.a.O., S. 71.
Herrn Prof. Dr. Rothschuh verdanke ich den mündlichen Hinweis, daß Hahnemann diesen Artikel verfaßt hat.
[67] Brown: a.a.O., S. 332.
[68] Hahnemann: a.a.O., S. 64–65.
[69] Ebenda, S. 70.
[70] Ebenda, S. 71–75.
[71] Ebenda, S. 75–76.

praktischen Ärzte wertlos[72]. Außerdem ist Brown für Hahnemann ein «Scholastiker», da er häufig von gleichen Wirkungen auf gleiche Ursachen schließt[73].

Diese Beiträge Hahnemanns gehören zu den fundiertesten, die in Hufelands Journal zur Lehre Browns publiziert werden[74]. Brown selbst hat in die Diskussion um seine Theorie in Deutschland nicht eingreifen können, da die Lehre hier erst nach seinem Tode bekannt geworden ist. Sein bedeutendster Nachfolger in Deutschland, Andreas Röschlaub, betrachtet das «Brownsche System» nicht als Dogma, sondern entwickelt es weiter zur «Erregungstheorie». Bei dieser Revision des Brownianismus wird er von 1799 bis 1805 von dem Philosophen Schelling unterstützt.

Schelling setzt sich in seiner Schrift «Erster Entwurf eines Systems der Naturphilosophie» 1799 intensiv mit Brown auseinander. Zwar behauptet er: «Das Brownsche *System* geht mich hier überhaupt nichts an: ich rede hier immer nur von den *Principien* dieses Systems, die Brown selbst bei weitem nicht gehörig begründet und aus denen er nicht immer richtig geschlossen hat[75].» Doch der Begriff der Erregbarkeit, so wie Brown ihn erstmals formuliert hat, ist für Schellings Naturphilosophie von zentraler Bedeutung. Durch diesen Begriff stellt Schelling die Verbindung der organischen mit der anorganischen Welt her[76]. «Diesen Begriff nun, daß die organische Thätigkeit nach außen nothwendig zugleich Receptivität für ein Aeußeres, und umgekehrt, diese Receptivität für ein Aeußeres nothwendig zugleich Thätigkeit nach außen ist, hat *Brown* durch den Begriff der Erregbarkeit sehr gut bezeichnet, ohne doch diesen Begriff selbst ableiten zu können[77].»

Hier setzt Schellings Weiterführung der Brownschen Gedanken an. Er will die *Ursache* der Erregbarkeit bestimmen, was Brown versäumt hat[78]. Die Ursache der Erregbarkeit ist die «Aktion einer höheren Ordnung»[79]. Schelling ordnet die Erregbarkeit in den Prozeß der

---

[72] Vergl. ebenda, S. 76.
[73] Ebenda, S. 68 u. 70.
[74] Vergl. Hirschel: a.a.O., S. 247.
[75] Schelling: a.a.O., S. 88.
[76] Vergl. ebenda, S. 144–145.
[77] Ebenda, S. 153.
[78] Ebenda, S. 153–154.
[79] Ebenda, S. 154.
Vergl. auch Kap. III.A.5.

dynamischen Evolution ein[80]. Dadurch gelangt er zu einem anderen Verständnis von Erregbarkeit als Brown. Ist für jenen z.B. die Erregbarkeit im ganzen Organismus gleich, so entgegnet Schelling: «Es gibt im System des Organismus einzelne Systeme von *eigenthümlicher Erregbarkeit*. Wir leugnen also die *absolute Identität* der Erregbarkeit durch den ganzen Organismus, ...[81].» Schelling glaubt nicht, «... daß der *Grad* von Erregung, der durch irgend einen Reiz in einzelnen Organen hervorgebracht wird, proportional sey der Erregbarkeit des ganzen Organismus»[82].

In der Folge entwickelt Schelling in einem eigenen Abschnitt *seinen* Krankheitsbegriff[83]. Auch hier greift er zunächst auf die Lehre Browns zurück[84]. Doch sind für ihn Sthenie und Asthenie nicht identisch mit der Krankheit, sondern diese beiden Faktoren *ermöglichen* erst dieselbe[85]. An dem Therapieprinzip Browns, durch Reize zu heilen, hält Schelling fest. Mit seinem «Princip aller Heilkunde» verspricht er den praktischen Ärzten wissenschaftliche Grundlagen, gekoppelt mit einer erfolgreichen Praxis. «... also läßt sich, den Grundsatz, daß nur durch das Mittelglied der Erregung auf die Lebensquelle gewirkt werden kann, vorausgesetzt, erwarten, daß, wenn die Erregungstheorie erst auf Grundsätze der Physik zurückgeführt ist, Heilkunde auch auf sichere Principien, ihre Ausübung aber auf unfehlbare Regeln zurückgebracht sey[86].»

Hirschel (1846) hat festgestellt, daß Schellings Krankheitsbegriff «meist von Röschlaub entlehnt» ist[87]. Für eine Anlehnung Schellings an Röschlaub spricht auch, daß dieser selbst betont, Röschlaub sei der *einzige* Anhänger Browns, der den wissenschaftlichen Ansatz jener Lehre erkannt und näher bestimmt habe[88].

Es ist bekannt und braucht hier nicht weiter ausgeführt zu werden, daß Röschlaub seinerseits die Erregungstheorie seit 1799 in Reflexion auf Schellings Naturphilosophie gestaltet hat[89]. Diese Periode kann man bis zum Jahre 1805 datieren, als Schelling ein weiteres Bestehen

---

[80] Ebenda, S. 154 u. 61.
[81] Ebenda, S. 175.
[82] Ebenda.
[83] Ebenda, S. 220–240.
[84] Ebenda, S. 232.
[85] Ebenda, S. 235.
[86] Ebenda, S. 238.
[87] Hirschel: a.a.O., S. 222. Vergl. auch N. Tsouyopoulos: a.a.O.
[88] Vergl. Schelling: a.a.O., S. 91.
[89] Vergl. Hirschel: a.a.O., S. 223 u. 169.

der Erregungstheorie philosophisch gesehen für unmöglich erklärt[90].
Schelling behauptet jetzt, daß nicht die Erregbarkeit das den Organismus Auszeichnende ist. Die Erregung ist nur quantitativ bestimmt,
das Quantitative aber ist nur Akzidenz der Qualität. Der Begriff der
Erregbarkeit hat im Vergleich zu dem der Metamorphose nur eine
untergeordnete Bedeutung[91].

Nach dieser fundamentalen Kritik ist Röschlaub in einer Situation,
wo er sein Verhältnis zu den Lehren Browns und Schellings neu bestimmen muß. Aber «weil die *Brown*'sche Lehre mehr Vortreffliches
enthält, als alles Neuere, und endlich *seine* Ansicht (die Röschlaubs,
d. Verf.) in vielen der wichtigsten Punkte mehr mit jener Lehre übereinstimmt, als mit allen älteren und neueren,» deshalb bleibt er ihr
treu und distanziert sich von Schelling und der Naturphilosophie[92].

Für unsere Untersuchung ist es wichtig, festzustellen, ob die Erregungstheorie Röschlaubs in der praktischen Medizin als eine selbständige Lehre akzeptiert wird. Bereits 1800 differenziert Hunnius
zwischen der Lehre Browns, die er kritisiert, und dem «Prinzip der
Erregungstheorie», womit er übereinstimmt[93]. Auch Mendel unterscheidet deutlich zwischen Browns Lehre und der Erregungstheorie,
«... zu welcher zwar Browns Ideen unläugbar eine der ersten Veran-
lassungen gaben, welche aber Brown vielleicht eben so wenig anerkennen möchte, als die Boerhavische Theorie»[94].

Mendel hat hier 1802 einen theoriedynamisch entscheidenden
Punkt angeschnitten, nämlich die Loslösung der neuen Ansätze von
der alten Theorie und damit die Konstituierung einer neuen, eigen-
ständigen Theorie.

Vermutlich ist es auch kein Zufall, daß Hufeland an den Begriff
«Erregungstheorie» eine ausführliche Anmerkung anknüpft, die für
die weitere Entwicklung des «Brownianismus» und der «Erregungstheorie» von zentraler Bedeutung ist. «Man sollte billig dieses un-
schickliche Wort verlassen, besonders seitdem es ein Aushängeschild
der Buchhändler worden ist; und wir, wie ich höre, nächstens ein
neues System der Barbierkunst, nach den Grundsätzen der Erregungstheorie, zu erwarten haben. – Ueberdies hat ja das Wort einen dreifa-

---

[90] Vergl. ebenda, S. 238.
[91] Vergl. ebenda, S. 238–239.
[92] Ebenda, S. 169; vergl. auch S. 239.
[93] Hunnius: Ueber die Wirkung des Opiums und dessen Verbindung mit andern Arzneymitteln. Bd. 9.4, S. 40.
[94] Mendel: Ueber die heilsame Anwendung asthenischer Mittel bei asthenischen
Krankheiten ... Bd. 14.1, S. 139.

chen Sinn. Es kann heissen: eine Theorie, die sich auf Erregung gründet, aber auch eine Theorie, die diejenige in Erregung versetzt, welche sie treiben, oder auch endlich eine solche, welche dazu dient und erfunden ist, um Erregung d.h. Aufsehen im Publikum hervorzubringen. Ich muss aufrichtig gestehen, dass nach der Art, wie man zeither die Sache betrieben hat, die beiden letzten Bedeutungen noch die einzigen geblieben sind, die auf das Wort passen. Denn nur der *Brownianismus* ist wahre Erregungstheorie, d.h. die alles aus dem Begriffe von Erregung deducirt; und seitdem man diese aufgegeben hat, seitdem *Schelling* die Phänomene aus noch höhern Principien der Naturphilosophie deducirt, und selbst Hr. *Roeschlaub*, der eben so, wie einst *Brown*, nun *Schelling* nachbetet, ohne ihn zu verstehen, die neue Brownsche Lehre verlässt, und sich quält, seine vormaligen Sätze in ein naturphilosophisches Gewand zu zwingen, seitdem existirt auch keine Erregungstheorie mehr. – Wir sind also dahin zurück, wo der vernünftige Theil deutscher Aerzte auch schon vor *Brown* war, die Gesetze des Lebens und des Organismus überhaupt zur Grundlage der medizinischen Theorie zu machen, wodurch nicht bloss das Reizverhältniss, sondern auch die chemisch materiellen Veränderungen im Lebenden, umfasst werden[95].»

Hufeland lehnt die Begründung einer selbständigen Erregungstheorie ab. Die Gründe, die er anführt, sind deutlich polemisch. Es ist kein Argument gegen die Erregungstheorie, daß sie von vielen Buchhändlern zu Reklamezwecken verwendet wird. Auch die Auslegung des Begriffs «Erregung» zielt nicht auf die Sache, sondern auf den Gegner, in diesem Falle Röschlaub. Dieser «betet» jetzt angeblich Schelling nach, so wie vorher Brown. Die Änderung der Einstellung Röschlaubs ist für Hufeland ein Argument *gegen* die Erregungstheorie. Die Weiterentwicklung der Brownschen Lehre interpretiert Hufeland lediglich als eine Rückkehr zur Medizin von vor 1795.

Mendel sieht einen grundsätzlichen Unterschied zwischen dem dogmatischen Brownianismus und der Erregungstheorie, die nicht mehr zur übrigen Medizin im Gegensatz steht, sondern sich ihr wieder annähert. Hufeland dagegen kommentiert diese Entwicklung in einem anderen Sinne: «Hierin bin ich mit dem würdigen Verfasser vollkommen einig. Aber ist das nicht dasselbe, was ich von Anfang an gesagt und behauptet habe: *Der Brownianismus in seiner ersten ro-*

---

[95] Hufeland, in: ebenda, S. 136–137.
Es liegt hier eine Verknüpfung mit externen Faktoren vor, worauf wir im folgenden Kapitel zurückkommen werden.

hen Gestalt ist praktisch unbrauchbar und nachtheilig, und wir müssen durchaus zu den Sätzen zurückkehren und sie damit verbinden, die die Erfahrung seit langer Zeit sanktionirt hat, wenn etwas Gutes herauskommen soll? – Ist dies nicht ein sehr offenherziges Geständnis, was auch in *Roeschlaubs* Journal jetzt zu lesen ist, dass der Brownianismus, so wie er uns aufgedrungen werden sollte, wirklich schon jetzt seine Endschaft erreicht hat? So geschwind hätte ichs kaum erwartet. Aber *veritas vincit*[96].»

Hufeland sieht bereits 1802 das Ende des Brownianismus gekommen. Röschlaubs Gedanken dienen ihm allein zur Widerlegung der Brownschen Theorie. Er hält es nicht für notwendig, Röschlaubs theoretische Überlegungen detailliert zu diskutieren und ernsthaft zu prüfen.

So ist es verständlich, daß Röschlaub auch von andern Ärzten im Journal nach wie vor in einem Atemzug mit Brown genannt wird. So unterscheidet z.B. Jördens 1804 ausdrücklich zwischen den Anhängern Browns und Röschlaubs auf der einen und Schellings Nachfolgern auf der anderen Seite. «Allein wie sehr würde der sogenannte Brownianer oder Röschlaubianer – nicht aber Schellings Nachfolger – denn dessen ärztliche Philosophie verdient alle Achtung – das Ziel oder den gegebenen Punkt verfehlt haben...», wenn er in einem bestimmten Fall asthenisch behandelt hätte[97]. Jördens hebt hier die eigene medizinische Theorie Schellings deutlich hervor, und das bereits ein Jahr bevor dieser sich von der Lehre Browns und der Erregungstheorie absetzt und sie verwirft.

Im Jahre 1806 erscheint die einzige Arbeit im Journal, die eine «Prüfung einiger Grundsätze der Erregungstheorie» vornimmt[98]. Hier finden wir größtenteils die Argumente wieder, die auch schon früher gegen den Brownianismus angeführt worden sind. Kessler kritisiert, daß das Leben nach der Erregungstheorie nur ein erzwungener Zustand ist, daß Krankheit nur als Sthenie oder Asthenie interpretiert wird und die Arzneimittel allein nach dem Maß an Erregung, das sie hervorrufen, eingeteilt werden[99].

Neu ist die Kritik der Verwendung der Begriffe «Sensibilität» und «Irritabilität». Die strikte Trennung zwischen dem sensiblen Nerven-

---

[96] Hufeland, in: Ebenda, S. 140.
[97] Jördens: Einige, gegen das Heilverfahren mancher neuern Ärzte sprechende Belege. Bd. 17.2, S. 75.
[98] Kessler: Prüfung einiger Grundsätze der Erregungstheorie. Bd. 24.1, S. 13–62, Berlin 1806.
[99] Vergl. ebenda, S. 19, 34 u. 49.

system und den irritablen Gefäßen, Herz und Muskeln versucht Kessler durch den Vorgang der «Reproduktion» aufzuheben, da hier Sensibilität und Irritabilität zusammen nachweisbar sind[100].

Diese Arbeit erscheint erst ein Jahr nachdem Schelling sich völlig von Browns Lehre distanziert hat. Daher kann die Kritik der Begriffe «Irritabilität» und «Sensibilität», die die Erregungstheorie möglicherweise seiner Naturphilosophie entlehnt hat, ihn nicht mehr treffen[101].

Erst 1808, also zwei Jahre später, verkündet Hufeland das völlige Ende des Brownianismus[102].

Abschließend ist festzustellen, daß in Hufelands Journal keine Arbeit veröffentlicht worden ist, in der die Ansichten Browns oder Röschlaubs uneingeschränkt vertreten werden.

2.2 Externe Faktoren

In diesem Kapitel sollen einige Beispiele illustrieren, wie *möglicherweise* externe Faktoren die Entwicklung des Brownianismus beeinflußt haben. Hierbei beschränken wir uns auf die psychologischen und soziologischen Bedingungen, die in Hufelands Journal nachweisbar sind.

Die Charakterisierung John Browns

«*Brown* war ein Genie, ein ächter Britte, mit viel Scharfsinn, Witz, Geisteskraft und Geistestroz, aber ohne alle gelehrte Kultur, ohne Hülfswissenschaften, ohne Allgemeinheit des Geistes, ohne hinreichende Erfahrung; – folglich äusserst einseitig und excentrisch[1].»

Hufeland hält Brown für höchst intelligent und originell, bescheinigt ihm aber zugleich ungenügende Allgemeinbildung und unzureichende medizinische Erfahrung. Zeichnen die ersten Eigenschaften einen produktiven Wissenschaftler aus, so benötigt ein erfolgreicher praktischer Arzt vor allem die letzten.

Eine ähnliche Einschätzung Browns finden wir bei C. C. E. Schmid, der das Aufsehen für nicht angemessen hält, das «John Brown, der

---

[100] Vergl. ebenda, S. 25–28.
[101] Vergl. Schelling: a.a.O., S. 155–172.
Diese Begriffe gehen ursprünglich auf A. v. Haller zurück.
[102] Hufeland, in: Kausch: Apologie der neuerlich zu sehr verschrieenen Behandlung nach Sthenie und Asthenie. Bd. 27.2, S. 130–131.
[1] Hufeland: Bemerkungen über die Brownsche Praxis. Bd. 4.1, S. 138.

kühne und originelle, aber weder gründlich gelehrte, noch praktisch geübte Reformator der Medicin, erregt[2].»

Diese Charakterisierung vermag wesentliche Mängel des Brownianismus zu erklären: Die Widersprüche zur praktischen Medizin werden Brown seiner eigenen mangelhaften medizinischen Erfahrung wegen nicht aufgefallen sein, die Einseitigkeit des Systems resultiert aus seiner beschränkten Allgemeinbildung.

Windischmann leitet aus der Beurteilung «Sein lebhafter Geist war mehr zur Umsicht als zur Einsicht geschaffen ...» ab, daß Brown die Natur nur im Allgemeinen, nicht aber im Speziellen untersucht hat und so ein System entworfen hat, «... das, wie der allgemeine Blick, nicht anders als oberflächlich ausfallen konnte[3].» Hier finden wir ebenfalls eine Verknüpfung von Person und Sache; aus persönlichen Eigenschaften Browns werden Merkmale seiner Theorie deduziert.

Eine sehr polemische Beschreibung gibt Hahnemann: «An Sophismen der Dialektik, an Dreistigkeit der Behauptungen, (an unverschämtem Selbstlobe) und an Nichtachtung der unendlichen, in Modifizierung der Krankheiten sowohl als ihrer Heilmittel sichtbaren Mannigfaltigkeit der Natur wurden jedoch alle bekannten Arzneysektierer weit von jenem täuschendem Parempiriker, *Brown,* übertroffen, welcher, selbst kein Krankheitsheiler, alle möglichen Heilrücksichten auf Reitzen und Reitze mindern einschränkte ...[4].» Hier wird Brown nicht etwa Mangel an Erfahrung vorgeworfen, nein, er wird bei Hahnemann zu einem «täuschenden Parempiriker», zum «bösen Dämon» der Erfahrung[5]. Die Formulierung «selbst kein Krankheitsheiler» kann außerdem zu dem Fehlschluß verleiten, Brown sei kein Arzt gewesen.

Hahnemann gibt zahlreiche weitere Beispiele für eine Verknüpfung von rationaler Argumentation und der

Verunglimpfung des Gegners

An anderer Stelle bezeichnet er Brown als einen «Witzkopf, der die grosse Arzneykunde mit der Spanne messen will»[6], oder er ruft aus: «Hilf ewiger Gott! welchen Unsinn kann ein einziges unpraktisches

---

[2] Schmid, in: Hufeland: Urtheil der Philosophie über das Brownsche System. Bd. 6.4, S. 869.
[3] Windischmann: Ueber die gegenwärtige Lage der Heilkunde ... Bd. 13.1, S. 44.
[4] Hahnemann: Monita über die drey gangbaren Heilarten. Bd. 11.4, S. 49.
[5] Vergl. ebenda, S. 4.
[6] Ebenda, S. 51.

Büchergenie nicht alles aushecken, und zum Hohne des Menschen-
verstandes der lammartigen schwachen Sterblichkeit aufbürden[7]!»
Die Anhänger Browns werden hier mit Lämmern verglichen.

Auch in der Kritik einzelner Hypothesen der Brownianer, die z.B.
die Wirksamkeit bekannter Heilmittel anhand der neuen Theorie zu
erklären versuchen, verfällt Hahnemann in Polemik und stellt dem –
seiner Meinung nach nicht gerechtfertigten – Vorgehen als Analogon
zur Seite: «So habe ich in Klöstern am Freitage sehen Rebhühner
speisen, doch so, dass der Prior vorher das Kreutz darüber geschlagen
hatte, mit dem Verwandlungsseegen begleitet: Fiat Piscis[8]!» Einmal
bringt Hahnemann in der Diskussion einzelner Thesen Browns das
unwiderlegbare «Gegenargument»: «Diess hat er sich nur so ausge-
dacht[9].» Eine so ausgeprägte Polemik wie bei Hahnemann ist in Hufelands Journal sonst nur selten zu finden. Sie widerspricht auch ganz
dem Ziel, das Hufeland sich und seiner Zeitung gesetzt hat. Der erste
Satz in den «Bemerkungen über die Brownsche Praxis» lautet: «Diess
Journal soll weder polemisch, noch theoretisch, sondern practisch
seyn[10].» Wir haben bereits im vorigen Kapitel gesehen, daß das Journal theoretische Beiträge zur Lehre Browns enthält. Im folgenden
wollen wir zeigen, daß Ansätze von Polemik gegen die Brownianer
sich selbst bei Hufeland nachweisen lassen. Er ist sich durchaus der
Schwierigkeiten bewußt gewesen, die in der Auseinandersetzung mit
einer so geschlossenen, keine Fragen mehr offen lassenden Theorie
wie der Browns auftauchen können. «Die Folge ist, dass wir nicht
mehr unbefangen bey der Untersuchung sind, mehr für unsre Ehre als
für die Wahrheit streiten[11].»

Einige Seiten später finden wir Hufelands Beurteilung der Brownianer: «Ein ächter *Brownianer* aber, d.h. ein Mensch, der auf
Browns Worte schwört, sich freut, eine Secte bilden zu können, und
mit diesem Titel eine elende Rennomisterey treibt, ist etwas sehr er-
bärmliches, denn er beweisst entweder grosse Geistesarmuth und
Mangel an Kenntniss, oder eine kleinliche Sucht, sich durch diesen
neumodischen Titel einen Anstrich von Wichtigkeit geben zu wollen,
die ihm an sich selbst fehlt[12].»

---

[7] Ebenda, S. 61.
[8] Ebenda, S. 63/64.
[9] Hahnemann: Fragmentarische Bemerkungen zu Browns «Elements of Medicine».
Bd. 12.2, S. 63.
[10] Hufeland: Bemerkungen über die Brownsche Praxis. Bd. 4.1, S. 125.
[11] Ebenda, S. 133.
[12] Ebenda, S. 139/140.

Hufeland verhehlt hier seine Geringschätzung nicht: Die Brownianer sind – zugespitzt formuliert – entweder Dummköpfe oder Wichtigtuer.

Das Bestreben, den Gegner persönlich zu treffen, erreicht im Laufe der Auseinandersetzung pro und contra Brown ein beachtliches Ausmaß, wie wir aus dem Streit zwischen Röschlaub und dem Dichter von Kotzebue entnehmen können.

V. Kotzebue hat sich in einer Komödie über den Brownianismus lustig gemacht[13]. Durch dieses Stück und durch sein «Literarisches Wochenblatt», das nach Leibbrand in der Auseinandersetzung um die Lehre Browns ein «Sprachrohr *Hufeland*scher Kritik» ist[14], profiliert sich v. Kotzebue als Gegner der Brownianer.

Röschlaub veröffentlicht hierauf im vierten Band seines Magazins die Geschichte eines unleidlichen Hypochonders, der gemäß der Lehre Browns geheilt wird. Im Nachtrag heißt es: «Wer konnte es wohl anders sein, als Herr Kotzebue, der Poet, der gerade in dem Zeitpunkt, als Illustrissimus ihm die Belladonna reichte, zur Ehre der Expatienz und der Abtritte die bewußte Komödie schrieb[15].

Diese von Röschlaub ironisch gemeinten Worte veranlassen v. Kotzebue, der zwar ein kränkelnder Hypochonder ist, sich aber nie nach der Brownschen Lehre hat behandeln lassen, 1801 zur «Enthüllung einer völlig erdichteten Krankengeschichte zum Behuf des *Brown*schen Systems, in Röschlaubs Magazin zur Vervollkommnung der Heilkunde»[16]. Hufeland leitet diese Richtigstellung seines Jugendfreundes v. Kotzebue, dessen Streit mit Röschlaub ihn zunächst nicht betrifft[17], mit den zweideutigen Worten ein: «Ich kann meinen Freund, Herrn Kollegienrath *von Kotzebue,* die Aufnahme dieses Aufsatzes in meinem Journal nicht versagen, um so mehr, da die Wahrheit und die Ehre eines unverdient gekränkten vortrefflichen Arztes mich dazu auffordern. Auch schätze ich Herrn Prof. *Röschlaubs* Wahrheitsliebe zu hoch, um glauben zu können, dass er hierin etwas anders als mein Bestreben die Medizin von falschen Beobach-

---

[13] Vergl. Leibbrand: Romantische Medizin. Hamburg 1937, S. 56.

[14] Leibbrand, W.: August von Kotzebue und die Ärzte, in: Die Medizinische Welt. Berlin 1934, 8. Jahrg., S. 282–284, (S. 282).

[15] Zitiert nach Leibbrand, ebenda, S. 283.

[16] Kotzebue, v.: a.a.O., Bd. 12.2, S. 149–169, Berlin 1801.

[17] Pfeifer: Christoph Wilhelm Hufeland – Mensch und Werk. Halle (Saale) 1968, S. 23.

tungen zu befreyen, sehen werde, ein Bestreben, dass er sich selbst so sehr angelegen seyn lässt und allen Aerzten zur Pflicht macht[18].»

Man kann mit gutem Grund bezweifeln, daß es hier nur darum geht, «die Medizin von falschen Beobachtungen zu befreyen». Hufeland gibt selbst das Stichwort «Ehre».

Durch diese Publikation in Hufelands Journal wird aus der Bagatelle eine öffentliche Affäre, die Röschlaub dazu bringt, zuzugeben, die Krankengeschichte erdichtet zu haben[19]. Diese Gelegenheit nutzt Hufeland 1802, herauszustellen, Röschlaub erbitte sich für seine medizinischen Arbeiten «die Freiheiten eines Komödien- und Romanenschreibers»[20].

Er weist darauf hin, daß Röschlaub ihn weiterhin schmäht und verunglimpft, und kontert: «Es ist unter meiner Würde, einem Manne, der in einem solchen Tone spricht, und der die allgemeine Indignation und Verachtung auf sich gezogen hat, auch nur ein Wort zu antworten[21].»

Hufeland hat auf diesen Vorfall schon vorher einmal angespielt, als er 1801 Röschlaubs Magazin Einseitigkeit vorwirft und die Wahrheit der dort veröffentlichten Schilderungen anzweifelt[22]. In den Kontext dieses Streites paßt auch Hufelands abfällige Behauptung, daß Röschlaub so «wie einst *Brown*, nun *Schelling* nachbetet, ohne ihn zu verstehen ...[23].» Es bleibt zu konstatieren, daß es auch Hufeland nicht ganz gelingt, die vorgenommene strikte Trennung von Person und Sache in der Auseinandersetzung um den Brownianismus durchzuhalten[24]. Dieses Verhalten kann man als eine Reaktion auf die angeblich mit weit mehr Vehemenz vorgebrachten persönlichen Attacken der Browianer verstehen[25].

---

[18] Hufeland, in: Kotzebue: a.a.O., S. 149.
[19] Hufeland: Letztes Wort über die von Herrn *Röschlaub* mitgeteilte erdichtete Krankengeschichte des Herrn Collegienraths v. Kotzebue. Bd. 14.4, S. 166–168, Berlin 1802.
[20] Ebenda, S. 167.
[21] Ebenda.
[22] Hufeland, in: Windischmann: Ueber die gegenwärtige Lage der Heilkunde ... Bd. 13.1, S. 74.
[23] Hufeland, in: Mendel: Ueber die heilsame Anwendung asthenischer Mittel bei asthenischen Krankheiten ... Bd. 14.1, S. 137.
[24] Vergl. Hirschel: a.a.O., S. 244 u. 247/248. In den meisten medizinhistorischen Darstellungen wird stets die Würde und Besonnenheit Hufelands hervorgehoben. Hufeland selbst hat es als sein Prinzip angesehen, nicht auf persönliche Angriffe zu reagieren. (Vergl. Hufeland: Rechenschaft an das Publikum über mein Verhältnis zum Brownianismus. Bd. 32.2, S. 3–4).
[25] Pfeifer: C. W. Hufeland – Mensch und Werk. Halle (Saale) 1968, S. 139.

Falsches Verständnis des Brownianismus

Die Behauptung, die Lehre Browns werde oft falsch verstanden, wird von zwei Philosophen aufgestellt[26]:

C. C. E. Schmid weist darauf hin, daß es «den glücklichen Fortschritt jenes muthigen Unternehmens (der Brownianismus, d. Verf.) begünstigt hat», daß die «Antibrownianer ... theils das neue System misverstanden, dasselbe verdrehten, oder mit sophistischen Waffen, leerer Deklamation, unwitziger Spötteley und unedler Consequenzmacherey bekämpften, theils den eignen Mangel an bestimmten ächtphysischen Grundsätzen für die Medizin in ihren Vernünfteleyen nur all zu merklich machten ...[27].»

Schmid vertritt hier die Ansicht, daß die Kritiker Browns durch ihr falsches Verständnis und ihr Unwissen die Ausbreitung der Lehre Browns förderten.

Auf der anderen Seite bemerkt Schelling: «Bei weitem die Wenigsten von Browns Anhängern haben die wissenschaftlichen Keime, die in seinen Principien liegen, eingesehen ...», und, auf Röschlaubs Arbeiten Bezug nehmend: «Ich höre, daß über diese Schriften hie und da geurtheilt wird, sie seyen zu philosophisch, zu wissenschaftlich. Bei mir ist das der umgekehrte Fall[28].»

Schelling ist überzeugt, daß die Brownianer nicht ermessen, wie groß die Bedeutung der Prinzipien ist, die sie verteidigen[29].

Es ist schwierig zu entscheiden, welche Seite vom Unwissen der Gegenseite mehr profitiert hat.

Vermutlich werden einige Ärzte, ohne Browns «Elementa medica» studiert zu haben, dieser Theorie sich hauptsächlich deshalb angeschlossen haben, weil ihnen hier ein «philosophisches» System angeboten worden ist. Aus demselben Grund werden andere sie abgelehnt haben, da eine philosophische Theorie einen mangelnden Bezug zur Praxis befürchten läßt[30].

---

[26] Dies ist kaum ein Zufall, da man zu Beginn des 19. Jahrhunderts der Philosophie durchaus zugesteht, medizinische Hypothesen zu überprüfen. Zum Teil erwartet man von ihr sogar eine «sicherere Begründung», d. h. für einen Teil der Ärzte hat die Philosophie außer der regulativen auch eine konstitutive Funktion in der Medizin. Vergl. auch Kap. III.A.5.

[27] Schmid, C. C. E., in: Hufeland: Urtheil der Philosophie über das Brownsche System. Bd. 6.4, S. 877/878.

[28] Schelling: Erster Entwurf eines Systems der Naturphilosophie, in: Ausgewählte Werke, Bd. 2, Darmstadt 1975, S. 91.

[29] Ebenda.

[30] Vergl. Kap. III.A.5.

Nach diesen vorwiegend psychologischen Faktoren sollen jetzt einige soziologische angedeutet werden, die die Entwicklung des Brownianismus beeinflußt haben mögen.

Der Einfluß berühmter Ärzte

Wir haben bereits erwähnt, daß die Bedeutung Joseph Franks für den Brownianismus wesentlich darin bestanden hat, seinen Vater Johann Peter Frank für diese Theorie einzunehmen[31]. Welcher Wert der Stellungnahme des berühmten Wiener Arztes zukommt, deutet die Tatsache an, daß Hufeland noch im selben Jahr feststellt: «Selbst mein verehrungswürdiger Freund, Hr. Hofr. *Frank* in Wien, hat in der trefflichen Vorrede zu seines Herrn Sohns *Ratio medendi* erklärt: dass er keineswegs das Brownische System schätzt und annimmt, weil es eine Menge Lücken und Mängel habe, sondern nur einzelne Brownische Ideen und Gesichtspunkte, und zwar immer mit Einschränkungen[32].» Jede Partei hat versucht, J. P. Frank für sich zu vereinnahmen, da man sich davon eine Signalwirkung auf alle Ärzte Deutschlands versprochen hat[33]. Nach R. Müller (1970) hat das bedingte Eintreten J. P. Franks für die Lehre Browns deren Ausbreitung in ganz Europa tatsächlich gefördert[34]. Die Gegner Browns haben in Hufeland ihren bedeutendsten Vertreter. Ab 1800 hat Hufeland seine Position als einflußreichster Arzt des Königreichs Preußen stetig auch auf die anderen deutschen Kleinstaaten ausgedehnt[35], wozu zum großen Teil sein Journal beigetragen hat. So ist es bezeichnend, wenn Windischmann in seiner Kritik des Brownianismus anmerkt: «Doch ich schweige hierüber; *Hufeland* hat schon vor allen genug davon gesagt, und wer die Gründe der geläuterten Vernunft nicht beherzigt, die dieser Arzt in Hinsicht der Brownschen Lehre geäussert hat, für den ist wenig Hoffnung der Genesung in der Sucht nach Gemeinplätzen und wandelbaren Principien übrig[36].

Wie sehr sich die Brownianer bemüht haben, ihr Renommé durch

---

[31] Vergl. Kap. III.B.1.
[32] Hufeland: Bemerkungen über die Brownsche Praxis. Bd. 4.1, S. 141.
[33] Vergl. Hirschel: a.a.O., S. 186–187.
[34] Müller: Joseph Frank (1771–1842) und die Brownianer. Zürich 1970, S. 44.
[35] So ist z.B. für C. H. Schultz 1833 Hufeland «der jetzige Patriarch unserer Wissenschaft». (Schultz: Die Homöopathie im Verhältnis zur modernen Medizin und zum Staat, Bd. 76.5, S. 31).
[36] Windischmann: Ueber die gegenwärtige Lage der Heilkunde und den Weg zu ihrer festen Begründung. Bd. 13.1, S. 49.

bekannte Namen zu erhöhen, zeigt sich darin, daß sie selbst Hufeland Brownsches Gedankengut nachzuweisen versuchen, so daß dieser sich später zu der Versicherung genötigt sieht, nie Brownianer gewesen zu sein[37].

Ein anderer bekannter Kliniker, Adalbert Friedrich Marcus, hat zeitweise mit Röschlaub zusammen in Bamberg nach den Brownschen Prinzipien therapiert. Der Wechsel dieses Arztes, der immerhin über zwanzig Jahre medizinischer Erfahrung verfügt, zum Brownianismus, lockt ab 1797 zahlreiche Studenten nach Bamberg[38]. Jedoch wenige Jahre später begünstigt das Aufgebot vieler berühmter «Köpfe» eine

Aufsplitterung des Brownianismus

Anders als in England, wo John Brown selbstverständlich unbestrittener Repräsentant seiner Lehre ist, gibt es in Deutschland keinen Brownianer, der für seine Interpretation Browns einen begründeten Anspruch auf absolute Gültigkeit erheben kann.

Bis 1799 ist Weikard der bedeutendste Vertreter der Gedanken Browns in Deutschland[39]. Später wird der dominierende Einfluß Röschlaubs immer deutlicher.

Die Verbindungen zwischen dem Brownianismus und der Naturphilosophie führen zur Desintegration.

Marcus schließt sich bereits 1799 Schelling an, als Röschlaub noch streng an Brown orientiert ist[40]. Marcus erkennt auch bereits 1803 die Unmöglichkeit einer Verknüpfung der Erregungstheorie mit der Naturphilosophie und distanziert sich von der ersteren[41].

Röschlaub und mit ihm Joseph Frank vertreten zwar noch gemeinsam die Erregungstheorie, doch beginnt auch Frank aufgrund seiner praktischen Erfahrungen bereits zu zweifeln[42].

Diese Entwicklung entgeht den praktischen Ärzten in Hufelands Journal keineswegs. So verbindet C. E. Fischer 1805 seine Kritik an

---

[37] Hufeland: Bemerkungen über die Brownsche Praxis. Bd. 4.1, S. 140, und Hufeland: Rechenschaft an das Publikum über mein Verhältnis zum Brownianismus. Bd. 32.2, S. 5.
Diese Beispiele stehen auch in Einklang mit der Feststellung Rothschuhs, daß die Medizin nicht durch Forschergemeinschaften, sondern durch Einzelpersönlichkeiten geprägt wird. (Rothschuh: a.a.O. (1977), S. 83).
[38] Vergl. Hirschel: a.a.O., S. 186–187.
[39] Vergl. ebenda, S. 142.
[40] Vergl. ebenda, S. 187.
[41] Vergl. ebenda, S. 187/188.
[42] Vergl. ebenda, S. 185. Vergl. auch Tsouyopoulos, N.: a.a.O. (1982).

Brownschen Thesen mit einem Lob für Joseph Frank[43]. Im selben Band finden wir einen Brief Franks, in dem er für Hufeland, den Hauptgegner der Brownianer, freundliche Worte findet[44]. Nachdem Frank sich der unbefriedigenden praktischen Resultate wegen von der Erregungstheorie abgewandt hat und Schelling sie 1805 theoretisch widerlegt, bleibt Röschlaub ihr einziger bekannter Vertreter.

Staatliche Maßnahmen

Windischmann fordert 1801 eine Kontrolle der Ärzte durch die Gerichte, da die Behandlung nach Brown für die Kranken gefährlich ist: «... so mögte man sicherlich nicht zu viel thun, wenn man die Handlungen der Aerzte einem weisen und einsichtvollen Gericht unterworfen wünschte[45].»

Mit diesem impliziten Ruf nach dem Staat, der ja erst das Einschreiten der Gerichte ermöglichen kann, ist Windischmann aber nicht repräsentativ für die Ärzte des Journals. G. Schmidt bemerkt 1804 zu diesem Thema: «Alles *Spekulative* in der Medicin kann indessen, meines Erachtens, kein Gegenstand einer Medicinal-Behörde seyn, auch in diesem Fall nicht, wenn es auf die Praxis so gefährlich influirt, wie dies bey dem Brownianismus, hauptsächlich dem *enragirten,* neuerlich in der That der Fall gewesen ist[46].»

Hinweise darauf, daß die Brownianer in Preußen durch staatliche Maßnahmen reglementiert worden sind, finden sich in Hufelands Journal nicht.

2.3 Ergebnis

1804 hat der Brownianismus bereits an Einfluß verloren. Hufeland konstatiert: «... die Meinung ist wieder frei, und die Despotie der medicinischen Scholastik ist vorüber[1].»

Da aber «... bis jetzt noch in der Medizin die Erregungstheorie die allgemeine Gesetzgeberin ist ...», wird sie 1806 doch noch einmal scharf von Kessler kritisiert[2].

---

[43] Fischer: Das gelbe Fieber. Bd. 21.4, S. 49–50.

[44] Frank, Joseph: Das gelbe Fieber: Schreiben des Herrn Professor Joseph Frank zu Wilna an den Herausgeber. Bd. 21.1, S. 149–155 (S. 149–150 u. 153), Berlin 1805.

[45] Windischmann: a.a.O., S. 49/50.

[46] Schmidt, G.: Ueber psychische Heilkunst ... Bd. 17.4, S. 81.

[1] Hufeland: An das Publikum. Bd. 19, S. XV.

[2] Kessler: Prüfung einiger Grundsätze der Erregungstheorie. Bd. 24.1, S. 13.

1808 ist der Brownianismus schon so geschwächt, daß Hufeland meditiert: «Die Geschichte des *Brownianismus* wird ewig ein merkwürdiges Denkmal bleiben von der Vergänglichkeit der Dinge selbst im wissenschaftlichen Reiche ... – diese Lehre ist plötzlich so gesunken, ja man kann sagen, in ihren innersten Grundlagen so vernichtet, dass ihre eifrigsten Anhänger sie verlassen ...[3]» Im gleichen Jahr veröffentlicht Kausch bereits eine «Apologie», um eine pauschale Abwendung vom Brownianismus zu verhindern. «Indem man sich nun mit Recht freut, dass die Wahrheit nun wieder den Sieg davon getragen hat, muss man es aber auch bedauern, dass man das Gute dieser Sache, welches auf einer andern Seite liegt, verkennt[4].» Den Schlußpunkt unter den Streit um Browns Lehre setzt 1811 Röschlaub, als er Hufeland bescheinigt, «... dass ich demnach *in mehreren Hauptpunkten unseres Kampfes Ihnen den Preis des Kampfes*, nämlich das *Wahre verfochten zu haben, zuerkennen müsse[5].*» Röschlaubs Brief an Hufeland, «J. Browns vorzüglichen Gegner in Teutschland», enthält einen Hinweis, der den Unterschied der umstrittenen Lehre zu den bisherigen andeutet. «Bald sah ich aber auch, dass zwischen ächter Theorie und Erfahrung gar kein wesentlicher Unterschied statt finde, dass vielmehr beide in ihrer Aechtheit und möglichen Vollendung wesentlich Eins und Dasselbe seyn[6].»

Browns Prinzip der Erregbarkeit ist zugleich ein theoretischer und ein quanitativer Begriff. Die «Erregbarkeit» ist, ähnlich wie die «Lebenskraft», eine metaphysische Größe, die empirisch nicht entscheidbare Fragestellung zu beantworten meint. Im Gegensatz zu Hufelands «Lebenskraft», die als «Seele» im Sinne Aristoteles oder als «qualitas occulta» der Renaissance verstanden die Einzelerfahrung nur tangiert, ist mit der «Erregbarkeit» ein weitergehender Anspruch verbunden[7]. Da die Erregbarkeit quantifizierbar ist, resultieren aus diesem Begriff Hypothesen, die jede Einzelerfahrung zu erklären beanspruchen: Jeder Krankheit entspricht ein bestimmter Grad auf der Erregungsskala, und dieser Grad an Erregung bestimmt eindeutig die notwendige Therapie.

---

[3] Hufeland, in: Kausch: Apologie der neuerlich zu sehr verschrieenen Behandlung nach Sthenie und Asthenie. Bd. 27.2, S. 128–129.
[4] Kausch, ebenda, S. 133.
[5] Röschlaub: A. Röschlaub an Dr. C. W. Hufeland. Bd. 3.2, S. 9–23.
[6] Ebenda, S. 15.
Diese Aussage ist eine grundlegende Voraussetzung für Röschlaubs eigene Krankheitslehre. Vergl. Tsouyopoulos: a.a.O. (1982).
[7] Vergl. Kap. II.A.3, S. 29.

Bei einer solchen Theorie erübrigt sich jede auf Erfahrung begründete Hypothesenbildung, da die Theorie abgeschlossen ist, d. h. durch empirische Zusatzhypothesen prinzipiell nicht zu erweitern ist.

Unsere wissenschaftstheoretische Erklärung läßt sich auch aus den Schilderungen Hufelands rekonstruieren, in denen er von der Situation vor dem Bekanntwerden des Brownianismus ausgeht. «Die teutsche Medizin befand sich auf dem Standpunkt rationeller Empirie. Man erkannte nur factische Wahrheit in der Heilkunde an, aber man war emsig bestrebt, sie geistig zu erfassen und zu vearbeiten[8].» Man ist bemüht, empirische Hypothesen zu bilden. «Durchaus verwerflich schien mir also jede rohe Bearbeitung eines lebenden Organismus gleich einem todten chemisch-physischen Naturprodukt, jedes frivole Experimentiren, und am meisten das despotische Herrrschenwollen und Aufdringen spekulativer Systeme, in der Sphäre des Lebens[9].» In der Erfahrungswissenschaft Medizin verbieten sich rücksichtsloses Experimentieren und besonders «spekulative Systeme», da sie die auf Erfahrung begründete Hypothesenbildung durch «despotisches Herrschenwollen» behindern. «Nun erschien das Brownsche System, und wurde mit einer bisher unerhörten Arroganz und als etwas durchaus neues und unumstössliches in Teutschland verkündet. Diese neue Lehre empörte eben so sehr meine innerste Ueberzeugung, als die Art ihrer Verbreitung mein Gefühl. Ich erkannte sie als unwahr und einseitig in ihren Grundsätzen, als höchst verderblich in ihrer Anwendung auf die Menschheit, und als hemmend für die Fortschritte des wissenschaftlichen Geistes durch die Fesseln, die sie ihm anlegte[10].»

Das «philosophische» System Browns ist nicht falsifizierbar und tritt mit dem totalitären Anspruch auf absolute Wahrheit auf. Die Empörung aller, die die Prinzipien dieses Systems nicht akzeptieren, ist verständlich.

Thomas J. Bole (1974) vergleicht die spekulativen Ansätze von Brown und Hegel und stellt ihren Wert für die Medizin heraus[11]. Er unterscheidet die metaphysische Spekulation bei Brown von der logi-

---

[8] Hufeland: Rechenschaft an das Publikum über mein Verhältnis zum Brownianismus. Bd. 32.2, S. 6.
[9] Ebenda, S. 12.
[10] Ebenda, S. 13–14.
[11] Bole, Th. J.: John Brown, Hegel and spekulative Concepts in Medicine, in: The Humanities and Medicine. Ed. Ch. R. Burns/H. T. Engelhardt, Austin – Texas 1974, S. 287–297.

schen bei Hegel[12]. Während die metaphysische Spekulation die Formulierung empirischer Hypothesen verhindern kann, da sich metaphysische und empirische Hypothesen auf denselben Gegenstand beziehen, kann die logische Spekulation sinnvoll sein[13]. Am Beispiel Hegels wird aufgezeigt, daß dessen Hypothesen «metaempirisch» sind, da sie sich auf die Beziehung der empirischen Hypothesen zueinander beschränken[14]. Aus dieser Spekulation können sich Anregungen für neue empirische Hypothesen ergeben. Die Ergebnisse des Vergleichs der Theorien Browns und Hegels sind denen des obigen Vergleichs der «Erregbarkeit» mit der «Lebenskraft» ähnlich.

Bole charakterisiert die metaphysische Hypothese Browns: «Sie beansprucht, die empirischen Tatsachen zu erklären, ohne durch sie überprüft zu werden[15].» Das bedeutet, die metaphysische Hypothese Browns ist nicht falsifizierbar[16].

Diese Ansicht Boles teilen wir nur zur Hälfte. Es lassen sich in der Lehre Browns zwei verschiedene Arten «metaphysischer Hypothesen» unterscheiden. Die «diagnostische Hypothese» schreibt einem Krankheitsbild einen bestimmten Grad an Erregung zu und definiert so die jeweilige Sthenie oder Asthenie. Diese Hypothese ist nicht überprüfbar. An die diagnostische schließt sich aber noch die «therapeutische Hypothese» an, die aus dem Grad der Sthenie bzw. Asthenie die Dosis und Art des indizierten Medikaments ableitet. Diese Hypothese ist auch metaphysisch, aber überprüfbar. Der mögliche Mißerfolg bei der Anwendung des Medikaments kommt einer Falsifizierbarkeit der therapeutischen Hypothese gleich.

Wir haben im vorigen Abschnitt mehrere Beispiele angeführt, die demonstrieren, daß die Ärzte die therapeutischen Hypothesen Browns häufig durch eine «Überprüfung am Krankenbett» falsifiziert und dadurch auch eine Änderung dieser Hypothese erreicht haben[17].

Wenn man den Brownianismus streng von der Erregungstheorie Röschlaubs unterscheidet, läßt sich die folgende Entwicklung rekonstruieren:

---

[12] Vergl. ebenda, S. 288 u. 292.
[13] Vergl. ebenda, S. 296 u. 292.
[14] Vergl. ebenda, S. 292–296.
[15] Ebenda, S. 292: «It claimed to govern empirical facts but would not be tested by them.»
[16] Vergl. ebenda, S. 291.
[17] Vergl. Wolff: Einige Zusätze zu meiner populären Abhandlung über die Nervenkrankheiten, für meine Herrn Mitärzte. Bd. 24.2, S. 94.
Vergl. Kap. III.B.2.1.

1. Der Brownianismus ist vor allem aufgrund schlechter praktischer Ergebnisse aufgegeben worden, d.h., die Falsifikation der therapeutischen Hypothesen hat die Ärzte veranlaßt, die Gültigkeit der zugrundeliegenden Theorie zu bezweifeln und sich wieder anderen Theorien zuzuwenden.

In dieser Situation hat Röschlaub in seiner Erregungstheorie die Krankheitslehre Browns durch Zusatzhypothesen soweit modifiziert, daß viele falsifizierende Ergebnisse für die neue Theorie nicht mehr relevant sind[18]. Diese Theorienänderung dokumentieren z.B. die Arbeiten von Hunnius und Mendel, die zwar Hypothesen Browns falsifizieren, mit der Erregungstheorie aber in Einklang stehen[19]. Gleichzeitig erweitert die Erregungstheorie, in Anlehnung an die Naturphilosophie, die theoretische Basis der Brownschen Lehre durch eine Neudefinition zentraler Begriffe wie «Erregung» und «Krankheit». Dadurch wird auch die theoretische Kritik, wie wir sie bei C. C. E. Schmid finden, gegenstandslos.

2. Die Erregungstheorie ist die «zweite Phase» der Brownschen Theorie. Sie wird hauptsächlich aufgrund theoretischer Einwände der Naturphilosophen verlassen. Diese neue Theorie wird nicht immer von der Browns unterschieden. Daher bleiben die bedeutenden «Antibrownianer» auch «Antiröschlaubianer». Die Naturphilosophie wird von den Gegnern der Erregungstheorie unterstützt, weil sie theoretische Ansätze entwickelt und anbietet, die denen Browns und Röschlaubs widersprechen. So wird z.B. der Organismus nicht mehr als nur quantitativ und rezeptiv verstanden.

Eine «Zwischenbilanz» Hufelands von 1804 schildert diese Entwicklung: «Der Brownianismus, den man Anfangs so wüthend vertheidigte, ist schon aufgegeben; die Erregungstheorie, die man an seine Stelle setzte, hat sich auch schon in die ächte und unächte getheilt, man scheint eigentlich selbst nicht recht zu wissen, was man damit meint, und sie wird jetzt offenbar durch die Naturphilosophie verdrängt, in welcher der bessere Theil unserer spekulativen Köpfe

---

[18] Eine wichtige Zusatzhypothese besagt z.B., daß die einzelne Krankheit selbst verschiedene Grade an Sthenie bzw. Asthenie haben kann, womit das Modell der Stufenleiter von Brown aufgegeben wird. Hirschel führt die Unterschiede der Erregungstheorie zur Theorie Browns ausführlich an. (Hirschel: a.a.O., S. 147–155).

[19] Hunnius: Ueber die Wirkung des Opiums und dessen Verbindung mit anderen Arzneymitteln. Bd. 9.4, S. 40–62 und
Mendel: Ueber die heilsame Anwendung asthenischer Mittel bei asthenischen Krankheiten ... Bd. 14.1, S. 135–193.

mit Recht ein weit erhabeneres und umfassenderes Feld für seine Forschung findet, als in dem bisherigen dürftigen und beschränkten Spiel mit der Erregbarkeitsskale[20].»

Im folgenden Jahre, 1805, kommt es zum Bruch zwischen der Naturphilosophie und der Erregungstheorie. Da die letztere durch die Naturphilosophie mitbegründet worden ist, ist deren Kritik treffend und wirksam. Treffend, weil den Naturphilosophen die nur ungenügend begründeten Hypothesen genau bekannt sind, und wirksam, weil die Erregungstheorie durch Kritik seitens der Naturphilosophie ihre theoretische «Glaubwürdigkeit» beim ärztlichen Publikum verliert. Die These der Brownianer, ihr System sei philosophisch und gelange «a priori» zu sicheren Erkenntnissen, ist kaum mehr aufrechtzuerhalten, als jetzt auf die Kritik der Kantianer die Schellings folgt.

Die Kritiker sehen sich bestätigt. Hufeland erklärt, daß er die Erregungstheorie ebenso wie ihre Vorgängerin abgelehnt hat, weil sie die Qualität leugnet und den Organismus als passiv auffaßt. «Eben deswegen konnte auch seine Opposition nicht aufhören, als der Brownianismus sich den Nahmen Erregungstheorie gab, da jene Hauptsätze immer die nehmlichen blieben[21].»

Hufeland betont immer wieder, daß die Erregungstheorie durch die Naturphilosophie «vernichtet» worden ist: «Dank sey es der Naturphilosophie, der, wenn sie auch kein anderes Verdienst hätte, als diesen Götzen zertrümmert zu haben, von allen ächten Priestern der Natur und Wahrheit ewiger Dank gebührt[22]!»

Vielleicht zeigt sich hier die Bescheidenheit des «heimlichen Siegers». Denn Röschlaub hat Hufeland, und nicht etwa Schelling, als den Hauptgegner seiner Theorie angesehen, und auch Hufeland läßt in seiner «Rechenschaft an das Publikum über mein Verhältnis zum Brownianismus» erkennen, daß er sich bewußt ist, jahrelang der einzige bedeutende Gegner dieser Theorie gewesen zu sein[23].

Die theoretische Widerlegung durch Schelling und die falsifizierenden Erfahrungen der praktischen Ärzte zusammen bewirken, daß der Brownianismus rasch an Einfluß verliert. In diesem Prozeß markiert die Kritik durch Schelling den Wendepunkt. Kausch charakterisiert

---

[20] Hufeland: An das Publikum. Bd. 19, S. XIV–XV.
[21] Hufeland, in: Kausch, a.a.O., S. 130.
[22] Hufeland: ebenda, S. 131.
[23] Hufeland: a.a.O., Bd. 32.2, S. 15–16.

diesen Wandel 1808 so, daß die Naturphilosophie die empirischen Einwände der Ärzte *bewiesen* hat, so «... dass der *Brownianismus* und die *Erregungstheorie* gleichsam mit einem Schlage zu Boden gedonnert wurden[24].»

Diese aktuell als «Knock-out» des Brownianismus empfundene Wende stellt sich 25 Jahre später für Hufeland als «Verdrängung» durch die Naturphilosophie dar: «Die schon wankend gewordene *Brown*'sche Ansicht ward nun durch die Erscheinung der *Schelling*'schen *Naturphilosophie* verdrängt[25].»

Brownianismus und Erregungstheorie sind theoretischer Einwände und praktischer Mißerfolge wegen bereits umstritten[26], als die Naturphilosophie mit diesen «alten» Theorien in Konkurrenz tritt. Die neue Theorie setzt sich durch, weil sie in gewisser Weise mehr «leistet». Sie geht in ihrer theoretischen Hypothesenbildung über die alten Theorien hinaus, sie deduziert «die Phänomene aus noch höheren Principien»[27]. Schelling akzeptiert nicht die «Erregbarkeit» als *das* Erklärungsprinzip für das Leben; es gibt etwas Höheres. Krankheit ist nicht identisch mit einem zu hohen oder zu niedrigen Grad der Erregung, sondern erklärt sich daraus, daß hier die «göttliche Idee» gestört ist[28].

3. Die Auswirkungen der Ideen Browns

In der praktischen Medizin wird die Theorie Browns noch über mehr als zwei Jahrzehnte hindurch vereinzelt erwähnt. Neben dem Versuch, epidemische Erscheinungen wie die Zunahme der Nervenfieber der Brownschen Lehre anzulasten, finden sich jetzt auch vermehrt Arbeiten, die einzelne positive Effekte dieser Theorie betonen[1].

---

[24] Kausch: a.a.O., S. 132.
[25] Hufeland: Die Physiatrik, zugleich ein Rückblick auf mein Leben und meine Zeit. Bd. 76.1, S. 22.
[26] Auch Henkelmann weist darauf hin, daß Brown selbst nur über «... geringe klinische Beobachtungen ...» verfügte. Henkelmann: a.a.O., S. 84.
[27] Hufeland, in: Mendel: a.a.O., S. 137.
[28] Vergl. Kausch: a.a.O., S. 161.
[1] Parrot: Ueber das im jetzigen Kriege entstandene typhöse Fieber und ein sehr einfaches Heilmittel desselben. Bd. 36.5, S. 3–72 (S. 9), Berlin 1813.

Hegewisch würdigt bereits 1809, daß das «kräftige Arzneimittel» Opium jetzt allgemein verbreitet ist[2]. 1829 hebt auch Hufeland diese Errungenschaft als ein Verdienst Browns hervor, verweist allerdings auch auf den Mißbrauch in der «Brownschen Periode[3]».

Browns Theorie veranlaßt manche Ärzte zu eigenen praktischen oder theoretischen Untersuchungen. So beschäftigt sich J. Meyer 1806 mit dem Opium, wobei er ausdrücklich auf die Mängel der Brownschen Theorie hinweist[4]. Rosenthal schließt 1811 an Browns Theorie, die nur die Ätiologie berücksichtigt, an, indem er jetzt die Krankheitserscheinungen hervorhebt[5]. Noch im Jahre 1831 entwickelt Brück seine «Beobachtungen und Ansichten über die Heilkräfte Driburg's», in Abgrenzung zur falschen Anwendung der Mineralwasser nach Brown[6]. Den letzten Hinweis auf einzelne Ärzte, die noch als «Brownianer» therapieren, finden wir 1816 bei Steinbuch[7].

Die Bedeutung einzelner Aussagen Browns wird wiederholt von C. E. Fischer herausgestellt[8]. «Die *Brownsche Erregungstheorie*, welcher rationelle praktische Arzt kann ohne ihre Grundprincipien *und deren richtige Anwendung*, fertig werden? wer sich ihr aber, als einzig und vollständig leitende Norm, blindlings und einseitig überlassen dürfen? da bekanntlich die *Reizmittel oft eben so gut erschöpfen* und *schaden* als *nützen* können, …[9]»

Die Bezeichnung «Brownsche Erregungstheorie» zeigt, daß bereits 1832 der Begriff «Erregungstheorie» nicht mehr mit A. Röschlaub assoziiert wird. Im geschichtlichen Verständnis der Ärzte scheint die

---

[2] Hegewisch: Erinnerung an die Anwendung des Opiums im zweiten Stadium des Wechselfieberanfalls. Bd. 29.5, S. 97–105 (S. 98), Berlin 1809.
[3] Hufeland: Die drei Heroen der Heilkunst. Das Opium. Bd. 69.1, S. 7–69 (S. 19, 36 u. 43), Berlin 1829.
[4] Meyer: Bemerkungen über die Wirkung des Opiums. Bd. 24.4, S. 38–71 (S. 42), Berlin 1806.
[5] Rosenthal: Bestimmung des Grundes und Andeutung des Werths der Krankheitsform. Bd. 32.4, S. 109–126 (S. 109, 126), Berlin 1811.
[6] Brück: Beobachtungen und Ansichten über die Heilkräfte Driburg's. Bd. 72.4, S. 48–70 (S. 49), Berlin 1831.
[7] Steinbuch: Das rothe Zahnfleisch-Streifchen. Bd. 42.4, S. 77–120 (S. 105), Berlin 1816.
[8] Fischer, C. E.: Auszüge aus den Jahrbüchern der Krankheiten Lüneburgs. Bd. 47.3, S. 71–121 (S. 90), Berlin 1818 und ebenda, Bd. 51.2, S. 91–117 (S. 102–103), Berlin 1820.
[9] Fischer, C. E.: Epidemische Constitution der Jahre 1829 und 1830 zu Lüneburg beobachtet. Bd. 75.5, S. 46–106 (S. 48), Berlin 1832.

Erregungstheorie zu diesem Zeitpunkt bereits dem «Spiritus rector» J. Brown zugeordnet zu sein. Eine Bestätigung der These, daß sich die Revision Browns durch Röschlaub in der praktischen Medizin nicht als selbständige Theorie durchgesetzt hat, finden wir auch bei Günther, der 1839 vom «Stifter der Erregungstheorie *John Brown*» spricht[10].

Medizingeschichtlich wird Brown als «Schularzt» in die Tradition Galens gestellt[11]. Diese Einordnung begründet Hufeland 1819 damit, daß Brown die «Natur» nicht respektiert hat und die Medizin nicht auf Erfahrung, sondern auf Vernunfschlüsse aufbauen wollte[12].

Bornemann stellt die Theorie Browns als ein abschreckendes Beispiel für die Mißachtung der Natur hin: «Keine Schule in der Medicin hat wohl so viel Unheil gestiftet, als die *Brown*'sche, denn sie bestürmte die kranke Natur, und verkannte ganz ihr stilles Wirken, sie hemmte gewaltsam jede Krise, störte den Beruf der kranken Natur in eigner Selbstthätigkeit zur Rückkehr zum Normalen, und stürzte im Taumel den Kranken ins Grab[13].»

Das Brownsche System wird bei den praktischen Ärzten zum Standardbeispiel dafür, wie medizinische Theorien *nicht* sein sollen: die Einseitigkeit der Theorie favorisiert eine bestimmte Art der Therapie und wird dadurch für viele Kranke gefährlich. 1820 vergleicht Hellweg die Lehre Browns mit der neuen «Entzündungstheorie» des Franzosen Broussais: «... es scheine mir als habe die Theorie der neuesten Zeit Brillen geschliffen, durch welche sich Entzündung und Bestätigung des grossen Nutzens der Aderlässe wenigstens eben so häufig sehen lassen, als man vor noch nicht länger als einem Jahrzehnt durch die Brille des *Brown*'schen Systems sogenannte Asthenien und die Schädlichkeit der Aderlässe wahrzunehmen glaubte[14].» Hufeland greift zwei Jahre später auf diese Analogie zurück, um seine Ablehnung der Broussais'schen Lehre zu begründen. «Aber auch in der Theorie ist, seit *Marcus* in Teutschland, und seit *Broussais* in Frankreich, *Entzündung* das Losungswort und der Grundbegriff ge-

---

[10] Günther: Ueber eine wesentliche Reform in der praktischen Medizin. Bd. 88.6, S. 40–64, Berlin 1839.

[11] Hufeland: Hippocrates und Galenus, Natur und Schule. Bd. 48.1, S. 5.

[12] Vergl. ebenda, S. 2.

[13] Bornemann: Ueber die Wirksamkeit einer rationellen gastrischen Methode zur Heilung von Krankheiten. Bd. 61.2, S. 3–38 (S. 9), Berlin 1825.

[14] Hellweg: Ueber den Trismus, nebst ein paar Beobachtungen von demselben. Bd. 54.1, S. 3–9 (S. 5), Berlin 1822.

worden, eben so wie zu *Browns* Zeiten die *Asthenie*. Alles ist Entzündung, so wie damals alles Asthenie war, und das ist zu tadeln[15].»

Ackerknecht stellt 1953 fest, daß Brown, über die bloße Analogie hinaus, als ein Vorgänger Broussais zu sehen ist[16]. Lepenies (1976) bestätigt die Beeinflussung Broussais' durch Brown ebenso wie Henkelmann (1981)[17].

Im Rückblick wird das Brownsche System von Hufeland als ein großes therapeutisches Experiment gesehen. Als Experiment betrachtet aber ist jede medizinische Theorie lehrreich. «– *Einmal* als ein neues Experiment mit der Menschheit angestellt. In dieser Betrachtung ist ein jedes durch seine Resultate beachtenswerth und fruchtbringend und es kommt hier gar nicht darauf an, ob es in sich wahr oder falsch ist, denn auch aus den Fehlern lässt sich viel lernen (Beweis das *Brown*'sche System)[18].»

Als neue großangelegte «Versuche» sind 1826 die Applikation von Blutegeln bei Broussais und die Homöopathie Hahnemanns aktuell[19]. Daß Hahnemann sich mit Brown auseinandergesetzt hat, haben wir bereits dargestellt[20]. Er ist aber auch von Brown beeinflußt worden. Im folgenden Kapitel werden wir daher genauer untersuchen, inwieweit die Homöopathie als eine Reaktion auf Brown verstanden werden kann[21].

Wir haben bereits gesehen, daß der Philosoph F. W. J. Schelling in der Auseinandersetzung um die Lehre Browns eine entscheidende Rolle gespielt hat. Seine Naturphilosophie hat A. Röschlaub mitbeeinflußt und ist für zahlreiche Ärzte der Romantik wegweisend gewesen. Bei Leibbrand (1937) findet sich der Hinweis, daß die Lehre Browns Schelling zu seinen Gedanken über Polarität und Totalität angeregt habe[22].

---

[15] Hufeland: Ein Blick auf die Lage der Heilkunst beim Antritt des Jahres 1822. Bd. 54.1, S. 5.

[16] Ackerknecht, Erwin H.: Broussais or a forgotten medical revolution, in: Bull hist. med., Bd. 27, S. 320–343 (S. 326 u. 332).

[17] Lepenies: Das Ende der Naturgeschichte. München, Wien 1976, S. 180. Henkelmann: a.a.O.

[18] Hufeland: Die Homöopathie. Vorerinnerungen. Bd. 62.1, S. 3–28 (S. 6–7), Berlin 1826.

[19] Ebenda, S. 4.

[20] Vergl. Kap. B.2.1.

[21] Vergl. auch Kap. D. u. E.

[22] Leibbrand: Romantische Medizin. Hamburg 1937, S. 56.

Exkurs

Der Einfluß der medizinischen Theorie J. Browns auf die Naturphilosophie Schellings, untersucht in der Schrift «Erster Entwurf eines Systems der Naturphilosophie», Jena 1799[23]

Die obige eher vage Annahme haben wir anhand der Schrift «Erster Entwurf eines Systems der Naturphilosophie» des «frühen» Schelling von 1799 nachgeprüft.

R. Tischner (1950) hat bereits darauf hingewiesen, daß Schelling den Begriff der «Erregbarkeit» von Brown übernommen hat[24]. Diesem Begriff kommt in der vorliegenden Arbeit Schellings eine besondere Bedeutung zu.

Im dritten Hauptabschnitt befaßt sich Schelling mit der «Wechselbestimmung der organischen und anorganischen Natur». Im «Grundriß des Ganzen» heißt es: «Der höchste Begriff, wodurch der Zusammenhang des Organismus mit einer anorganischen Welt ausgedrückt wird, ist der Begriff der *Erregbarkeit*[25].» Dieser Begriff ist der Zentralbegriff in Browns «Elementa medicinae». Er wird von Schelling übernommen und «abgeleitet»[26]. Schelling geht in der Begründung dieses Begriffs weit über Brown hinaus, der sich *bewußt* jeder näheren Bestimmung enthalten hat: «Wir erkennen nicht, *was Erregbarkeit sey*, und wie sie von erregenden Thätigkeiten bestimmt werde ... Hier, wie überall, halte man sich an gewisse Thatsachen, und vermeide sorgsam die schlüpfrige Aufsuchung beinahe durchaus unbegreiflicher Ursachen, jene giftige Schlange der Philosophie[27].» Was Brown, der hier als «Empiriker» argumentiert, als ein gefährliches Unternehmen erscheint, führt Schelling souverän durch[28]. Er zeigt in seiner Schrift noch an einer weiteren Stelle, daß er sich intensiv mit der Medizin seiner Zeit auseinandergesetzt hat: Er entwickelt eine «Theorie der Krankheit, abgeleitet aus der dynamischen Stufenfolge der Natur»[29].

---

[23] Schelling: Erster Entwurf eines Systems der Naturphilosophie. Jena 1799, in: Ausgewählte Werke. Bd. 2, Darmstadt 1975.
[24] Tischner, Rudolf: Das Werden der Homöopathie. Stuttgart 1950, S. 84–85.
[25] Schelling: a.a.O., S. 8.
[26] Vergl. ebenda, S. 153 u. 87–92.
[27] Brown: Anfangsgründe der Medizin, Hrsg. A. Röschlaub. Frankfurt a.M. 1806, S. 9–10.
[28] Vergl. Kap. B.2.1.
[29] Schelling: a.a.O., S. 220–239.
Vergl. die nähere Erläuterung S. 82.

Die Frage, ob Schellings Philosophie entscheidend durch die Medizin seiner Zeit – und insbesondere durch die Theorie Browns – beeinflußt ist, kann hier nicht näher erörtert werden[30]. Für die speziellere Hypothese: «Schellings ‹Erster Entwurf eines Systems der Naturphilosophie› ist erheblich durch die Auseinandersetzung mit der Medizin beeinflußt» haben wir bereits zwei Gründe angeführt:

1. Schelling übernimmt den Begriff «Erregbarkeit» von J. Brown. Dieser Begriff hat für die Naturphilosophie eine zentrale Bedeutung.

2. Schelling entwickelt eine «Theorie der Krankheit». Hirschel hat festgestellt, daß der hier verwendete Krankheitsbegriff «meist von Röschlaub entlehnt ist»[31]. Die obige Hypothese wird außerdem unterstützt durch eine

Quantitative Analyse der Frühschrift Schellings «Erster Entwurf eines Systems der Naturphilosophie»[32]

Vorbemerkungen

Wir haben die Arbeit Schellings einschließlich aller Anmerkungen daraufhin untersucht, wie oft ein beliebiger Autor genannt wird.

Neben der Summe der reinen Namensnennungen sind in Klammern die Namensverbindungen (z.B. Brownsches System) zuzüglich berücksichtigt.

Diejenigen Namen, die ausschließlich in Namensverbindungen auftreten, werden lediglich am Schluß angeführt.

---

[30] Eine solche Untersuchung müßte das Gesamtwerk Schellings berücksichtigen und detailliert auf Einflüsse seitens der Medizin überprüfen. Das ist im Rahmen der vorliegenden Arbeit nicht möglich.
Vgl. hierzu Tsouyopoulos: Andreas Röschlaub und die Romantische Medizin. Stuttgart, New York 1982.
[31] Hirschel: Geschichte des Brown'schen Systems und der Erregungstheorie. Dresden, Leipzig 1846, S. 222.
[32] Mit Hilfe der Methode der quantitativen Analyse kann die Abhängigkeit eines bestimmten Autors von anderen Forschern quantitativ erfaßt werden. Es besteht eine positive Korrelation zwischen der Häufigkeit einer Namensnennung und der Bedeutung der entsprechenden Person.
Die «geistigen Wurzeln» von Johannes Müller werden durch eine Untersuchung aller Werke Müllers von Peter Schmid derartig bestimmt. (Vergl. P. Schmid: Zu den geistigen Wurzeln von Johannes Müller (1801–1858). Diss. med. Münster 1973) Diese Methode ist in abgewandelter Form bereits bei Francis Galton (1822–1911) zu finden, worauf Derek J. de Solla Price in seiner Arbeit «Little Science, Big Science» hinweist (S. 43–49). De Solla Price ist ein Hauptvertreter der heutigen statistischen Wissenschaftsforschung (Vergl. Oeser: Wissenschaft und Information. Bd. 1, S. 115–116).

Sie werden bis auf Galvani höchstens je zweimal erwähnt. Da der Begriff «Galvanismus» synonym für «Elektrizität» steht, kann trotz seines häufigen Vorkommens nicht auf eine spezielle Beschäftigung Schellings mit dem Physiker Galvani geschlossen werden.

Ergebnis

	Summe der reinen Namensnennungen	zuzüglich der Namensverbindungen
1. Kant	34	(36)
2. Brown	26	(33)
3. Blumenbach	6	
4. Röschlaub	5	
5. le Sage	4	

6. je dreimal: Baader, Humboldt, Lichtenberg, Newton (5)
7. je zweimal: Eschenmayer, Franklin, Goethe, Harvey, Ingenhauß, Reimarus, Ritter, Sömmering (3), Volta (4)
8. je einmal: Brandis, E. Darwin, Euler, Fontana, Gall, Gallini, Gehlen, Girtanner, Haller (2), Herder, Herschel, Kielmeyer, Lambert, Mendelsohn, Midley, Pallas, Pfaff, Prevost, Reil, Schäffer, Shaftesbury, Toricelli, Vicq' d' Azyr

Nur in Namensverbindungen:
Descartes, Galvani, Hunter, Linné, Spinoza

Auswertung

Der Philosoph I. Kant und der Arzt J. Brown werden mit Abstand am häufigsten genannt. Daß *Kant* derjenige ist, auf den Schelling am meisten verweist, ist nicht verwunderlich. Schelling scheint seine Naturphilosophie in gewisser Weise als eine Ergänzung der Transzendentalphilosophie verstanden zu haben. Er beginnt mit seinen Überlegungen da, wo Kant aufgehört hat, und endet an dem Punkt, wo Kants Philosophie anfängt[33].

---

[33] Zu Beginn seiner Arbeit merkt Schelling an: «Mit sogenannter dynamischer Philosophie hat man versucht, Qualitäten auf analytische Formeln zu reduciren und sie durch die verschiedenen Verhältnisse der Attraktiv- und der Repulsivkraft auszudrükken. Kant zwar hat es nirgends gewagt, die spezifische (qualitative) Verschiedenheit der Materie aus seinen beiden Grundkräften wirklich zu construiren.» (a.a.O., S. 25) Gegen Ende der Arbeit heißt es: «Dies ist denn auch der Punkt, von welchem Kant die dynamische Philosophie anfängt – derselbe Punkt, bei welchem unsere Theorie aufhört.» (a.a.O., S. 264).

Erstaunlich ist dagegen die Häufigkeit, mit der Schelling den Mediziner *J. Brown* zitiert.

Daß die Philosophie die Medizin beeinflußt hat, ist geläufig. Hier haben wir ein Beispiel dafür, daß diese Beeinflussung nicht nur einseitig gewesen ist. Nach Kant ist Brown der am häufigsten zitierte Autor. Die folgenden Plätze 3 und 4 sind ebenfalls von Ärzten besetzt. A. Röschlaub ist als Nachfolger Browns in Deutschland ebenso bekannt wie der Göttinger Arzt Johann Friedrich Blumenbach, der als der Begründer der Anthropologie gilt und zu dessen Schülern u. a. der Vitalist C. W. Hufelands zählt.

Von den weiteren Personen, die von Schelling erwähnt werden, sind die Ärzte Girtanner, Pfaff und Reil direkt an der Auseinandersetzung um die Lehre Browns in Deutschland beteiligt. Albrecht von Haller kann als ein «geistiger Vater» Browns angesehen werden[34].

Diese quantitative Analyse beansprucht nicht, so etwas wie das «Wesen der Naturphilosophie» ergründet zu haben[35]. Sie bestätigt uns lediglich die These, die wir qualitativ bereits belegt haben, daß die hier untersuchte Schrift Schellings erheblich durch die Auseinandersetzung mit der Medizin beeinflußt ist. Hierbei kommt der Theorie J. Browns die größte Bedeutung zu.

Der Anwendung der Naturphilosophie auf die Medizin der Romantik geht ein «Entwurf» dieser Philosophie voraus, der durch die Abgrenzung gegen die Theorie J. Browns gekennzeichnet ist. Hieraus folgt, daß das Verhältnis der Naturphilosophie zur Medizin ihrer Zeit korrelativ gewesen ist.

Demnach ist die Theorie Browns nicht nur bis 1811 für die Medizin bedeutend gewesen. Indirekt wirkt sie auch noch später über die Naturphilosophie und die Theorien Broussais' und Hahnemanns auf die Medizin ein.

Browns Ideen haben nicht nur das Denken der Ärzte und Philosophen jener Zeit mitgeprägt. Durch Novalis finden sie Eingang in die Naturgeschichte[36]. Der Dichter v. Kotzebue wird durch Brown zu einer Komödie veranlaßt – ein Beispiel aus der Literatur. Lesky weist darauf hin, daß die medizinischen Hypothesen Browns für Clemens

---

[34] Vergl. Wyklicky: Vom Brownianismus und dessen Folgen, in: Österreichische Ärztezeitung, Wien 1976, Nr. 13/14. Hallers Prinzipien «Irritabilität» und «Sensibilität» werden von Schelling in der Ableitung der «Erregbarkeit» Browns wieder aufgegriffen (Vergl. Schelling: a.a.O., S. 161–162 u. S. 171–172).

[35] Vergl. Oeser: Wissenschaft und Information. Bd. 1, Wien 1976, S. 191.

[36] Diepgen: Geschichte der Medizin, II./1, Berlin 1959, S. 27.

von Metternich zu einer Grundmaxime seiner Politik geworden sind[37].

Einzelne Ideen Browns sind Jahrzehnte später in der Medizin wieder aufgetaucht. Wyklicky (1976) erwähnt Gustav Ricker (1870–1940), bei dem wir den Brownschen Reizbegriff wiederfinden, und Rudolf Virchow (1821–1902), der wie Brown Krankheit als Leben unter veränderten Bedingungen verstanden hat[38].

Leibbrand (1956) und Risse (1970) sehen in einigen Phänomenen der heutigen Medizin eine späte Bestätigung Browns.

Die von Brown propagierte Kältetherapie ist durch die dosierte Megaphenbehandlung wieder aktualisiert worden[39].

Der von H. Selye entworfene Begriff vom «Streß» wird von Risse als Beispiel dafür angeführt, daß auch dem modernen Menschen Brownsches Denken nicht fremd ist: «Unser modernes Konzept des Streß mit seinen neurohormonalen Mechanismen ist von der gleichen allgemeinen Grundauffassung von Gesundheit und Krankheit, die Brown vorschwebte. Streß, der sich audrücken kann in einer Vielzahl von Symptomen, Zeichen und Organlokalisationen, ist genau das, was Brown hinter seiner ‹gestörten Erregbarkeit› erahnte[40].»

C. Die Homöopathie

1. Die Ideen Samuel Hahnemanns

Samuel Hahnemann (1755–1843) hat die «Homöopathie» begründet und während des größten Teils seines Lebens weiterentwickelt. Diese Lehre ist nicht – wie etwa J. Browns «Elementa Medicinae» – in einem «großen Wurf» konzipiert worden. Vielmehr hat Hahnemann seine Gedanken zur Neubegründung der medizinischen

---

[37] Lesky: Die Wiener Medizinische Schule im 19. Jahrhundert. Graz, Köln 1965, S. 23 u. 28.
[38] Wyklicky: a.a.O. Näheres bei Tsouyopoulos: a.a.O.
[39] Leibbrand: Die spekulative Medizin der Romantik. Hamburg 1956, S. 77.
[40] Risse: The Brownian System of Medicine. a.a.O., S. 48: «Our modern concept of stress, with its neurohormonal mechanisms, is that kind of basic general condition, occuring in health and diseases which Brown had envisioned. Stress, capable of expression through a variety of symptoms, signs and organ localisations is just like Brown felt his ‹disturbed excitability› would be.»

Lehre und Therapie erst nach langer Prüfung in der eigenen Praxis publiziert[1].

In diesem Kapitel sollen in erster Linie einige wesentliche Ideen Hahnemanns vorgestellt werden, wie er sie durch Hufelands Journal den praktischen Ärzten mitgeteilt hat[2]. Diese Ideen gehören zur Grundlage seiner später publizierten medizinischen Theorie, der «Homöopathie».

Im Jahre 1796 berichtet Hahnemann über den «Versuch über ein neues Prinzip zur Auffindung der Heilkräfte der Arzneisubstanzen, nebst einigen Blicken auf die bisherigen»[3]. Bisher sind die Arzneien im Tierversuch geprüft worden. Dieses Vorgehen hält Hahnemann der fehlenden Analogie von Tier und Mensch wegen für problematisch[4]. Dann beschäftigt er sich mit der «botanischen Verwandschaft» der Heilmittel und kommt zu dem Ergebnis, «... dass im Allgemeinen Aehnlichkeit der Wirkung weit öfterer bei Arten einer Gattung ... anzutreffen ist ...[5]» Doch ist auch die botanische Klassifikation der Heilmittel kein sicherer Zugang zu ihrer Wirkung. Hahnemann warnt, «... dass, wenn es auch noch so viel Geschlechter gäbe, deren Arten grosse Aehnlichkeit in ihren Wirkungen miteinander gemein hätten, uns die kleinere Zahl der sehr ungleich wirkenden doch sehr mistrauisch gegen dieser Art zu schliessen machen müsse, da es hier keinem Fabrikversuch, sondern der wichtigsten und schwierigsten Angelegenheit des Menschen, der Gesundheit, gilt[6].» Der Analogieschluß von der «botanischen Verwandtschaft» auf ähnliche Wirkungen ist ihm zu unsicher.

Das Resumée lautet: «Es bleibt uns nichts, als die Erfahrung am menschlichen Körper übrig[7].» Hahnemann will die Arzneiwirkungen durch Versuche am Menschen bestimmen. Da bei der Beobachtung eines Kranken nicht sicher ist, welche Symptome der Krankheit und welche dem Medikament zuzuschreiben sind, fordert er vor allem die Beobachtung der Arzneiwirkung am Gesunden[8]. «Erstens, welche

---

[1] Vergl. Tischner: Samuel Hahnemanns Leben und Lehre. Ulm 1959, S. 61/62.
[2] Indem wir uns auf die Darstellung einzelner Ideen Hahnemanns beschränken, erübrigt sich die Diskussion, welche Äußerungen Hahnemanns zu seiner medizinischen Theorie *notwendig* gehören.
[3] Hahnemann: a.a.O., Bd. 2.3, S. 391–434, u. Bd. 2.4, S.465–561.
[4] Ebenda, Bd. 2.3, S. 400–402.
[5] Ebenda, S. 412. Vergl. S. 405–410.
[6] Ebenda, S. 412–413.
[7] Ebenda, S. 413.
[8] Ebenda, S. 428–429.

reine Wirkung bringt eine jede (Arznei, d. Verf.) in dieser und jener Gabe im gesunden menschlichen Körper hervor[9]?» Es geht nicht etwa darum, neue Arzneien zu finden, sondern darum, die genaue Wirkung der bereits bekannten bei den einzelnen Krankheiten zu erforschen[10].

Hahnemann grenzt sich gegen die Lehrmeinungen der Pathologie ab: «Wenn ich nun durchaus leugne, dass es absolute Spezifika für einzelne Krankheiten gebe, nach der Ausdehnung, die ihnen die gewöhnliche Pathologie anweiset, so glaube ich auf der andern Seite, überzeugt zu seyn, dass es soviel Spezifika giebt, als es verschiedne Zustände der einzelnen Krankheiten giebt, d.i.: für die reine Krankheit Spezifika und für die Abweichungen und übrigen unnatürlichen Körperzustände besondre[11].»

Er betont hier die verschiedenen Zustände der einzelnen Krankheit, bei denen jeweils spezifische Arzneien indiziert sind. Ein so differenziertes Vorgehen setzt eine genaue Beobachtung und Beschreibung des jeweiligen Krankheitsfalles voraus. Dieses ärztliche Vorgehen, darum bemüht, jede Eigenschaft und Veränderung genau zu registrieren, wird in den folgenden Jahren «perfektioniert»: Später erwähnt Hahnemann bei der Beschreibung der Wirkung eines einzigen Medikaments bis zu tausend Symptome[12].

Nach Hahnemann gibt es drei Möglichkeiten der Arzneiwirkung:

1. Die Arznei beseitigt die Krankheitsursache.
2. Sie unterdrückt durch eine entgegengesetzte Wirkung zunächst die Krankheitssymptome.
3. Sie wirkt spezifisch[13].

Die Beseitigung der Ursache ist das beste Verfahren, doch nur selten möglich, da die Krankheitsursache meistens unbekannt ist. Die palliative Methode der zeitweisen Linderung lehnt Hahnemann für die chronischen Krankheiten ab: «Ich bitte meine Mitbrüder, diesen Weg (Contraria contrariis) bei chronischen, auch schon den eben ins Chronische ausartenden akuten Krankheiten zu verlassen; es ist der unrichtige, ein Holzweg im dunkeln Haine, der sich an Abgründen verliert. Ihn hält der stolze Empiriker für die gebahnte Heerstrasse,

---

[9] Ebenda, S. 429; vergl. S. 427.
[10] Ebenda, S. 417.
[11] Ebenda, S. 419–421.
[12] Vergl. Tischner: a.a.O., S. 111.
[13] Hahnemann, a.a.O., Bd. 2.3, S. 421–422 u. S. 425–426.

und brüstet sich mit der elenden Macht etliche Stunden lindern zu können, unbekümmert, ob das Uebel unter dieser Tünche tiefere Wurzel fasst[14].»

In seinem späteren Werk «Organon der Heilkunst» wird Hahnemann diese Methode total, also auch für alle akuten Krankheiten, ablehnen und sich nur noch von der dritten Methode, dem homöopathischen Heilverfahren, Erfolg versprechen[15]. Sein Heilverfahren basiert auf zwei Hypothesen:

1. «Jedes wirksame Arzneimittel erregt im menschlichen Körper eine Art von eigner Krankheit, eine desto eigenthümlichere, ausgezeichnetere und heftigere Krankheit, je wirksamer die Arznei ist.»
2. «Man ahme die Natur nach, welche zuweilen eine chronische Krankheit durch eine andre hinzukommende heilt, und wende in der zu heilenden vorzüglich chronischen Krankheit dasjenige Arzneimittel an, welches eine andre, möglichst ähnliche, künstliche Krankheit zu erregen im Stande ist, und jene wird geheilt werden; *Similia similibus*[16].»

Aus der These, daß jede Arznei eine eigne Krankheit verursacht, leitet Hahnemann das bekannte homöopathische Therapieprinzip «Similia similibus curentur» ab, wobei er zwischen einer direkten und einer indirekten Arzneiwirkung unterscheidet.

Auf die direkte Arzneiwirkung folgt die indirekte, die Nachwirkung. Diese ist für die Therapie entscheidend, da sie der Hauptwirkung entgegengesetzt ist. Ist ein Medikament in seiner Hauptwirkung der Krankheit sehr ähnlich, so wird die Krankheit durch die folgende Nachwirkung erfolgreich ausgelöscht, daher gilt «Similia similibus»[17]. Andererseits ist nach dieser Theorie das Prinzip «Contraria contraribus» abzulehnen: Palliativmittel schaden, da nach der Hauptwirkung, die dem Übel entgegengesetzt ist, die indirekte Wirkung das Übel verstärkt[18]. In einem zweiten, praktischen Teil des Aufsatzes führt Hahnemann zahlreiche Arzneien an, die zur Stützung seiner Theorien dienen sollen[19]. Das erste Beispiel ist die Chinarinde,

---

[14] Ebenda, S. 425.
[15] Hahnemann: Organon der Heilkunst. 3. Auflage, Dresden 1824, S. 65–66.
[16] Hahnemann: Versuch über ein neues Prinzip zur Auffindung der Arzneisubstanzen, nebst einigen Blicken auf die bisherigen. Bd. 2.3, S. 433.
[17] Ebenda, S. 435–437; vergl. S. 439.
[18] Ebenda, S. 437.
[19] Ebenda, Bd. 2.4, S. 465–561.

die das Wechselfieber «ganz gewiss» heilt, indem sie zunächst selbst eine malariaähnliche Krankheit erzeugt[20]. Auf diese Beobachtung hat Hahnemann bereits 1790 hingewiesen, so daß er möglicherweise schon damals auf die Idee des Simile-Satzes gekommen ist[21]. Zu den Arzneien zählt Hahnemann auch die heutzutage üblichen Genußmittel Kaffee und Tabak, wozu er anmerkt: «Die spezifischen Eigenschaften des Virginentabaks (Nikotiana Tabacum) bestehen unter andern in Minderung der äussern Sinne und Verdunkelung des Sensoriums; Blödsinnigkeit hat daher etwas von ihm zu hoffen[22].»

Zum Haschisch schreibt er: «Der Saft der Hanfblätter (Cannabis sativa) ist dem Anschein nach ein dem Mohnsaft ähnliches Narkotikum … Er macht Gesichtsverdunkelungen und in dem Wahnsinn, den er erregt, mancherley, gewöhnlich angenehme, Erscheinungen[23].»

Für unsere Untersuchung ist festzuhalten, daß Hahnemann die Arzneimittelwirkung aus ihrer Einwirkung auf die *Lebenskraft* erklärt[24]. Die Lebenskraft ist eine geistige Größe, deren Hauptorgan der Magen ist[25]. Dieser ist gleichsam der Rezeptor, der mit seinen Nerven die Verbindung zwischen den Arzneien und der Lebenskraft herstellt.

Im folgenden Jahr, 1797, befaßt sich Hahnemann mit der Frage: «Sind die Hindernisse der Gewissheit und Einfachheit der practischen Arzneykunde unübersteiglich[26]?» Seine Antwort lautet: «Ich glaube nicht, dass die Kleinlichkeit der Masse unsrer Kenntnisse, sondern nur, dass die mangelhafte Anwendung derselben uns hindert die Arzneykunde der Gewissheit und Einfachheit zu näher[27].» Er kritisiert den gleichzeitigen Gebrauch mehrerer Medikamente, da hierbei die Wirkung der einzelnen Arznei kaum zu bestimmen ist[28]. «Wie wollen wir uns beklagen, dass unsere Kunst dunkel und verwickelt ist, da wir sie selbst verdunkeln und verwickeln[29].» Hahnemann empfiehlt seinen Kollegen, im jeweiligen Krankheitsfall nur ein Medikament zu

---

[20] Ebenda, S. 465.
[21] Vergl. Tischner: a.a.O., S. 57–59.
[22] Hahnemann: a.a.O., Bd. 2.4, S. 491; vergl. S. 477–478.
[23] Ebenda, S. 548.
[24] Ebenda, S. 499, 503, 523 u. 535.
[25] Ebenda, S. 503 u. 535–536.
[26] Hahnemann: a.a.O., Bd. 4.4, S. 727–762.
[27] Ebenda, S. 751.
[28] Ebenda, S. 755–756.
[29] Ebenda, S. 757.

geben und dessen Wirkung exakt zu beobachten und zu beschreiben[30].

Eine große Bedeutung mißt er auch der Diät und dem Arzt-Patient-Verhältnis bei. Kranke, die seiner Behandlung nicht vertrauen, lehnt er ab[31]. Er schätzt den Patienten, der sich ganz dem Willen des Arztes überlässt. Von solchen Patienten kann er auch eine strikte Befolgung der vorgeschriebenen Diät und Lebensweise erwarten. In manchen Fällen können allein hierdurch bereits so gravierende Veränderungen bewirkt werden, daß er vorschlägt, zunächst auf jede Arznei zu verzichten[32].

1801 weist Hahnemann auf die Bedeutung der Dosierung und Galenik der Arzneien hin[33]. Er ist davon überzeugt, daß eine Arznei, niedrig dosiert, Wirkungen haben kann, die bei einer hohen Dosierung nicht nachweisbar wären[34]. Durch die Hypothese, Arzneien wirkten «nicht atomisch, sondern blos dynamisch …», erklärt er seine Beobachtung, daß oft die gleiche Arznei als «harte Pille» unwirksam ist, in Weingeist gelöst dagegen wirksam[35]. In diesem Zusammenhang erwähnt er auch die geringe Schädlichkeit der Verdünnungen[36].

Die etablierte Pharmakologie verwirft Hahnemann: «Man weiss, dass unsre Arzneimittellehren ihren Ursprung am wenigsten lauterer Erfahrung zu danken haben, dass sie oft blos die nachbetenden Urenkel schwachsichtiger Urgrosseltern sind[37].»

Für Hahnemann ist – ähnlich wie für Hufeland – die Erfahrung die Grundlage der Medizin. Hierauf geht er ausführlich 1805 in der «Heilkunde der Erfahrung» ein[38]. In dieser Arbeit, die auch als Einzeldruck erschienen ist, stellt Hahnemann seine Ideen theoretisch zusammenhängend dar.

Gemäß dem Motto «Ein Handeln ohne Erfolg und eine Lehre ohne Wirkung verachte ich.» spricht er sich gegen jede Spekulation aus

---

[30] Ebenda, S. 758.
[31] Ebenda, S. 731.
[32] Ebenda, S. 740.
[33] Hahnemann: Ueber die Kraft kleiner Gaben der Arzneimittel überhaupt und der Belladonna insbesondre. Bd. 13.2, S. 152–159, Berlin 1801.
[34] Ebenda, S. 153.
[35] Ebenda, S. 155.
[36] Ebenda, S. 159.
[37] Ebenda, S. 153.
[38] Hahnemann: Heilkunde der Erfahrung. Bd. 22.3, S. 5–99, Berlin 1805.

und plädiert für eine Medizin, die allein der Erfahrung vertraut[39]. Zwar ist er – wie die Schulmediziner – überzeugt, daß jede Krankheit eine Ursache hat, doch meint er, daß diese nur selten zu erkennen ist[40]. Einzig bei den Infektionskrankheiten wie z.B. Masern ist die Ursache und das Mittel der Wahl immer gleich. Dagegen ist die Zahl der *«ungleichartigen* Krankheiten»*, deren Genese multikausal ist, ungleich größer[41]. Hier spielen die unterschiedlichsten Faktoren wie z.B. Wetter, Ernährung, Beruf oder Tagesablauf eine Rolle[42].

«Daher kömmt es, dass … die übrigen (Krankheiten, d. Verf.) *ungleichartig* sind und so verschieden, dass jede derselben fast nur ein einziges mal in der Welt vorkömmt, und jeder vorkommende Krankheitsfall als eine individuelle Krankheit angesehen (und behandelt) werden muss, die sich noch nie so ereignete als heute, in dieser Person und unter diesen Umständen, und genau eben so nie wieder in der Welt vorkommen wird[43].»

Hahnemann hält es für notwendig, daß jede Erkrankung als eine individuelle Krankheit verstanden wird. Hiermit spricht er sich zugleich gegen das Bestreben der Schulmediziner aus, die Heilkunde als ein klassifikatorisches System zu begründen. Er postuliert, die Krankheit allein durch Beobachtung zu erfassen. Dieses Vorgehen wird durch die Hypothese gedeckt: «Das innere Wesen der Krankheit … spricht sich durch die verschiedenen Zeichen aus …[44]» Die Zeichen kann der Arzt durch eine genaue Anamnese und Beobachtung erfassen. Hahnemann empfiehlt, zu Beginn der Behandlung auf alle Medikamente zu verzichten, um die Krankheit in ihrer ursprünglichen Form erkennen zu können[45]. «Mit diesem sorgfältigen Eifer wird der Arzt das reine Bild der Krankheit aufgezeichnet, er wird *die*

---

[39] Ebenda, S. 15 u. 16.
[40] Ebenda, S. 17.
[41] Ebenda, S. 17–20.
[42] Ebenda, S. 19–21.
[43] Ebenda, S. 22–23.
[44] Ebenda, S. 24. Eine auffallend ausgeprägte Individualität des Krankheitsprozesses wird 20 Jahre später auch noch von Schönlein betont. Hierzu schreibt Bleker: «Für Schönlein ist Krankheit nichts anderes als eine bestimmte Summe von Erscheinungen, und das Wesen der Krankheit ist das, was die Eigentümlichkeit gerade dieses Symptomenkomplexes bedingt.» Bleker, J.: Die Naturhistorische Schule 1825–1845 S. 51. New York 1981. Wenn Schönlein auch wie Hahnemann ein stark empirisches Vorgehen bevorzugt, so unterscheidet er sich jedoch theoretisch grundlegend von ihm, etwa in der Bewertung des Vitalismus oder von klassifikatorischen Systemen für die Medizin.
[45] Ebenda, S. 30–31.

Krankheit selbst vor sich haben in Zeichen, ohne welche sich keine verborgene Eigenschaft der Dinge, und eben so wenig eine Krankheit dem blos nach Wahrnehmungen seiner Sinne erkennenden, irdischen Menschen ausspricht[46].» Durch eine allein deskriptive Diagnostik fängt Hahnemann die Krankheit «wie in einem Spiegel» ein, wobei das Bild und Urbild der Krankheit in ihren «Zeichen» zusammenfallen. Die Therapie besteht gemäß dem «Simile»-Satz darin, eine Arznei zu geben, deren Wirkung beim Gesunden eine möglichst große Ähnlichkeit zu dem jeweiligen Krankheitsbild aufweist[47]. Hahnemann versteht die Arzneiwirkung als einen Gegenreiz zum ursprünglichen Krankheitsreiz[48]. Die Wirkung selbst kleinster Dosen resultiert aus der erhöhten Empfindlichkeit des kranken Organismus. «Die Empfindlichkeit des hochkranken Körpers gegen Arzeneireize steigt in vielen Fällen bis zu dem Grade, dass Potenzen auf ihn zu wirken, und ihn zu erregen anfangen, deren Existenz man sogar leugnete, weil sie auf den gesunden festen Körper und in mancherley nicht dazu geeigneten Krankheiten keine Wirkung zeigen[49].» Als Beispiel führt Hahnemann den «Mesmerismus» an, bei dem ein materielles Substrat nicht nachweisbar ist[50]. Ohnehin meint Hahnemann, daß außer bei rein chemisch wirkenden Substanzen und bei chirurgischen Eingriffen «... die Wirkungen der übrigen Arzneimittel überhaupt rein dynamisch ...» sind[51]. Weiter heißt es: «Diese dynamische Wirkung ist ... fast rein geistig[52].» Deshalb ist auch eine kaum mehr feststellbare Arzneimenge wirksam[53].

Hahnemann versucht des öfteren, seine medizinischen Thesen durch theologische Einschübe zu stützen, wie: «Denn der grosse Weltgeist, das consequenteste aller Wesen machte nur das möglich, was nötig war[54].» Solche Sätze haben für den Wissenschaftler keine Beweiskraft.

---

[46] Ebenda, S. 33.
[47] Ebenda, S. 42.
[48] Ebenda, S. 43.
[49] Ebenda, S. 72.
[50] Dieses Beispiel mag heutigen Kritikern der Homöopathie als Argument gegen Hahnemanns Theorien dienen, denn ebenso, wie man bereits im 19. Jahrhundert die Wirkung des Mesmerismus als eine suggestive bzw. hypnotische erklärt hat, versucht man heute, die Homöopathie allein als eine «Psychotherapie» zu verstehen (Vergl. Kap. C.3.).
[51] Hahnemann: a.a.O., S. 74.
[52] Ebenda, S. 75.
[53] Ebenda, S. 75–77.
[54] Ebenda, S. 16.

Das schließt jedoch nicht aus, daß Hahnemann einem Unbehagen vieler seiner Ärztekollegen bezüglich des wachsenden Einflusses der Naturwissenschaften Ausdruck verleiht, wenn er z.B. ein eigenes «Arzneiprinzip» postuliert, das jeder Pflanze vom Schöpfer verliehen worden ist und das «... nie durch Chemie, nie durch eine andere Vorrichtung oder Manipulation rein abgesondert dargestellt werden ...» kann[55]. «Es (das vituell wirkende Arzneiprinzip, d. Verf.) wohnt in den Pflanzen fast wie Geist im Körper[56].»

Hahnemanns theoretische Aussagen sind deutlich durch ein metaphysisches Denken geprägt. So merkt er beispielsweise bei der Beantwortung seiner Frage «Was sind Gifte? Was sind Arzneien?» an, Gott habe kein Gift geschaffen[57].

In diesem Artikel betont er auch die Bedeutung von Dosierung und Indikation, die allein entscheiden, wann eine Arznei schädlich ist[58]. «Bloss durch unrechten Gebrauch werden Arzneien zu Giften; an sich selbst sind keine Arzneien Gifte[59].»

1807 sind Hahnemanns Ideen bereits so bekannt, daß die «Fingerzeige auf den homöopathischen Gebrauch der Arzneien in der bisherigen Praxis» von ihm genutzt werden, um die «Homöopathie» als *seine* Entdeckung auszuweisen. «Oder sollte ich wirklich nicht zuerst auf den Unterschied der *primären* und der ihr entgegen gesetzten *se*cundären Wirkung der Arzneien aufmerksam gemacht, nicht zuerst die Heilung der Krankheiten durch ähnliche Mittel *mit Gründen* gelehrt haben[60]?» Er mißt der «Homöopathie» den Rang «... einer ursprünglichen, verkannten und von mir neu aufgefundenen Wahrheit ...» zu[61]. Hier verschärft sich sein Ton gegenüber der Allopathie bereits, wenn er behauptet: «... so wie alle andern chronischen Krankheiten durch Palliative (entgegengesetzte Mittel) *nie und in keinem Falle* geheilt werden[62].» Die Verabreichung kleinster Dosen begrün-

---

[55] Hahnemann: Ueber Chinasurrogate. Bd. 23.4, S. 27−47 (S. 43; vergl. S. 41), Berlin 1806.

[56] Ebenda, S. 43.

[57] Hahnemann: Was sind Gifte? Was sind Arzneien? Bd. 24.3, S. 40−57 (S. 46), Berlin 1806.

[58] Ebenda, S. 44.

[59] Ebenda, S. 55.

[60] Hahnemann: Fingerzeige auf den homöopathischen Gebrauch der Arzneien in der bisherigen Praxis. Bd. 26.2, S. 5−43 (S. 6), Berlin 1807.

[61] Ebenda, S. 6.

[62] Ebenda, Anmerkung S. 19.

det er hier damit, daß er nicht die «volle krankmachende Kraft» einer Arznei benötige, sondern lediglich die «Tendenz dazu»[63].

Außer den bisher erwähnten Arbeiten werden noch zwei Aufsätze zum Scharlachfieber in Hufelands Journal publiziert[64]. Hierauf werden wir im folgenden Kapitel zurückkommen, da die Diskussion um die Schutzkraft der von Hahnemann empfohlenen Belladonna (Tollkirsche) gegen das Scharlachfieber in Hufelands Journal einen breiten Raum einnimmt und deshalb im Zusammenhang dargestellt werden soll.

1810 erscheint erstmals Hahnemanns wohl bedeutendste Schrift «Organon der Heilkunst». Viele Ideen, die wir bereits kennengelernt haben, finden sich hier, zum Teil in radikalerer Form, wieder. So ist u. a. die Kritik an der Pathologie schärfer geworden. Hahnemann beschuldigt sie, Krankheiten selbst zu erzeugen[65]. Er betont – im Gegensatz zu dem üblichen Bestreben, Krankheitsfälle zu klassifizieren – die Individualität eines jeden Kranken[66]. Der Arzt hat bloß den «Inbegriff der Symptome» zu beseitigen, um damit zugleich die Krankheit selbst auszulöschen[67]. Mittlerweile steht für Hahnemann fest, daß allein die homöopathische Heilmethode erfolgreich sein kann, eine Position, die er früher nur mit Einschränkungen vertreten hat[68].

Von den übrigen Arbeiten Hahnemanns sei noch das vierteilige Werk «Die chronischen Krankheiten, ihre eigenthümliche Natur und homöopathische Heilung» erwähnt, das ab 1828 erscheint[69]. Hier führt Hahnemann fast alle chronischen Krankheiten – nach Tischner (1959) sieben von acht – auf eine einzige Ursache zurück, die Psora[70]. Die restlichen Fälle sind durch Syphilis oder Synkosis bedingt[71]. Erst

---

[63] Ebenda, S. 43.

[64] Hahnemann: Scharlachfieber und Purpurfriesel, zwei gänzlich verschiedene Krankheiten. Bd. 24.1, S. 139–146, Berlin 1806, und Hahnemann: Berechtigung der im XXVII.B. 1.St. aufgestellten Anfrage über das Präservativmittel gegen das Scharlachfieber. Bd. 27.4, S. 153–156, Berlin 1808.

[65] Hahnemann: Organon der Heilkunst. 3. Auflage, Dresden 1824, S. VIII; vergl. S. 130–136.

[66] Ebenda, S. 139–140.

[67] Hahnemann: Organon der Heilkunst. 5. Aufl., Dresden, Leipzig 1833, S. 88.

[68] Hahnemann: Organon der Heilkunst. 3. Aufl., Dresden 1824, S. 65–66.

[69] Hahnemann: Die chronischen Krankheiten, ihre eigenthümliche Natur und homöopathische Heilung. Dresden, Leipzig 1828.

[70] Ebenda, S. 139.
Vergl. Tischner: Samuel Hahnemann – Leben und Lehre. Ulm 1959, S. 120.

[71] Hahnemann: a.a.O., S. 143.

im Alter von 73 Jahren ist Hahnemann sich sicher, mit diesen dreien die Ursachen aller chronischen Krankheiten zu kennen.

Die meisten Gedanken, die zur Konstituierung der Homöopathie beigetragen haben, haben wir bereits in früheren Aufsätzen Hahnemanns in Hufelands Journal kennengelernt: den «Simile»-Satz; die Arzneimittelprüfung am Gesunden; die Beachtung der Verdünnung und Zubereitung der Arzneien; die Beschränkung auf nur ein Medikament in der Therapie; die Bedeutung der Diät; die geringe Schädlichkeit der Verdünnung; die Wichtigkeit des unbedingten Vertrauens des Patienten zu seinem Arzt. Hahnemann ist ein Gegner der Pathologie. Er will die Krankheiten nicht klassifizieren, sondern nur beschreiben. Seine Theorie ist vitalistisch. In ihr finden sich oft auch metaphysische Aussagen.

Sind Hahnemanns Aussagen neu? Nach Tischner ist der Gedanke, Ähnliches durch Ähnliches zu heilen, schon bei Hippokrates, Empedokles, Galen und Paracelsus zu finden[72]. Neu ist bei Hahnemann die empirische Begründung dieses Satzes durch Arneimittelprüfungen am Gesunden[73].

Vermutlich hat Hahnemann den «Simile»-Satz in der Auseinandersetzung mit Cullen, der uns bereits als Lehrer Browns bekannt ist, entwickelt[74]. Cullen gilt als Begründer der Neuralpathologie, die Psychiatrie verdankt ihm u.a. den Begriff der «Neurose»[75]. Schadewaldt (1972) stellt einen Zusammenhang zwischen der dynamisch orientierten Neuralpathologie Cullens und Hahnemanns ebenfalls dynamischer Krankheitslehre her[76].

Für unsere Arbeit ist interessant, ob eine Beziehung Hahnemanns zu Brown nachweisbar ist. Tischner gibt den unbestimmten Hinweis, daß Hahnemann möglicherweise von Brown angeregt worden ist[77].

Deutlicher werden Otto und Ludwig Prokop (1957): «Auf diesem Boden des *Paracelsischen* Gedankengutes, der Volksmedizin, geprägt

---

[72] Tischner: a.a.O., S. 55–56.

[73] Ebenda, S. 56 u. 61.

[74] Ebenda, S. 57–59.

[75] Schadewaldt, H.: Homöopathie und Schulmedizin – Eine historische Würdigung, in: Die Medizinische Welt. Bd. 23, 1972, S. 355–359 (Zitiert wird nach einem Sonderdruck. S. 5–6). Vergl. Rohracher, H.: Einführung in die Psychologie. München, Berlin, Wien 1976, S. 474.

[76] Schadewaldt: a.a.O., S. 5.

[77] Tischner: Das Werden der Homöopathie. Stuttgart 1950, S. 22, und Tischner: Geschichte der Homöopathie. Leipzig 1939, S. 108–110.

durch Sympathie- und Antipathiemittel zusammen mit der Signatur-
lehre, hat *Hahnemann* (1755–1843), aufbauend auf den damals ver-
breiteten Lehren von *John Brown*, die Lehre der Homöopathie entwickelt.» Und weiter: «Wir meinen allerdings, *Hahnemann* habe
auch nicht unwesentlich aus den Lehren *Browns*, vielleicht *Cullens*,
geschöpft[78].) Prokop und Prokop wollen die Abhängigkeit Hahnemanns von Brown am Begriff der «Lebenskraft» aufzeigen. «Schon in
seinem Vorwort legt *Brown* das Prinzip seiner Lehre deutlich dar,
und der Sachkenner wird unschwer sofort die Beziehungen zur vitalistischen Grundhaltung der *Hahnemann*'schen Homöopathie finden[79].» Brown schreibt: «... ich teilte nämlich die Krankheiten in
zwei Formen, die sthenischen und die asthenischen, und zeigte, daß
die ersten auf einem Übermaß, die zweiten auf einem Mangel der erregenden Potenzen[1] beruhen ...[80]» In der Anmerkung 1 lesen wir bei
Prokop und Prokop: «Unter Potenzen (Powers) versteht *Brown* die
Lebenskräfte, welche die lebende von der toten Materie unterscheiden[81].» Hier liegt ein Irrtum vor! Die «Potenzen» sind Reize, die auf
die «Erregbarkeit» (Irritabilität) des Organismus von außen einwirken[82]. Die Reize sind keine Lebenskräfte, den bekannten Gebrauch
des Begriffs «Lebenskraft» vorausgesetzt[83]. Deshalb ist auch die Aussage falsch: «... die Gedanken an die «Lebenskräfte» hat *Hahnemann* von *Brown* übernommen, ...[84]» Wir wissen nicht, daß Brown
überhaupt jemals den Begriff «Lebenskraft» in seiner Theorie verwendet, verfügt er doch über den Begriff der «Erregbarkeit»[85].

Es erscheint uns gewagt zu behaupten, daß Hahnemann die Homöopathie «aufbauend» auf der Lehre Browns entwickelt hat.

Wir haben bereits gezeigt, daß Hahnemann ein scharfer Kritiker
Browns gewesen ist und sich intensiv mit dessen Lehre beschäftigt
hat[86]. Anhand der beiden Artikel, die Hahnemann zur Lehre Browns

---

[78] Prokop, O. und L.: Homöopathie und Wissenschaft. Stuttgart 1957, S. 17.
[79] Ebenda, S. 26.
[80] Ebenda.
[81] Ebenda.
[82] Dieser Sachverhalt wird noch deutlicher, wenn man die Übersetzung von A. Röschlaub: J. Brown: «Anfangsgründe der Medizin», Frankfurt 1806, heranzieht, wo anstelle von «erregenden Potenzen» von «erregender Thätigkeit» gesprochen wird (S.
XXV).
[83] Vergl. Kap. III.A.3.
[84] Prokop: a.a.O., S. 27.
[85] Vergl. hierzu auch die Kritik Hufelands an Brown (Kap. III.B.2.), in der gezeigt werden soll, daß die «Lebenskraft» als Erklärungsprinzip der «Erregbarkeit» überlegen ist.
[86] Vergl. Kap. III.B.2.1.

veröffentlicht, lassen sich fundamentale Gegensätze aufzeigen. So ist die Theorie völlig verschieden: Brown verordnet nur palliative Mittel wie z.B. Opium; Hahnemann dagegen propagiert curative Mittel[87]. Hahnemann hebt immer wieder den Wert der Erfahrung und der genauen Beobachtung für die Medizin hervor; Brown ist für ihn nur ein Theoretiker, ein «unpraktisches Büchergenie»[88]. Kennt Brown außer den örtlichen Krankheiten nur sthenische und asthenische, so ist für Hahnemann jede einzelne Erkrankung eine individuelle Krankheit. Während die Brownianer in der Praxis dazu neigen, hoch zu dosieren, setzt Hahnemann die Verordnung von Verdünnungen dagegen.

Wir wissen, daß Hahnemann ein Gegner des Brownianismus gewesen ist. Ob er seine Theorie bewußt von Anfang an im Gegensatz zu der Browns konzipiert hat, ist nicht sicher zu sagen. Hufeland weist 1801 im Vorwort zu Hahnemanns anonym erscheinender Arbeit «Fragmentarische Bemerkungen zu *Browns Elements of medicine*» darauf hin, daß der Autor sich bisher nicht mit dem Streit um die Lehre Browns befaßt hat[89]. An dieser Behauptung kann man aber begründet zweifeln, da Hahnemann sich selbst bereits 1800 – ebenfalls in einem anonymen Artikel – mit Brown auseinandersetzt. Spätestens seit dem Jahre 1800 ist ihm also die Lehre Browns bekannt. Es ist sogar möglich, daß er sie bereits vor der Veröffentlichung seiner Arbeit «Versuch über ein neues Prinzip zur Auffindung der Heilkräfte der Arzneisubstanzen» im Jahre 1796 gekannt hat, da die deutsche Ausgabe der «Elements of Medicine» seit 1795 vorgelegen hat[90].

Der Einfluß des Brownianismus ist bereits im Abnehmen begriffen, als 1805 die «Heilkunde der Erfahrung» erscheint. Hier zeigt Hahnemann erstmals zusammenhängend, wie er die Medizin begründen will, nämlich durch Erfahrung, durch genaue Beobachtung und Beschreibung unter Verzicht auf jede Klassifikation. Diese Konzeption der Homöopathie ist der der Lehre Browns engegengesetzt[91]. Wir vermuten daher, daß Hahnemann seine Lehre eher in bewußter Abgrenzung zu der Browns als auf ihr aufbauend begründet hat.

---

[87] Hahnemann: Monita über die drey gangbaren Heilarten. Bd. 11.4, S. 53–54.
[88] Ebenda, S. 61.
[89] Hufeland, in: Hahnemann: Fragmentarische Bemerkungen zu Browns *Elements of medicine*. Bd. 12.2, S. 52.
[90] Diese Möglichkeit zieht auch Tischner in Betracht. Tischner: Geschichte der Homöopathie. Leipzig 1939, S. 110.
[91] Vergl. auch Kap. III.E., in der die Begriffsentwicklung in der praktischen Medizin, dem Brownianismus und der Homöopathie dargestellt wird.

Ähnlich wie den Brownianismus lehnt Hahnemann auch die Naturphilosophie Schellings ab[92]. Tischner hat die theoretische Beziehung Hahnemanns zu Schelling näher untersucht[93]. Obwohl Hahnemann seine Lehre aus der Erfahrung begründen will und daher ein Gegner der Naturphilosophie ist, lassen sich in seiner Theorie Einflüsse Schellings nachweisen[94]. So kann man z.B. die Vorstellung, daß die äußeren Symptome einer Krankheit die Verstimmung der Lebenskraft widerspiegeln, auf die Identitätsphilosophie Schellings zurückführen[95]. Tischner (1937/38) und Schadewaldt (1972) erklären die Einführung der Hochpotenz in die Medizin als eine Auswirkung des Satzes Schellings: «Natur ist werdender Geist[96].» Wie wir gesehen haben, hält Hahnemann die Wirkung der Arzneien für «fast geistig». Diese Hypothese ist konsequent gedacht, wenn man berücksichtigt, daß die Arzneien auf die Lebenskraft, eine «geistige» Größe, einwirken sollen[97]. Nach Tischner hat Hahnemann Schellings Philosophie zur Abrundung und Krönung seiner Lehre verwandt[98].

Wir finden in Hahnemanns Lehre neben dem praktischen Teil, der allein auf der Erfahrung aufgebaut ist, einen theoretischen Teil, der vom Vitalismus und der Naturphilosophie geprägt ist. Eine vergleichbare Verbindung von «Erfahrung» und «Metaphysik» haben wir bereits im Denken C. W. Hufelands kennengelernt[99]. Bedeutet diese scheinbare Ähnlichkeit, daß sich die Homöopathie «nahtlos» in die praktische Medizin ihrer Zeit einfügt?

F. A. B. Puchelt behauptet 1819 das Gegenteil: «Nur zwei Systeme sind es, die sich in diesen Verband noch nicht fügen wollen, sondern sich hartnäckig gegen die übrige ärztliche Welt in Opposition erhalten. Das eine ist *Hahnemanns* homöopathische, das andere die *Mesmer-Wolfartsche* magnetische Medicin[100].»

---

[92] Tischner: Samuel Hahnemann – Leben und Lehre. Ulm 1959, S. 88–89.

[93] Tischner: Hahnemann und Schelling, in: Sudhoffs Archiv, Bd. 30, 1937/38, S. 98–112.

[94] Ebenda, S. 104 u. 106.

[95] Ebenda, S. 112.

[96] Ebenda, S. 107, und Schadewaldt: a.a.O., S. 11.

[97] Tischner: a.a.O., S. 107.

[98] Ebenda, S. 109–110.

[99] Vergl. Kap. III.A.3, wo wir auch den Begriff «Erfahrung» expliziert haben, wie er von Hufeland verwendet wird. «Erfahrung» bei Hufeland schließt Klassifikation nicht aus.

[100] Puchelt, F. A. B.: Ueber die Homöopathie; von einem akademischen Lehrer. Bd. 49.6, S. 3–53, Berlin 1819.
Diese Arbeit erscheint anonym. Nach Tischner (Das Werden der Homöopathie. Stuttgart 1950, S. 126) stammt sie von Puchelt.

2. Der Prozeß der Prüfung

2.1 Interne Faktoren

Die Homöopathie hat zahlreiche Ärzte in Hufelands Journal beschäftigt. Wir finden sowohl Erfahrungsberichte aus der ärztlichen Praxis als auch theoretische Beiträge. Wir wollen nicht allein die Ergebnisse dieser Arbeiten wiedergeben, sondern vor allem verdeutlichen, welche besonderen Probleme sich den Ärzten bei der Prüfung der Homöopathie gestellt haben.

Die praktischen Ärzte haben von Hahnemann viele neue Therapievorschläge erhalten. Die Resultate der Anwendung der empfohlenen Arzneien haben daher ihr Urteil über die Homöopathie maßgeblich mitbestimmt.

Bereits 1800 werden die ersten Erfahrungen mit der Belladonna gemacht, die Hahnemann besonders zur Vorbeugung gegen das Scharlachfieber propagiert[1].

Vermutlich wirkt hierbei die niedrige Dosierung – ein Tropfen Arznei enthält 1/24 000 000 Gran getrockneten Belladonnasaft – auf die Ärzte so befremdend, daß Hahnemann sich 1801 zu einer grundsätzlichen Erklärung «Ueber die Kraft kleiner Gaben der Arzneien überhaupt und der Belladonna insbesondere» genötigt sieht[2]. Hufeland stimmt ihm in einem Vorwort bei, daß kleine Dosen einer Arznei eine Wirkung entfalten können, die große Dosen nicht haben[3]. In diesen Jahren sind Scharlachfieberepidemien so verbreitet, daß Hufeland 1802 durch einen Aufruf die Aufmerksamkeit seiner Leser speziell auf diese Krankheit lenkt[4]. 1808 fordert er die praktischen Ärzte auf, ihm alle bisher mit der Belladonna, dem «Hahnemannschen Präservativ», gewonnenen Erfahrungen mitzuteilen[5]. In der Zwischenzeit sind schon einige Mißerfolge bekannt geworden. Hahnemann führt diese Ergebnisse 1806 darauf zurück, daß die entsprechende Krankheit kein Scharlachfieber, sondern «Purpurfriesel» gewesen sei, eine

---

[1] Tischner: Geschichte der Homöopathie. Leipzig 1939, S. 192.

[2] Ebenda, und Hahnemann: a.a.O., Bd. 13.2, S. 152–159.

[3] Hufeland, in: Hahnemann: ebenda, S. 152–153.

[4] Hufeland: Aufforderung an alle Aerzte Deutschlands und aller Länder, wo dieses Journal gelesen wird, das Scharlachfieber betreffend. Bd. 16.1, S. 172–179, Berlin 1802.

[5] Hufeland: Anfrage an Aerzte und Nichtärzte über das Hahnemannsche Präservativ gegen das Scharlachfieber. Bd. 27.1, S. 162–164, Berlin 1808.

bis dahin unbekannte und nun erstmals von Hahnemann beschriebene Krankheit[6].

Sie hat die metatheoretische Funktion einer Zusatzhypothese und dient zur Stützung der Theorie von der Wirkung der Belladonna beim Scharlachfieber.

Jetzt ist die Prüfung des Mittels erschwert. Die Ärzte können nicht mehr nur ihre Erfahrungen mit dieser Arznei bei einer von ihnen als Scharlachfieber diagnostizierten Epidemie mitteilen, sie müssen vielmehr – hierauf weist Hahnemann im Anschluß an die Anfrage Hufelands hin – zusätzlich die Fragen klären: War es Scharlachfieber nach der Definition Hahnemanns, wo die Belladonna wirkte? War es Purpurfriesel, wo sie nicht wirkte[7]? 1808 berichtet Wendelstadt, daß 1806 tatsächlich in Wetzlar eine «Purpurfriesel»-Epidemie geherrscht hat, eine erste Bestätigung für Hahnemanns Hypothese[8].

Erst vier Jahre später, 1812, veröffentlicht D. G. Kieser eine «kritisch nosologische Untersuchung» zur «Febris purpura miliaris Hahnemanni»[9]. «Viele selbst angesehene Aerzte, besonders in solchen Gegenden, welche jene in dem Jahre 1800 herrschend gewesene Epidemie nicht berührt hatte, liessen sich verleiten, an diese neue Ausschlagskrankheit zu glauben, und der wissbegierige Charakter der Deutschen unterstützte diesen Glauben[10].» Kieser kommt nach ausgedehnten Beobachtungen in einem Militärlazarett, wo er alle Formen des Scharlachs beobachtet hat, zu dem Ergebnis, daß es sich bei Hahnemanns «Purpurfriesel» lediglich um eine gefährliche Variante des Scharlachfiebers handelt[11]. Dieses Ergebnis ist u. a. durch die Beobachtung belegt, daß Scharlach auch mit Friesel auftritt[12]. Außerdem zeigt Kieser auch, daß J. P. Frank, «dieser scharfsinnigste der

[6] Hahnemann: Scharlachfieber und Purpurfriesel, zwei gänzlich verschiedene Krankheiten. Bd. 24.1, S. 144–145.

[7] Hahnemann: Berichtigung der im XXVII.B. 1.St. aufgestellten Anfrage über das Präservativmittel gegen das Scharlachfieber. Bd. 27.4, S. 156.

[8] Wendelstadt: Beschreibung der sogenannten Scharlachfieberepidemie, eigentlicher des Purpurfriesels oder thoten Hunds. Bd. 27.3, S. 102–119 (S. 104), Berlin 1808.

[9] Kieser, D. G.: Ueber den wesentlichen und symptomatischen Unterschied zwischen Scharlachfieber, Febris scarlatana, Scharlachfriesel, Febris scarlatana miliaris, Purpurfriesel, Febris purpura miliaris Hahnemanni, Fleckfieber, Febris petechialis und Purpurfieber, Febris petechialis purpurata. – Eine kritisch nosologische Untersuchung. Bd. 34.1, S. 36–91, und Bd. 34.2, S. 65–98, Berlin 1812.

[10] Ebenda, Bd. 34.1, S. 37.

[11] Ebenda, Bd. 34.1, S. 39, und Bd. 34.2, S. 86.

[12] Ebenda, Bd. 34.2, S. 81.

deutschen Aerzte», schon früher alle Zeichen der angeblich von Hahnemann neu entdeckten Krankheit beschrieben hat[13]. Die Ausführungen Kiesers werden heute als zutreffend angesehen[14].

Über Erfolge mit der Anwendung der Belladonna bei Scharlachfieber berichten 1812 Schenk und Hufeland; 1813 Masius; 1814 J. A. W. Hedenus; 1820 Hufeland, Berndt, Rauschenbusch und Spiritus; 1821 Muhrbeck; 1823 Schenk und 1824 Hufeland[15].

Hufeland ist von der dynamischen Wirkung der Belladonna überzeugt[16]. Er kommentiert, daß der Nutzen der Belladonna «... ein neuer Beweis wäre, dass *Hahnemanns* homöopathisches Prinzip gewiss in vielen Fällen – nur nicht als Fundamentalprinzip der ganzen Heilkunst, richtig ist[17].» Die gleichen Erfahrungen, die bei dem vorsichtigen Hufeland nur bedingte Beweiskraft für die Theorie Hahnemanns haben, interpretiert Muhrbeck als generelle Bestätigung der «in dieser Theorie liegenden Wahrheit»[18].

In den folgenden Bänden finden sich kaum noch Hinweise auf die Schutzkraft der Belladonna. 1831 fordert Siebert, das Scharlachfieber in den Kliniken zu erforschen, «... zumal da das sogenannte *Hahnemann*'sche Schutzmittel jetzt wohl nicht mehr als ein solches gelten kann[19].» Demnach sind in der Zwischenzeit auch Mißerfolge bekannt geworden. 1834 kommt J. F. Weisse im «Jahresbericht der ärztlichen Gesellschaft zu St. Petersburg» auf die Erfolge und Mißer-

---

[13] Ebenda, Bd. 34.2, S. 95–97.
[14] Vergl. Tischner: Geschichte der Homöopathie. Leipzig 1939, S. 195.
[15] Schenk: Versuche mit dem Hahnemann'schen Präservativ gegen das Scharlachfieber. Bd. 34.2, S. 119–126, Berlin 1812, und
Hufeland, in: Schenk: ebenda, S. 126 und
Masius: Belladonna als Präservativ gegen das Scharlach. Bd. 36.1, S. 123–124, Berlin 1813, und
Hedenus, J. A. W.: Medicinische und chirurgische Beobachtungen. Bd. 38.5, S. 41–92 (S. 42–45), Berlin 1814, und
Hufeland: Die Schutzkraft der Belladonna gegen das Scharlachfieber. Bd. 51.2, S. 3–24 (S. 4), Berlin 1820, und Bd. 59.5, S. 3–12, Berlin 1824, und
Berndt, in: Hufeland: ebenda, Bd. 51.2, S. 5–21, und
Rauschenbusch und Spiritus, in: Hufeland: ebenda, S. 22–24, und
Muhrbeck: Die Schutzkraft der Belladonna gegen das Scharlachfieber. Bd. 52.2, S. 3–14, Berlin 1821, und
Schenk: Die Schutzkraft der Belladonna gegen das Scharlachfieber. Bd. 56.4, S. 3–17, Berlin 1823.
[16] Hufeland, in: Schenk: a.a.O., Bd. 34.5, Anmerkung S. 126.
[17] Hufeland: a.a.O., Bd. 51.2, S. 24.
[18] Muhrbeck: a.a.O., Bd. 52.2, S. 7.
[19] Siebert: Skizzen für jüngere Aerzte. Bd. 73.5, S. 27–47 (S. 32), Berlin 1831.

folge mit der Belladonna zu sprechen und resümiert über ihre Schutz-kraft: «... so dass diese ihr von *Hahnemann* zugedachte Eigenschaft dem Vereine noch immer als problematisch erschien[20].»

Ab 1830 grassiert in Europa die Cholera. Hahnemann vermutet als Ursache das «Choleramiasma», ein Kleinlebewesen, und propagiert den Kampfer als geeignetes Gegenmittel[21]. Er hält also bei dieser Krankheit eine Kausaltherapie für möglich und weicht damit von sei-nem homöopathischen Grundprinzip ab.

Autenrieth meint 1836, der Hypothese von den «Choleratierchen» falle es «... bei dem Mangel an sichern Thatsachen und genauen, dar-auf bezüglichen Untersuchungen äusserst schwer, eine den Forderun-gen der Wissenschaft unserer Tage Genüge leistende Erklärung zu geben[22].» Tischner (1939) stellt fest, daß nur Hahnemann die Hypo-these der lebenden Erreger vertreten hat. Erst 1883 hat Robert Koch als Verursacher der Cholera ein gramnegatives Bakterium, das Vibrio comma, entdeckt und damit Hahnemanns Hypothese verifiziert[23]. Hufeland greift 1831 Hahnemanns Vorschlag der Kampfertherapie dankbar auf[24]. Hasper berichtet im selben Jahr von Mißerfolgen mit homöopathischen Brechmitteln[25]. Ebers faßt 1838 die Ergebnisse zu-sammen: «Die Erfahrung hat gelehrt, dass kein Specificum gegen diese Krankheit erfunden wurde, und dass namentlich das homöopa-thische Heilverfahren nur Nachtheil gebracht hat. Und dennoch hat *Hahnemann*, indem er von seiner Grundsicht abwich, wie oft, auch dieses Mal einen Blick in die Natur gethan, indem er schon im Jahre 1831 den Kampher in steigender Gabe gegen die Cholera empfahl; nur muss man sich dagegen verwahren, dieses Mittel als ein specifi-sches ansehen zu wollen[26].» Die homöopathische Theorie gemäß dem «Simile»-Satz hat sich nicht bewährt, wohl aber die Anwendung des von Hahnemann vorgeschlagenen Kampfers.

---

[20] Weisse, J. F.: Vierzehnter Jahresbericht der ärztlichen Gesellschaft zu St. Petersburg. Bd. 79.1, S. 108–114 (S. 109), Berlin 1834.
[21] Vergl. Tischner: Geschichte der Homöopathie. Leipzig 1939, S. 317.
[22] Autenrieth: Ueber die Seuchestoffe der Atmosphäre. Bd. 82.4, S. 42–61 (S. 42), Ber-lin 1836.
[23] Tischner: a.a.O., S. 318.
[24] Hufeland: Vorschläge zur Heilung der orientalischen Cholera. Bd. 73.1, S. 105–121 (S. 120), Berlin 1831.
[25] Hasper, M.: Die Behandlung der epidemischen Cholera auf Theorie und Erfahrung gestützt. Bd. 73.4, S. 16–55 (S. 42–43), Berlin 1831.
[26] Ebers: Ueber die Cholera zu Breslau im Jahre 1837. Bd. 86.3, S. 3–75 (S. 50–51), Berlin 1838.

Die Erfahrungen mit der homöopathischen Heilmethode sind uneinheitlich. Clarus berichtet von negativen Resultaten bei akuten Krankheiten, Landsberg von Erfolgen bei der Gicht[27]. In Hufelands Augen ist Hahnemann auf dem Gebiet der Pharmakologie ein Forscher, der «... keinen seines Gleichen hat[28].» Auch bei der Schilderung eigener Behandlungen verweist der Herausgeber auf Hahnemann[29]. Schlegel, Schmidtmann und Schneider seien als weitere Vertreter der Vielzahl von Ärzten angeführt, die sich bei ihrer Therapie auf von Hahnemann empfohlene Arzneien stützen[30]. Doch werden auch kritische Stimmen laut.

1809 weist Wendelstadt darauf hin, daß die Wirkung des Quecksilbers sich nicht nach Hahnemanns Theorie bestimmen läßt und auch nicht homöopathisch ist[31]. Wegen der niedrigen Dosierung bezweifelt Otto 1823 die Wirksamkeit des nach Hahnemann indizierten «feinsten Goldpulvers mit Milchzucker» bei venerischen Krankheiten[32].

Nahezu alle Autoren, die sich in Hufelands Journal mit der Homöopathie befassen, haben theoretische Einwände gegen diese Lehre. Dagegen haben sie in ihrer Praxis häufig unerwartete Erfolge erfahren. Eine typische Stellungnahme gibt Kieser: «Dass die erstere in ihrem Grundprincip falsch sey, indem dieselbe Affection, an welcher ein Organ leidet, nicht zu derselben Zeit noch einmal in demselben Organe erzeugt werden könne, so wenig als ein und dasselbe Indivi-

---

[27] Clarus: Sectionsgeschichte des Fürsten von Schwarzenberg. Bd. 51.4, S. 108–122 (S. 112–113), Berlin 1820, und
Landsberg: Enteraga fisea, eine noch nicht hinlänglich gewürdigte Form der Gicht. Bd. 92.3, S. 60–92 (S. 85–86), Berlin 1841.
[28] Hufeland: Anfrage an Aerzte und Nichtärzte über das Hahnemannsche Präservativ gegen das Scharlachfieber. Bd. 27.1, S. 163.
[29] Hufeland: Die Inunctionskur ohne Salivation und Hunger. Bd. 48.3, S. 3–21 (S. 14), Berlin 1819, und
Hufeland: Bemerkungen zur Beherzigung über die neue Englische Methode, die Syphilis ohne Merkur zu behandeln. Bd. 55.3, S. 20–35 (S. 28), Berlin 1822.
[30] Schlegel, J. H. G.: Medicinische Erfahrungen und Beobachtungen. Bd. 54.2, S. 3–44 (S. 30), Berlin 1822, und
Schmidtmann, L. J.: Einige Betrachtungen über die jetzt gangbaren Hunger-Kuren. Bd. 69.3, S. 3–39 (S. 24 u. 28), Berlin 1822, und
Schneider: Erfahrungen über die neuern und neuesten Arzneimittel und deren Anwendung in der Heilkunde. Bd. 91.6, S. 27–74 (S. 72 u. 74), Berlin 1840.
[31] Wendelstadt: Bruchstücke aus meiner Erfahrung über die ausgezeichnete Wirksamkeit des ätzenden salzsauren Quecksilbers. Bd. 28.5, S. 69–77, Berlin 1809.
[32] Otto: Ueber den Gebrauch von Gold in venerischen Krankheiten. Bd. 56.6, S. 112–115, Berlin 1823.

duum zweimal zu gleicher Zeit existieren kann, und dass sie in ihrer Theorie von der Wirkung unendlich kleiner Dosen der Arzneimittel aller gesunden Vernunft widerspreche, wird jeder wissenschaftliche Arzt ohne Weiteres zugeben; dass demnach die Praxis nach oder mit dieser Theorie ... manche Heilung herbeiführe von Krankheiten ..., und dass sie in gegenwärtiger Zeit sich durch glückliche Resultate empfehle, leidet ebenfalls keinen Zweifel[33].» Ähnlich äußert sich Rummel: «Wäre aber auch die ganze Erklärung falsch, die *Hahnemann* uns gegeben hat, *so bleibt doch der Vorgang der Heilung nach seiner Methode unbestreitbar richtig, ...*[34]»

V. Wolffs «Geschichte meiner Bekanntschaft mit der Homöopathie» ist bezeichnend für die Ausbreitung dieser Lehre auch unter den erfahrenen Ärzten[35]: «*Hahnemann's* Organon war mir bald nach seiner Erscheinung bekannt geworden, ich hatte es gelesen und belächelt[36].» Dann hört er von den Erfolgen angesehener Kollegen und erprobt nun auch seinerseits das homöopathische Heilverfahren, «... und wahrlich! der Erfolg übertraf alle meine Erwartung ... Fast alle, bald sehr zahlreichen Versuche gelangen, nur wenige missglückten, wo ich denn ungewiss blieb, ob die Ursache in der Unzulänglichkeit der Heillehre, oder an meiner fehlerhaften Anwendung lag, was bei der Ungeübtheit, und selbst der noch nicht vollständigen Kenntniss sämtlicher bisher erprobten Arzneikörper so leicht möglich war[37].»

Hier finden wir einen wichtigen Hinweis zum Verständnis des andauernden Erfolges der Hahnemannschen Lehre. Sie ist so komplex, daß der selbstkritische Arzt beim Mißlingen einer Behandlung zunächst den Fehler in seinem eigenen Unwissen vermutet, nicht aber in der Theorie.

Für v. Wolff ist jedenfalls völlig sicher, «... dass der kranke Organismus gegen die kleinste Arzneigaben reagirt, und dass, in sofern das Heilmittel richtig gewählt ist, diese Reaction von heilsamen Folgen ist.» Er behauptet, daß «diese Thatsachen, durch keine Bände von

---

[33] Kieser: Ueber den entzündlichen Charakter der stehenden epidemischen Constitution in den letzten Quinquennien und über deren Einfluss auf einzelne medicinische Theorien der neuern Zeit. Bd. 60.2, S. 3–41 (S. 32–33), Berlin 1825.
[34] Rummel, Fr.: Die Homöopathie: 4. Bemerkungen über das *Hahnemann*'sche System und einige damit angestellten Versuche. Bd. 62.5, S. 43–74, Berlin 1826.
[35] Wolff, v.: Homöopathie: 6. Geschichte meiner Bekanntschaft mit der Homöopathie. Nebst einigen Erfahrungen. Bd. 64.4, S. 3–36, Berlin 1827.
[36] Ebenda, S. 4.
[37] Ebenda, S. 9.

Widerlegungen umzustossen, ...» sind[38]. Rummel rät: «Diejenigen, welche Versuche anstellen wollen, bitte ich, sich genau nach *Hahnemann's* Vorschriften zu richten, weil nur so glückliche Erfolge zu erhalten sind, ...» Und weiter: «Auch einige misslungene Kurversuche sind dem Wunsche der Gegner gemäss aufgeführt, ob sie gleich im Grunde nichts gegen die Homöopathie beweisen können[39].» Das heißt, die Homöopathie ist nicht zu falsifizieren!

Auch Widnmann weiß um theoretische Mängel der neuen Lehre, betont aber zugleich ihre Erfolge in der Praxis[40]. Die theoretischen Fragen hält er zum Teil für nicht entscheidbar: «Alles käme also darauf an, dass der Grundsatz erwiesen, *als Naturgesetz* festgestellt würde: ‹dass in der dynamischen Welt sich zwei sehr ähnliche Kräfte schnell und dauerhaft aufheben, indifferenzieren.› Dazu bedürfte es aber einer innigeren Kenntnis des Wesens der lebenden organischen Natur, als wir wirklich haben; ...[41]»

In der medizinischen Praxis stört ihn der übliche Gebrauch mehrerer Medikamente zugleich. «Aber wo ist Hülfe zu finden? – Ich hoffe in der Homöopathie! Ich traue ihr vieles zu, aber noch nicht alles! Ich möchte sie noch fester begründet wissen, darum mache ich meine Aeusserungen dagegen, nicht um des Widerspruchs willen; ich möchte sie mehr praktisch und practicable eingerichtet sehen, dass die Mehrzahl der Aerzte sich mit ihr befreunden könnte, nicht dass sie mit einem Interdict belegt würde, wie es ihr leider schon gleich einer religiösen Ketzerei ergangen ist[42].» Die Homöopathie erscheint ihm als ein Ausweg aus der therapeutischen Unsicherheit[43]. Auch er führt in einer späteren Arbeit mißlungene Kuren mit der Homöopathie auf «... meinen Mangel an Fertigkeit in ihrer Anwendung ...» zurück[44].

---

[38] Ebenda, S. 35.
[39] Rummel: a.a.O., S. 56 u. 57.
[40] Widnmann: Einige Gedanken über Homöopathie. Bd. 57.5, S. 3–33 (S. 7 u. 10–11), Berlin 1823.
[41] Ebenda, S. 8.
[42] Ebenda, S. 16.
[43] Die Zweifel an der bisher üblichen therapeutischen Praxis scheinen recht verbreitet gewesen zu sein und die Aufnahmebereitschaft für die Homöopathie erhöht zu haben. So lesen wir bei Lesky: «In dem Maße, in dem die österreichischen Schulmediziner an der Wirksamkeit ihrer überkommenen Arzneimittel zu zweifeln begannen, konnte gerade in Österreich die Homöopathie in das therapeutische Vakuum vorstoßen.» (Lesky: Homoeopathica Austriaca, in: Österreichische Ärztezeitung, Nr. 22, Wien 1976).
[44] Widnmann: Homöopathie: 7. Unpartheiische praktische Prüfung der homöopathischen Methode. Bd. 66.2, S. 3–40 (S. 16), Berlin 1828.

Indes bleiben nicht alle Ärzte in der persönlichen Unsicherheit, die Hahnemanns Lehre induziert, verhaftet. 1827 publiziert Wedekind metatheoretische Überlegungen zu der Frage, «... ob die Hahnemann'sche Lehre auf dem Wege der Beobachtung und Erfahrung einer Prüfung fähig sey[45]?» Er hebt den Unterschied in der Reproduzierbarkeit von Experimenten in den Naturwissenschaften Physik und Chemie einerseits und Medizin andererseits hervor: «In der Heilkunde ist die Schwierigkeit viel grösser, weil das Subjekt der Experimentation der lebenden Körper, bei verschiedenen Versuchen nicht der nämliche ist, und weil die Bedingungen, unter welchen der Versuch angestellt wird, so sehr von einander abweichen[46].»

Die Überprüfung der Homöopathie wird zusätzlich durch zwei besondere Umstände erschwert. Zum einen weiß man nie genau, ob man das richtige Medikament verordnet hat, wenn man sich an den Symptomengruppen orientiert, die die homöopathischen Schriften angeben[47]. Zum anderen beschreiben die Homöopathen für jeden Krankheitsfall zahlreiche Faktoren, die der Schulmediziner nicht für wesentlich hält und deren Berücksichtigung jede Generalisation ausschließt; «... die homöopathischen Erzählungen sind durchaus keine Beobachtungen zu nennen. Darum sind sie aber um so mehr *unnachahmlich*[48].»

Daher finden wir bei Wedekind keine Versuche zur Überprüfung der Homöopathie. Er folgert aus der Erfahrung, daß man im täglichen Leben oft hohe Dosen der verschiedensten Chemikalien ohne jede Wirkung konsumiert, daß die niedrigen homöopathischen Dosen ebenfalls und erst recht unwirksam sind[49].

Zu den metaphysischen Aussagen Hahnemanns über die dynamische Wirkung der Arzneien merkt Wedekind kritisch an, hierbei handle es sich um Magie, die wieder zum Denken der Ärzte im Mittelalter zurückführe[50].

Schultz charakterisiert die Homöopathie als reinen Empirismus[51]. Er urteilt: «Die reine Empirie hat sich als vollkommen unfähig erwie-

---

[45] Wedekind Homöopathie: 10. Ueber homöopathische Heilkunde. Bd. 66.6, S. 3–31, Berlin 1828.
[46] Ebenda, S. 7.
[47] Ebenda, S. 8.
[48] Ebenda, S. 9.
[49] Ebenda, S. 10.
[50] Ebenda, S. 30–31.
[51] Schultz, C. H.: Die Homöopathie im Verhältnis zur modernen Medizin und zum Staat. Bd. 76.5, S. 3–44 (S. 15).

sen, die Wissenschaft aus dem endlosen Wirrwarr von Widersprüchen herauszureissen[52].» Ähnlich wie Wedekind kritisiert er, daß nur die Homöopathen selber entscheiden können, wann eine Diagnose bzw. Therapie richtig ist. Diese verlangen «... die Ausübung einer wahren Gewissens- und Glaubensfreiheit in der Medizin»[53].

Bei Link kommt in der Diskussion um die Hahnemannsche Theorie der Erfahrung überhaupt keine Bedeutung zu. «Uebrigens ist ein rohes Berufen auf Erfahrung beim Homöopathen sowohl als beim Allöopathen ohne Bedeutung; jede Erfahrung ist Aeusserung des gesetzgebenden Geistes[54].»

Die Beurteilung der Homöopathie durch die Ärzte ist abhängig von ihrem jeweiligen Verständnis der Medizin. Wenn z.B. Walther die Homöopathie allein aufgrund theoretischer Einwände verwirft[55], so impliziert dies einen grundsätzlich anderen Wissenschaftsbegriff der Medizin als den, der den Ausführungen Urbans vermutlich zugrunde liegt, welcher sein Urteil vorzugsweise am deskriptiven Ansatz der Hahnemannschen Theorie orientiert: «Und wäre das in neuern Zeiten von *Hahnemann* aufgestellte homöopathische Heilprinzip nichts anderes als eine in paracelsischem Uebermuth ersonnene Charlatanerie, könnte demselben in der Ausdehnung, wie sie ihm von seinem Stifter geworden, als einem Fundamentalprincip der gesammten Heilkunde nämlich, kein wissenschaftlich gebildeter Arzt beipflichten: das Verdienst, durch genaue Beobachtung auf die reinen Heilkräfte der Arzneien aufmerksam gemacht, und somit den Weg zu einer eben so vernunft- als erfahrungsgemässen Bearbeitung der Arzneimittellehre gebahnt zu haben, bleibt ihm für alle Zeiten unbestritten[56].»

---

[52] Ebenda, S. 5.
[53] Ebenda, S. 32.
[54] Link: Homöopathie: Ueber Homöopathie. Bd. 76.6, S. 62–86, Berlin 1833.
[55] Walther, J. A.: Von dem Begriff der Spezifika und ihrer Wahrheit. Bd. 88.5, S. 62–92 (S. 67), Berlin 1839. Ein ähnliches Vorgehen – Verwerfen der Homöopathie aufgrund theoretischer Einwände, ohne praktische Erfahrung mit dieser Heilmethode – finden wir bei Bernstein, J.: Ueber den Nutzen der Acupunctur in verschiedenen Krankheitsfällen, durch mehrere Krankengeschichten erläutert, nebst einigen Bemerkungen über die Sucht neue Systeme und neue Heilmittel in der Medizin aufzusuchen. Bd. 67.2, S. 84–120 (S. 85), und in der naturphilosophisch orientierten anonymen Arbeit: Ueber die Erforschung der Krankheit im Individuum. Bd. 26.5, S. 174–188 (S. 178–179).
[56] Urban, J.: Beobachtungen und Erfahrungen aus dem Gebiete der praktischen Heilkunde. Bd. 65.4, S. 78–95 (S. 79–80), Berlin 1827.

Die Diskussion über die Homöopathie wird 1819 in Hufelands Journal vom Herausgeber mit den Worten eröffnet: «Die Idee der homöopathischen Wirkung wurde zuerst von dem würdigen Urheber in diesem Journal in den ersten Jahrgängen zur Sprache gebracht, auch von mir anerkannt, und als ein Prinzip zur Auswahl der Heilmittel in mein System der Heilkunst aufgenommen. Sie aber, wie jetzt geschieht, zur Grundlage der ganzen Heilkunst zu machen, scheint mir zu weit gegangen, und nachtheilig, und ich habe daher kein Bedenken getragen, besonders zur Warnung jüngerer Aerzte, folgende Widerlegung eines achtbaren Lehrers, in das Journal aufzunehmen[57].» Hufelands Kritik richtet sich gegen Hahnemanns Anspruch, die Homöopathie sei *die* Medizin.

Puchelt, der «achtbare Lehrer» und Autor des ursprünglich anonym erschienen Aufsatzes[58], charakterisiert in seiner Einleitung die Situation in der Medizin: «Jetzt aber leben wir in einer Zeit, in welcher sich die mehresten Systeme verschmolzen und vereinigt haben[59].» Eine Ausnahme bilden nur der Mesmerismus und die Homöopathie[60].

Puchelt beabsichtigt daher mit seiner Kritik, «... die Annäherung der *Hahnemannschen* Theorie und der wissenschaftlichen Medicin vorzubereiten[61].» Eine ähnliche Ansicht äußert 1826 auch Rummel[62].

Puchelt kritisiert an der Homöopathie, daß sie sich weder um die Ätiologie noch um die Klassifikation der Krankheiten bemüht[63]. «Das ist ohne Zweifel die unangenehmste Seite in der ganzen Homöopathie, dass sie die Wissenschaft beschränkt, ja sogar zerstört, die wir zu fördern mit allen Kräften wirken sollten, und es begeht der Erfinder derselben eine Sünde wider Gott und die Natur des Menschen, wenn er die Unwissenheit begünstigt und Kräfte nicht entwikkelt oder angewendet wissen will, welche Gott und die Natur in uns gelegt hat[64].» Eine Medizin ohne Kausalforschung und nosologische

---

[57] Hufeland, in: Puchelt: Ueber die Homöopathie, von einem akademischen Lehrer. Bd. 49.6, S. 3–53 (Anmerkung S. 3).
[58] Tischner: Geschichte der Homöopathie. Leipzig 1939, S. 269–270.
[59] Puchelt: a.a.O., S. 8.
[60] Ebenda, S. 9–10.
[61] Ebenda, S. 12.
[62] Rummel: a.a.O., S. 52.
[63] Puchelt: a.a.O., S. 22–23.
[64] Ebenda, S. 24.

Systeme ist für ihn nicht wissenschaftlich. Die Beschränkung auf eine reine Symptomatik hält er für gefährlich[65].

Obgleich er in mehreren theoretischen Aussagen, wie z. B. der Hypothese von den Primär- und Sekundärwirkungen der Arzneien, nicht mit Hahnemann übereinstimmt, räumt Puchelt ein, daß sich bei genauer Betrachtung viele der der Homöopathie vorgeworfene Widersprüche auflösen. Weiter heißt es: «Ja ich glaube, dass die ganze Lehre gar nicht den Widerspruch gefunden, und dass sie im Gegentheil von mehreren Aerzten würde angenommen und benutzt worden seyn, wenn *Hahnemann* der ganzen übrigen Medicin nicht den offenbarsten Krieg erklärt hätte, von der denn doch ein jeder in ihr lebende und durch sie wirkende weiss, dass sie nicht so auf Sand gebaut sey, als es *Hahnemann* behauptet. Hätte er das in ihr anerkennen wollen, was ein jeder, der sie kennt, anerkennen muss, hätte er sich bemüht, seine Entdeckungen an sie anzureihen, und die Fälle auszumitteln, in welchen seine Methode anwendbar und nützlich sey, hätte er sich nicht von dem Strudel hinreissen lassen, der vor 20 Jahren unter den bessern Köpfen freilich sehr gewöhnlich war, die ganze Wissenschaft reformiren und alles Alte vernichten zu wollen, hätte er sich weniger von dem Oppositionsgeiste beherrschen lassen, der ihn allen andern Aerzten entgegenstellte, hätte er sich nicht einer höchst anmassenden und einseitigen Consequenzenmacherei dahingegeben; wahrlich er würde mehr Eingang gefunden und auch durch die Handlung anderer mehr genutzt haben[66].»

Hahnemanns Theorie impliziert eine Kritik der gesamten Schulmedizin. Puchelt ist deutlich der Meinung, daß die Homöopathie vor allem wegen dieses Anspruchs, die alten Lehren zu verdrängen und die Medizin durch eine neue Theorie völlig zu verändern, auf Widerstand stößt. Die Einwände gegen einzelne Thesen Hahnemanns sind demnach nur von zweitrangiger Bedeutung[67].

Puchelt weist nach, daß Hahnemann einige Fälle als Belege seiner Theorie anführt, die nicht eindeutig homöopathisch sind. «Doch Herr H. wird sagen, was thut die verschieden Ansicht oder Erklä-

---

[65] Ebenda, S. 25–27.
[66] Ebenda, S. 42–43.
[67] Diese Reaktion, eine neue Theorie allein deshalb abzulehnen, weil sie die alte verdrängen will, kann man als einen externen Faktor verstehen. Wir stellen sie nur deshalb im Rahmen der internen Faktoren dar, weil diese pauschale Ablehnung der Homöopathie durch den herrschenden Wissenschaftsbegriff bedingt ist. Ein «Ja» zur Homöopathie ist ein «Nein» zur Ätiologie und zur Kausaltherapie.

rungsart zur Sache, wenn das Mittel nur hilft, oder vielmehr in den angezognen Beispielen Schaden abwendet. Und darin mag er Recht behalten, wenn er nun einmal sich um die Wissenschaft gar nicht kümmern will[68].» Zur Verifikation seiner Theorie sind solche Beispiele freilich ungeeignet[69].

Hufeland publiziert ab 1826 eine Artikelserie, die die Homöopathie zum Gegenstand hat und in der er selbst auch wiederholt seinen Standpunkt darlegt. Im «Organon» hat Hahnemann die homöopathischen Ideen zum «Grundprinzip der ganzen Heilkunde» erklärt[70]. Diesem – bereits von Puchelt kritisierten – Anspruch der Homöopathie widerspricht auch Hufeland. Er hält die Kausalkur, die auf die Beseitigung der Krankheitsursache abzielende Behandlung, für die beste[71]. Die spezifische Kur Hahnemanns ordnet er der Kausalkur unter und geht nicht nur nach Symptomen, sondern immer auch nach Prinzipien vor. Außerdem lehnt er, im Gegensatz zu Hahnemann, nicht die nach dem Prinzip «Contraria contraribus» wirkenden Arzneien ab[72].

Die Homöopathie ist nicht neu; neu ist lediglich die Verabsolutierung dieser Heilkunde[73]. «Als untergeordnetes (Heilprinzip, d. Verf.), und in vielen Fällen heilbringendes, sei sie uns willkommen und mit Dank erkannt. Aber nicht als Reform und Umkehrung der ganzen Heilkunst[74].» Hierauf kommt Hufeland immer wieder zurück; er will die Unterordnung der Homöopathie unter die Schulmedizin.

In vielen theoretischen Fragen stimmt er mit Hahnemann überein. So ist er auch von der dynamischen Wirkung der Arzneien überzeugt und lobt Hahnemanns Verdienste um die Galenik[75]. «Auf die Vermehrung der Wirksamkeit der Berührungspunkte, durch Auflösung im Flüssigen, oder durch lange fortgesetztes Reiben, zuerst aufmerk-

---

[68] Puchelt: a.a.O., S. 53.
[69] Ebenda.
[70] Hufeland: Die Homöopathie. 1. Vorerinnerung. Bd. 62.1, S. 3–28 (S. 8), Berlin 1826.
[71] Ebenda, S. 9.
[72] Ebenda, S. 13. In diesen Zusammenhang gehört auch Hufelands «Anmerkung über das Wort Allopathie». Bd. 66.2, S. 40–41, wo er darlegt, daß «Allopathie» die falsche Bezeichnung für die *ganze* Medizin ist, da dieser Begriff nur die Heilung durch andersartige oder entgegengesetzt wirkende Mittel umfaßt. Deshalb empfiehlt er den Begriff «rationelle Medizin», worunter auch die Homöopathie zu subsumieren ist.
[73] Hufeland: Die Homöopathie. 1. Vorerinnerung. Bd. 62.1, S. 14.
[74] Ebenda, S. 19.
[75] Ebenda, S. 20.

sam gemacht zu haben, ist unstreitig ein Verdienst *Hahnemanns'*, und dankenswerth[76].»

In einer zusammenfassenden Beurteilung überwiegen die positiven Momente. Hierzu zählt Hufeland u. a. die Symptomatologie, die Betonung der Diät, die Verabreichung kleiner Dosen, die Unschädlichkeit der Medikamente, die geringen Kosten sowie die strengere Kontrolle der Apotheker[77].

Als negative Seiten der Homöopathie sieht er die bereits erwähnte Mißachtung der Kausaltherapie an, die Vernachlässigung der Grundlagenfächer wie z.B. Pathologie, die Gefahr, durch Unterlassung und abwartendes Beobachten dem Kranken zu schaden, die potentielle Abschaffung der Apotheken und schließlich die Geringschätzung der Naturheilkraft[78]: «Es raubt endlich durch seine Grundsätze den Aerzten die Achtung und das Vertrauen für die innere Heilkraft der Natur, …[79]»

Wie Hufeland später in einem anderen Zusammenhang darlegt, sieht er die Erfolge der Homöopathie zugleich als eine Bestätigung der Naturheilkraft an. «In der That, hierin besteht eben das wesentliche Verdienst der Homöopathie, die Lebenskraft gerade in dem leidenden Organ zur Thätigkeit und Hülfe aufzurufen, und die Mittel aufzuzeichnen und anzuwenden, welche diesem Organe und diesem Krankheitszustande am nächsten verwandt sind[80].»

Zwei Jahre später, 1828, hat Hufeland in der Sache seinen Standpunkt beibehalten: «Keine *homöopathische Medizin*, sondern eine *homöopathische Methode* in der *rationalen Medizin*[81]!» Im Ton ist er schärfer geworden: «Nicht das bestehende Bewährte verachtend,

---

[76] Ebenda, S. 21.

[77] Ebenda, S. 23–25.

[78] Ebenda, S. 25–27.

[79] Ebenda, S. 27.
Dieser Vorwurf gegen Hahnemann ist überraschend, wenn man sich vergegenwärtigt, daß er selbst früher an Brown kritisiert hat, es sei eine «Naturlästerung», die Kräfte der Natur bei der Heilung nicht zu berücksichtigen. Vergl. Hahnemann: Monita über die drey gangbaren Heilarten. Bd. 11.4, S. 52.
Vergl. auch die ausführliche Diskussion über die Naturheilkraft bei: Tischner: Geschichte der Homöopathie. Leipzig 1939, S. 257–263.

[80] Hufeland: Die Physiatrik, zugleich ein Rückblick auf mein Leben und meine Zeit. Bd. 76.1, S. 7–28 (S. 25).

[81] Hufeland: Homöopathie. 9. Fernere Bemühungen um das homöopathische Heilverfahren. Bd. 66.2, S. 61–65 (S. 65), Berlin 1828.

sondern sich ihm bescheiden anschliessend und unterordnend, alle Arroganz, Charlatanerie, Alleinherrschaft ablegend, Wissenschaft und gelehrte Bildung als Bedingungen des gründlichen Arztes anerkennend, so muss die Homöopathie erscheinen, wenn sie den Beifall des bessern Theils des medizinischen Publikums erhalten soll, so hätte sie gleich von Anfang auftreten sollen, und so wird sie, wovon sich schon deutliche Anzeichen verspüren lassen, in Kurzem sich gestaltet haben[82].»

Tatsächlich kann er im folgenden Jahr «mit Vergnügen» feststellen, daß Hahnemann in seinem Buch über die chronischen Krankheiten die «entfernten Ursachen» wieder berücksichtigt[83]. Hierin sieht Hufeland einen Wendepunkt in der Entwicklung der Homöopathie, da diese bis dahin allein an den Symptomen, nicht aber an den Ursachen der Krankheiten orientiert ist.

1830 definiert er den Unterschied zwischen der Schulmedizin und der Homöopathie: «Die rationelle Medizin beruht auf *Denken*, die homöopathische nur auf *Vergleichen*[84].» Die Homöopathie betrachtet alle Symptome, die rationelle Medizin dagen nur die wesentlichen, konstanten, und leitet daraus Gattungen und Ordnungen ab[85].

Hufeland kritisiert Hahnemanns Dogmatik: «Die Homöopathie übt eine eben solche nachtheilige und beschränkende Herrschaft über die Geister aus, die jedes einseitige System halten muss, und die wir während der Herrschaft des *Brown*'schen Systems genug zu beklagen Ursache hatten[86].» Der Vergleich mit der Theorie Browns läßt vermuten, daß Hahnemann in dieser Zeit einen ernstzunehmenden Einfluß auf die Ärzte ausübt. Hufeland muß konstatieren, daß auch die «besseren Aerzte» unter den Homöopathen «... sich dennoch ängstlich an die vorgeschriebene Denkform und an das diktatorische Wort des Meisters hielten und danach handelten»[87].

Ähnlich wie Hufeland vertreten auch Mayer (1831), Köchlin (1831) und Günther (1839) den Standpunkt, der Homöopathie

---

[82] Ebenda.
[83] Hufeland: Die Lehre von den Heilungsobjekten oder die Iatrognomik. Ein Versuch zur Vereinigung der Aerzte. Bd. 68.1, S. 7–94 (S. 27 und Anmerkung S. 74), Berlin 1829.
[84] Hufeland: Die Homöopathie. 11. Fernere Erklärung von Hufeland. Bd. 70.2, S. 3–28 (S. 12), Berlin 1830.
[85] Ebenda, S. 16.
[86] Ebenda, S. 23.
[87] Ebenda.

komme nur eine begrenzte Bedeutung innerhalb der Schulmedizin zu[88].

1833 berichtet Hufeland erstmals, daß ein Teil der Homöopathen in den Fällen, in denen die homöopathischen Arzneien nicht helfen, gemäß der Allopathie therapiert[89]. Diese Feststellung findet sich auch in «*Kapps*'s Urtheil über die Homöopathie»[90]. Diejenigen Homöopathen, die auch die Allopathie für ihre Therapie nutzen, stehen zu Hahnemann im Gegensatz.

Hierin, in der wieder akzeptierten Kausaltherapie und in der Medikation größerer Dosen, sieht Hufeland eine Annäherung der beiden (!) Parteien[91].

Bereits 1828 hat A. F. Fischer in seiner Arbeit «Ueber einige Mängel der Allopathie, mit Berücksichtigung des homöopathischen Heilverfahrens» reformbedürftige Punkte der etablierten Medizin aufgezeigt[92]. Ob es sich um die Vernachlässigung der Diät, den übertriebenen Gebrauch des Aderlasses oder den schlechten Zustand der Apotheken handelt – all dies gibt es bei der Homöopathie nicht[93].

Fischer will diese Mängel beseitigen, um dadurch die Glaubwürdigkeit der Allopathie in der Öffentlichkeit wieder zu verbessern. Zugleich disqualifiziert er die Homöopathie als «Irrlehre» und «gehaltlose Heilmethode»[94].

Dieses Vorgehen kann nicht als eine *beiderseitige* Annäherung bezeichnet werden. Hierbei handelt es sich vielmehr um die Verbesserung der etablierten Medizin in einzelnen Bereichen. Gleichzeitig wird die Homöopathie, die zu diesen Verbesserungen angeregt hat, abgelehnt und diffamiert. In diesen Zusammenhang paßt auch die Forderung von Klose (1833), die rationelle Medizin solle wie die ho-

---

[88] Mayer: Ueber das Wismuth in seiner Wirkung auf die thierische Organisation mit besonderer Rücksicht auf seine Heilkraft in der Cholera morbus. Bd. 73.4, S. 65–79 (S. 78), Berlin 1831, und
Köchlin: Praktische Beobachtungen. Bd. 73.5, S. 75–112 (S. 82), Berlin 1831, und
Günther: Ueber eine wesentliche Reform in der praktischen Medizin. Bd. 88.6, S. 40–64 (S. 46/47), Berlin 1839.
[89] Hufeland: Homöopathie. 5. Gegenwärtiger Standpunkt. Bd. 76.1, S. 96–99 (S. 96–97), Berlin 1833.
[90] Hufeland, in Kapp: a.a.O., Bd. 76.1, S. 73–87 (S. 79–80), Berlin 1833.
[91] Hufeland: Homöopathie: 5. Gegenwärtiger Standpunkt. Bd. 76.1, S. 97–98.
[92] Fischer, A. F.: Homöopathie: 8. Ueber einige Mängel der Allopathie, mit Berücksichtigung des homöopathischen Heilverfahrens. Bd. 66.2, S. 42–60, Berlin 1828.
[93] Ebenda, S. 43, 57–58 u. 59–60.
[94] Ebenda, S. 42 u. 44.

möopathische sich bemühen, spezifische Heilmittel aufzufinden[95].
Wie weit das Bestreben, die Homöopathie zu ignorieren und zu verdrängen, bei einigen Ärzten geht, mag der Vorschlag von Amelung
charakterisieren, der zum Abschluß seiner Kritik der Homöopathie
den Namen «Homöopathie» ausgemerzt wünscht, da er nichts Neues
beinhalte[96].

Zu Beginn der dreißiger Jahre des 19. Jahrhunderts mehren sich die
Zeichen für einen Wandel in der Homöopathie. Hufeland macht
1833, wie wir bereits gesehen haben, auf eine Annäherung eines Teils
der Homöopathen an die rationelle Medizin aufmerksam. 1834 weist
Conrath darauf hin, daß die Homöopathie «... in der neusten Zeit
mehrere von ihren früheren Machtsprüchen zurückgenommen ...»
habe[97]. Im selben Jahr veröffentlicht Messerschmidt «Die Homöopathie als eigenthümliche specifische Heilmethode in ihrem richtigen
Verhältniss zur rationellen Heilkunst dargestellt und durch Erfahrung erläutert»[98].

Messerschmidt hat schon 1826 seine positiven Erfahrungen mit der
Homöopathie mitgeteilt, sich jedoch nicht so weit mit dieser Theorie
identifiziert, daß er die Allopathie nicht mehr berücksichtigt[99]. – Jetzt
ist er überzeugt, daß in Zukunft alle Ärzte die *geläuterte* Homöopathie» als *einen* Heilweg anerkennen werden[100]. Er will die Homöopathie dort angewandt wissen, wo die traditionelle Medizin versagt[101].
Von Hahnemann, dem Begründer der homöopathischen Lehre, distanziert er sich, da dieser seine eigenen Sätze teilweise selbst widerru-
fen hat. «... so hat das Umstossen dieses und noch anderer Sätze auch
mein Vertrauen in *Hahnemann's* Worte umgestossen und mich be-
wogen, auf eigene Hand Versuche anzustellen und Erfahrungen zu
machen[102].» Indirekt kritisiert er zwar auch den Anspruch der

---

[95] Klose, C. L.: Bemerkungen über Lungenschwindsucht. Bd. 77.1, S. 97–109 (Anmerkung S. 105–106), Berlin 1833.
[96] Amelung, Fr.: Bemerkungen über den Nutzen des versüssten Quecksilbers bei entzündlichen Krankheiten. Bd. 91.4, S. 21–83 (S. 55–56), Berlin 1840.
[97] Conrath: Die Heilquellen zu Kaiser Franzensbad bei Eger. Bd. 88.3, S. 114–144 (S.
119), Berlin 1834.
[98] Messerschmidt: a.a.O., Bd. 79.6, S. 3–51, Berlin 1834.
[99] Messerschmidt: Homöopathie: 2. Krankheitsbehandlungen nach den Grundsätzen
der Homöopathie. Bd. 62.2, S. 59–101, Berlin 1826.
[100] Messerschmidt: Die Homöopathie als eigenthümliche specifische Heilmethode in
ihrem richtigen Verhältniss zur rationellen Heilkunst dargestellt und durch Erfahrung
erläutert. Bd. 79.6, S. 4.
[101] Ebenda, S. 6.
[102] Ebenda, S. 10.

Schulmediziner wie z.B. Hufelands, allein eine rationelle Medizin zu betreiben, indem er feststellt, daß auch die Homöopathie rationell ist. Doch hält Messerschmidt wie auch Hufeland den Alleinanspruch der Homöopathie nicht für gerechtfertigt[103]. Er empfiehlt: «Man prüfe sie (die homöopathische Heilmethode, d. Verf.), um die vielseitige Medicin mit ihr zu bereichern, reinige sie von dem ihr anklebenden Hahnemannismus, läutere und verbessere sie …[104]» Die Unterscheidung zwischen der Theorie Hahnemanns, dem «Hahnemannismus», und der Homöopathie, so wie Messerschmidt sie versteht, fällt deutlich auf. An anderer Stelle lesen wir: «Das sind die verwerflichen *Hahnemann*'schen Irrthümer, aus welchen dann wieder andere Irrthümer folgen müssen. Dennoch ist die Homöopathie, abgesehen von diesen, eine unumstössliche Wahrheit[105].»

Im folgenden Jahr, 1835, ist die Spaltung der Homöopathie, die sich hier bereits angedeutet hat, perfekt. Hufeland zitiert den Homöopathen Grieselitz. Dieser betont, kein «Hahnemannianer» zu sein und kritisiert u. a. die Niedrigkeit der Dosierung bei Hahnemann. «Die wirklich unverzeihlichen Irrthümer, Widersprüche und Unverträglichkeiten mit eignen Behaupteten, welche *Hahnemann* bei dieser Potenzirtheorie beging, sind so klar, dass man nur zwei Seiten bei *Hahnemann* zu lesen braucht, um zu sehen, dass er auf einer behauptet, was er auf der andern schnurstracks widerruft, und man kommt zu der Annahme, es habe sein Gedächtnis ihn oft verlassen[106].»

Hufeland begrüßt Grieselitz' Ausführungen mit dem Ausruf: «*Die Wahrheit siegt*[107]!» Nun endlich kritisieren die Homöopathen die Lehrmeinung ihres Meisters und akzeptieren nur noch die Sätze, die mit ihren eigenen Erfahrungen und Überlegungen übereinstimmen. «Ja mit Freuden sehen wir, dass diese Gesinnung schon bei dem grössten Theil vernünftiger Homöopathen überhand nimmt, und unvermerkt in ihre Handlungsweise einwirkt, und sie uns näher bringt[108].» Die meisten strittigen Punkte zwischen der Schulmedizin und der Homöopathie sind jetzt bereinigt, wie Hufeland zusammenfassend erläutert[109]. Offen bleibt die Frage, ob es allein ein Zufall ist, daß die-

---

[103] Ebenda, S. 12–13.
[104] Ebenda, S. 15.
[105] Ebenda, S. 43.
[106] Grieselitz: Homöopathie. Selbstgeständnis eines geistesfreien Homöopathen über Homöopathie. Bd. 80.4, S. 97 u. 99.
[107] Hufeland, in: Grieselitz: ebenda, S. 101.
[108] Hufeland, in: Grieselitz: ebenda.
[109] Hufeland, in: Grieselitz: ebenda, S. 101–103.

ser Artikel Grieselitz' samt Hufelands Nachwort gerade im April 1835 erscheint, zu einer Zeit, als der frisch vermählte Hahnemann seine Abreise nach Paris vorbereitet[110].

Die Ärzte haben sich nicht auf eine Kritik der Homöopathie beschränkt. Sie haben auch versucht, die Lehre Hahnemanns bezüglich ihrer Ursachen und Wirkungen zu verstehen.

Wir haben bereits gesehen, daß die praktischen Wirkungen der Homöopathie, die therapeutischen Erfolge, zum Teil aus der Naturheilkunde erklärt werden. Es gibt hierfür noch eine weitere Erklärung: «Wozu dann noch kommt, dass die Wirkung des Glaubens, nämlich die Erregung einer besonderen, mächtig auf den übrigen Körper zurückwirkenden geistigen Thätigkeit, hierbei eine grosse Rolle spielt, und wohl nicht selten allein das heilende Mittel seyn möchte, während der Arzt wie der Kranke, dies grosse Mittel verkennend, es in den für nicht zu achtenden Arzneidosen zu finden glaubt[111].»

Die Macht der «auf den übrigen Körper zurückwirkenden geistigen Thätigkeit», die Kieser 1825 anführt, wird heute als psychosomatische Wirkung bestimmt.

1833 bemerkt auch Günther, die Homöopathie sei ein psychisches Heilverfahren[112].

Medizingeschichtlich wird die Homöopathie in der Regel als Wiederentdeckung von Ideen des Paracelsus verstanden. Schon 1806 zitiert Ploucquet eine Stelle aus den Schriften Paracelsus', wo der «Simile»-Satz angeführt ist[113]. Hierauf kommt u. a. auch Schultz 1835 zurück. Er empfiehlt den Homöopathen, die Lehren des Paracelsus den neusten Erkenntnissen anzupassen und dadurch die Homöopathie zur Wissenschaft zu erheben[114]. Doch sieht man auch Verbin-

---

[110] Tischner betont, daß die Nachricht von der Abreise Hahnemanns von den meisten Homöopathen mit Erleichterung aufgenommen worden ist.
Die «Allgemeine homöopathische Zeitschrift», die 1832 von Fr. Rummel begründet worden ist und von Hahnemann unabhängig ist, belegt, daß bereits zu diesem Zeitpunkt ein Teil der Homöopathen bestrebt gewesen ist, sich von Hahnemanns Dogmatik zu lösen (Vergl. Tischner: Samuel Hahnemanns Leben und Lehre. Ulm 1959, S. 127–128, 129 u. 133–134).
[111] Kieser: Ueber den entzündlichen Charakter der stehenden epidemischen Constitution … Bd. 60.2, S. 34.
[112] Günther: Auch noch ein Wort über den Werth der Heilkunde. Bd. 77.3, S. 123–125 (S. 124–125), Berlin 1833.
[113] Ploucquet: Ueber Hahnemanns neues Prinzip zur Auffindung und Anwendung der Heilmittel. Bd. 24.1, S. 170–172.
[114] Schultz: Die Homöopathie im Verhältnis zur modernen Medizin und zum Staat. Bd. 76.5, S. 9 u. 39.

dungen zur jüngeren Geschichte. Puchelt und Hufeland ziehen Parallelen zwischen dem Brownschen System und der Homöopathie[115].

Günther ist der Ansicht, daß die jeweilige Heilmethode von den Ärzten aus Opportunität gewählt wird, «... wie der Tausch der jetzigen fast entgegengesetzten, gegen die weiland *Brown*'sche Heilart, beurkunden kann, ...[116]»

Schmidtmann schließlich vergleicht, ausgehend von der Heilmethode Broussais', die John Browns und Samuel Hahnemanns: «Stellt man diesen blutgierigen Priestern des Aesculaps ihren Zeitgenossen, den Gründer der Homöopathie *Hahnemann* gegenüber, der, ein Feind solcher heroischen Kuren, dichtet mit einem Milliontheilchen eines Tropfens ... irgend einer Arznei bei Kranken Wunder zu bewirken und dabei die Keckheit und Verwegenheit hat, wie *John Brown*, die Kräfte der weisen Natur zu verachten und zu lästern[117].»

Mit der Bezeichnung Hahnemanns als keck und verwegen wird die Grenze zwischen rationaler Argumentation und Polemik überschritten.

2.2 Externe Faktoren

Hahnemanns Polemik und die Reaktion der Schulmedizin

Bereits in der Auseinandersetzung mit dem Brownianismus haben wir Hahnemann auch als unsachlichen Kritiker kennengelernt. Seine Auseinandersetzung mit der Schulmedizin scheint nicht weniger polemisch gewesen zu sein, wenn man den Hinweisen von Puchelt und Widnmann Glauben schenkt[1]. Tischner hat mehrfach geschildert, daß Hahnemann ein Despot gewesen ist, der keine Kritik geduldet und seine Lehre als Dogma verstanden hat[2]. Sogar der Hahnemann

---

[115] Puchelt: Ueber die Homöopathie, von einem akademischen Lehrer. Bd. 49.6, S. 28, und
Hufeland: Die Homöopathie. 11. Fernere Erklärung von Hufeland. Bd. 70.2, S. 23.
[116] Günther: Ueber die zeitherige Witterungs- und Krankheits-Constitution. Bd. 63.2, S. 103–111 (S. 109), Berlin 1826.
[117] Schmidtmann: Beobachtungen über die Wassersucht. Bd. 70.4, S. 3–63 (S. 12), Berlin 1830.
[1] Vergl. Puchelt: Ueber die Homöopathie, von einem akademischen Lehrer. Bd. 49.6, S. 15, und
Widnmann: Einige Gedanken über Homöopathie. Bd. 57.5, S. 15.
[2] Tischner: Das Werden der Homöopathie. Stuttgart 1950, S. 138. Tischner: Samuel Hahnemanns Leben und Lehre. Ulm 1959, S. 125–127.

wohlgesonnene Hufeland klagt über die gegenseitigen Schmähungen der Ärzte in der Öffentlichkeit und konstatiert: «Ich gebe gern zu, dass die Homöopathie, oder vielmehr ihr Stifter, dazu den ersten Anlass gab, dadurch dass er alles Bisherige verwarf, und alles Andere mit Hohn und Verachtung behandelte[3].»

Doch auch auf Seiten der Schulmediziner finden sich Äußerungen, die nicht der gegenseitigen Verständigung dienen. So schreibt z.B. Stieglitz: «Das *Hahnemann*'sche Unwesen, das in und um Leipzig und Prag besonders so weit um sich gegriffen hat, ist sehr beklagenswerth; aber anderer Art. Es hängt doch mit einigen wissenschaftlichen, obgleich höchst dürftigen und irrigen Grundsätzen zusammen. Nach vielen Geschichten die bekannt geworden sind, scheint die Homöopathie eine sehr niedrige und verdächtige Handlungsweise einiger ihrer Anhäger sowohl veranlassen als auch verbergen zu können[4].» Eine solche Darstellung diffamiert die Homöopathen. In die gleiche Richtung zielt die rhetorische Frage von Wedekind, was denn die Homöopathen überhaupt von den Quacksalbern unterscheidet, da doch beide nicht die Krankheitsursachen zu ergründen suchen[5]. Widnmann gibt eine aufschlußreiche Erklärung für die Ablehnung der Homöopathie durch die Schulmedizin: «Ich kann mir diess feindliche Widerstreben der meisten Aerzte einerseits nur dadurch veranlasst denken, weil *S. Hahnemann* die mannichfaltigen Blössen der bisherigen Arzneikunde mit gar zu derber Hand berührt und aufgedeckt, und die ganze Schaar, der, wie er sie nennt, gewöhnlichen Aerzte, gar zu grob, und wirklich zu sehr in seinem Reformationseifer gemisshandelt hat[6]!» In der Auseinandersetzung mit Hahnemann haben einige praktische Ärzte wohl die Person mit der Sache identifiziert, da auch Hahnemann seine Kritik der etablierten Medizin mit unsachlichen Angriffen verknüpft hat.

Hahnemann und Hufeland

Hufeland hat sich an der Polemik gegen Hahnemann nicht beteiligt. Er ist von Hahnemanns Qualifikation überzeugt, schätzt seine

---

[3] Hufeland: Die Homöopathie. 11. Fernere Erklärung von Hufeland. Bd. 70.2, S. 7.
[4] Stieglitz: Ueber die Stellung der Aerzte zum Staate, zum Publikum und unter sich selbst. Bd. 60.1, S. 17–111 (S. 99), Berlin 1825.
[5] Wedekind: Ueber homöopathische Heilkunde. Bd. 66.6, S. 10.
[6] Widnmann: Homöopathie: 7. Unpartheiische praktische Prüfung der homöopathischen Methode. Bd. 66.2, S. 9.

pharmakologischen Kenntnisse und weist unsachliche Kritiker zurecht: «Sehr unzeitig war wohl der Spott, den *Hahnemann*, dieser treffliche Beobachter, statt des Dankes von seinen ärztlichen Mitbrüdern davon trug[7].» Hahnemanns Arbeiten sind ihm für das Journal stets willkommen, häufig würdigt er in einem einleitenden Wort die wissenschaftlichen Verdienste Hahnemanns. Hufeland hat zu Hahnemann eine freundschaftliche Beziehung gehabt[8]. Sie haben miteinander in Briefkontakt gestanden[9].

1826 versucht Hufeland, die Homöopathie mit der Schulmedizin zu vereinigen[10]. In seinem Journal werden auch Erfolge der Homöopathie publiziert, so daß er sich sogar gegen den Vorwurf verteidigen muß, selbst ein Anhänger der Homöopathie zu sein[11].

Zwischen Hahneman und Hufeland lassen sich in wichtigen Fragen Übereinstimmungen nachweisen. Beide sind sie Vitalisten, Freimaurer, begründen als gläubige Protestanten ihre Theorien letztlich durch Gott, sehen in Hippokrates ihr Vorbild, lehnen den Brownianismus ab, sind von der dynamischen Wirkung der Arzneien überzeugt und «schwören» auf die Erfahrung als Grundlage der Medizin[12]. Zur Kontroverse kommt es nahezu allein in der «wissenschaftspragmatischen» Frage, ob die Homöopathie in die rationale Medizin integriert oder ob sie diese völlig ersetzen soll.

Falsches Verständnis der Homöopathie

Hahnemann wird von Seiten der Schulmedizin vielfach beschuldigt, die Naturheilkraft zu leugnen. Tischner vertritt die Ansicht, daß

---

[7] Hufeland: Die Schutzkraft der Belladonna gegen das Scharlachfieber. Bd. 51.2, S. 24.
[8] Hufeland: Die Homöopathie. 1. Vorerinnerung. Bd. 62.1, S. 7. Vergl. auch Hufeland, in: Hahnemann: Ueber die Kraft kleiner Gaben der Arzneien und der Belladonna insbesondre. Bd. 13.2, S. 152–153.
Vergl. Schwanitz, H. J.: C. W. Hufeland und S. Hahnemann: Ein exemplarischer Beitrag zum Verhältnis von Schul- und Außenseitermedizin. in: Münstersche Beiträge zur Geschichte und Theorie der Medizin. Bd. 15, S. 54–58, Tecklenburg 1983.
[9] Vergl. Prokop: Homöopathie und Wissenschaft. Stuttgart 1957, S. 18.
[10] Hufeland: Die Homöopathie. 1. Vorerinnerung. Bd. 62.1, S. 3–28.
[11] Vergl. Hufeland: Die Homöopathie. 11. Fernere Erklärung von Hufeland. Bd. 70.2, S. 4.
[12] H. Ritter weist daraufhin, daß Hahnemann seit 1777 Freimaurer war und hierdurch auch in seinem ärztlichen Denken beeinflußt wurde. Ritter, H.: Samuel Hahnemann. Sein Leben und Werk in neuer Sicht. Heidelberg 1974.
Inwieweit auch die Freimaurerei als externer Faktor für Hahnemann und seine Lehre

142

es sich hierbei oftmals um ein Mißverständnis handelt[13]. Für diese Auffassung spricht auch, daß Hahnemann in der Auseinandersetzung mit dem Brownianismus J. Brown der «Naturlästerung» bezichtigt hat und damit selbst die «Natur» als einen Wert in der Medizin berücksichtigt wissen will[14].

Fürst Schwarzenberg – der berühmte Patient Hahnemanns

Am 17.4.1820 begibt sich der bekannte österreichische Feldmarschall Fürst Schwarzenberg nach Leipzig, um sich wegen der Folgen eines Schlaganfalls von Hahnemann behandeln zu lassen[15]. Ihn begleitet Matthias Marenzeller, der «Musterschüler» Hahnemanns in Österreich[16]. Lesky und Tischner haben dargelegt, daß durch dieses Ereignis eine weitreichende Diskussion der Homöopathie in der Öffentlichkeit ausgelöst worden ist[17].

Hahnemann ist nun mit seiner Lehre in aller Munde und wird in allen Bevölkerungsschichten bekannt.

Da, entgegen der ausdrücklichen Anordnung Hahnemanns, auch die Leibärzte des Fürsten in die Behandlung eingreifen und der Fürst sich nicht an die vorgeschriebene homöopathische Diät hält, bricht Hahnemann seine Behandlung ab, wenige Wochen vor einem neuerlichen, tödlichen Schlaganfall Schwarzenbergs[18].

Dieser Fall wirbelt soviel Staub auf, daß im selben Jahr Clarus, der angeblich außer Hahnemann der einzige behandelnde Arzt gewesen sein will, in Hufelands Journal die «Sectionsgeschichte des Fürsten von Schwarzenberg» veröffentlicht[19]. Clarus versichert, daß er Hahnemann «seine dadurch erlangte Celebrität» nicht neidet[20]. Er selbst ist ein Gegner der Homöopathie und schließt sich im Fall Schwarzen-

---

von Bedeutung war, sollte noch untersucht werden. So war neben Hahnemann und Hufeland z.B. auch der Herzog Ferdinand von Anhalt-Koethen ein Freimaurer. Lennhoff, E., Posner, O.: Internationales Freimaurerlexikon. Zürich, Leipzig, Wien 1932. Vergl. Ritter: a.a.O.

[13] Tischner: a.a.O. (1959), S. 109–111.
[14] Vergl. Kap. III.B.2.1 und III.C.2.1, (Anmerkung 79).
[15] Lesky: Matthias Marenzellers Kampf für die Homöopathie in Österreich, in: Sudhoffs Archiv, Bd. 38, Heft 2, 1954, S. 110–128 (S. 121).
[16] Ebenda, S. 122.
[17] Ebenda, und Tischner, a.a.O. (1959), S. 92.
[18] Tischner: ebenda.
[19] Clarus: Sectionsgeschichte des Fürsten von Schwarzenberg. Bd. 51.4, S. 108–122 (S. 108), Berlin 1820.
[20] Ebenda, S. 111.

berg der Diagnose des Leibarztes von Sax an, der wie Hahnemann das Sektionsprotokoll unterzeichnet hat.[21].

«Natürliche» Feinde der Homöopathie

Die Homöopathie ist nicht nur eine Herausforderung für die klinische Medizin. Widnmann erläutert beispielsweise, daß die Homöopathie Grundlagenfächer wie Physiologie, Pathologie und Anatomie für überflüssig hält, da diese Disziplinen sich nicht auf den rein deskriptiven Ansatz beschränken und für die Homöopathie allein die Beobachtung zählt[22].

Als weitere Feinde der Homöopathie apostrophiert Widnmann die Badeärzte und die Apotheker, die sich ebenfalls in ihrer beruflichen Existenz gefährdet sehen[23]. Vor allem mit den Apothekern hat Hahnemann erbitterte Fehden auszufechten, da er für die Homöopathen das Recht des Selbstdispensierens fordert. Mit dem Anspruch, die homöopathischen Arzneien selbst zubereiten zu dürfen, greift er die Monopolstellung der Apotheker an.

Staatliche Maßnahmen

Nach Hahnemanns Erfahrungen sind die Apotheker zu unzuverlässig, als daß er auf die Selbstbereitung der homöopathischen Verdünnungen verzichten könnte[24]. Die exakte Herstellung der Arzneien ist für die homöopathische Therapie entscheidend, nicht zuletzt auch des Vertrauens der Patienten wegen.

Daher bewertet Hahnemann, wie Lesky berichtet, das Verbot des Selbstdispensierens als den «Todesstoß» gegen die Homöopathie[25]. Die entsprechende Verfügung wird 1833 in Hufelands Journal veröf-

---

[21] Ebenda, S. 111, 112 u. 122.
Eine besondere Bedeutung für die Verbreitung der Homöopathie in Österreich hat der Arztpriester Veith. Näheres bei Lesky: Die Wiener Medizinische Schule im 19. Jahrhundert. Graz, Köln 1965, S. 50.
[22] Widnmann: Einige Gedanken über Homöopathie. Bd. 57.5, S. 22.
[23] Ebenda, S. 23.
[24] Vergl. Tischner: a.a.O. (1959), S. 94.
Daß Hahnemann hier einen Mangel aufgedeckt hat, mag man auch der Tatsache entnehmen, daß Hufeland 1826 die strengere Aufsicht über die Apotheken als einen positiven Effekt der Homöopathie anführt (Vergl. Hufeland: Die Homöopathie. 1. Vorerinnerung. Bd. 62.1, S. 24).
[25] Vergl. Lesky: Matthias Marenzellers Kampf für die Homöopathie in Österreich, in: Sudhoffs Archiv, Bd. 38, 1954, S. 110–128 (S. 118).

fentlicht[26]. Im selben Band berichtet der Herausgeber, daß in Ruß-
land die Homöopathie in allen Krankenhäusern verboten worden
ist[27].

Anschließend setzt sich Hufeland mit der Frage auseinander: «In
wiefern kann und soll der Staat die Homöopathie gesetzlich untersagen[28]?» Er fordert, daß der Staat nicht die Wissenschaft und damit
auch nicht die Homöopathie reglementieren darf[29]. Dies gilt auch für
den Fall der unterlassenen Hilfeleistung, wozu er die prinzipielle Ne-
gation des Aderlasses seitens der Homöopathen rechnet[30]. Er verweist auf die weit gefährlichere Brownsche Heilmethode, die auch
nicht verboten worden ist, und vergleicht: «Wie viel weniger bei der
Homöopathie! – Hier ist die Gefahr und der Nachtheil weit geringer,
indem sie positiv nichts Nachtheiliges anwendet, und weit mehr der
Natur und der Zeit überlässt[31].»

Hufeland fordert lediglich, daß die Homöopathen die Gesetze ach-
ten – d.h. aber, auf das Selbstdispensieren verzichten –, bei Todesge-
fahr die gesetzlich vorgeschriebenen Mittel anwenden und nicht Lei-
ter von Krankenhäusern werden[32]. Den letzten Punkt begründet er
damit, daß in einem von Homöopathen geleiteten Krankenhaus die
Freiheit des Patienten, nach einer Heilmethode seiner Wahl behandelt
zu werden, beeinträchtigt sei. Bereits 1830 hat er sich dafür ausge-
sprochen, daß nur der Arzt homöopathisch tätig werden darf, der
nach seiner Approbation zunächst fünf Jahre lang «rationell», also
gemäß der Schulmedizin, praktiziert hat[33].

Die Artikel von Schultz und von Link aus dem Jahre 1833 zeigen
die gleiche Einstellung, wie wir sie bei Hufeland finden. Schultz
meint, wenn der Staat das Selbstdispensieren erlaube, sanktioniere er

---

[26] Altenstein, v.: Die Homöopathie: Verfügung der K. Preussischen Regierung über die
Anfertigung, Dispensation und Liquidation der homöopathischen Arzneimittel. Bd.
76.1, S. 71–73.
[27] Hufeland: Homöopathie. 3. Verbot des homöopathischen Heilverfahrens in allen
öffentlichen Krankenanstalten von Seiten der Russischen Regierung. Bd. 76.1, S.
87–92 (S. 90), Berlin 1833.
[28] Hufeland: a.a.O., Bd. 76.1, S. 93–96, Berlin 1833.
[29] Ebenda, S. 93.
[30] Ebenda, S. 93–94.
[31] Ebenda, S. 95.
[32] Ebenda, S. 95/96.
[33] Hufeland: Die Homöopathie. 11. Fernere Erklärung von Hufeland. Bd. 70.2, S.
26–27.

die gesamte Homöopathie[34]. Link vertritt einen ähnlichen Standpunkt, wenn er feststellt, daß die Homöopathie nicht begünstigt werden darf[35].

Andererseits kann Hufeland eine «Fernere Erklärung der K. Preussischen Regierung über das Selbstdispensieren der homöopathischen Aerzte» anfügen, in der die Apotheker angewiesen werden, die homöopathischen Arzneien genau den Vorschriften Hahnemanns entsprechend zuzubereiten[36].

Im folgenden Band äußert Vetter einige grundsätzliche Überlegungen zum Verhältnis der Homöopathie zum Staat[37]. Er gesteht dem Staat mehr Recht zu als Hufeland es tut: «Der Staat hat ein unbedingtes Recht über die praktische Medizin, ...[38]» Vetter verlangt, daß der Staat über den Anspruch der Homöopathie, allein auf dem «Simile»-Satz ein medizinisches System zu begründen, entscheiden soll[39]. Ferner erwägt er, die Homöopathen durch eine «medizinische Polizei» überwachen zu lassen. Diese Vorschläge zielen darauf hin, die homöopathische Praxis erheblich zu erschweren, eine Absicht, die besonders in der Forderung deutlich wird, daß jeder Homöopath mißglückte Behandlungen selbst verantworten soll[40]. Gegen Ende seiner Arbeit weist Vetter den Homöopathen ein «staatsverräterisches Princip» nach, da sie behauptet hätten, die «intelligente Staatsbehörde» sei allopathisch[41].

Im folgenden Jahr, 1835, verkünden Hufeland und Osann – vermutlich ironisch gemeint – eine überraschende Wende im Streit um das Selbstdispensieren: «Wir freuen uns, unsern Lesern anzeigen zu können, dass der ärgerliche Streit über das Selbstdispensieren nun am Ende ist. Denn die Homöopathie hat nun die Potenziirung der Arzneimittel so weit getrieben, dass es gar nicht mehr nöthig ist sie einzunehmen, sondern dass es vollkommen hinreicht, die Kranken *täglich einigemal daran riechen zu lassen*, und der Stifter der Homöopa-

---

34 Schultz: Die Homöopathie im Verhältnis zur modernen Medizin und zum Staat. Bd. 76.5, S. 30.

35 Link: Homöopathie: Ueber Homöopathie. Bd. 76.5, S. 72–73.

36 Hufeland: a.a.O., Bd. 76.6, S. 87–88, Berlin 1833.

37 Vetter: Einige Bemerkungen über das Verhältnis der Homöopathie zum Staate. Bd. 77.5, S. 70–86, Berlin 1833.

38 Ebenda, S. 73.

39 Ebenda, S. 80.

40 Ebenda, S. 83.

41 Ebenda, S. 84.

thie selbst hat sich schon seit einigen Monaten keiner anderen Methode bedient, und bloss dadurch Heilungen bewirkt. Wir hatten bisher, nach den verschiedenen Applicationen, eine *Medicina per os, Medicina per cutem, Medicina per anum* (die Klystierkuren); Nun haben wir noch eine vierte die *Medicina per nasum*[42].»

2.3 Ergebnis

Im Jahre 1835 beendet Hufeland die kritische Auseinandersetzung mit der Homöopathie in seinem Journal[1]. Befriedigt darüber, daß ein Teil der Homöopathen die Lehre Hahnemanns nicht mehr als Dogma versteht, sondern jetzt nur noch das akzeptiert, was mit den eigenen Erfahrungen und Überlegungen übereinstimmt, schreibt er: «Ja mit Freuden sehen wir, dass diese Gesinnung schon bei dem grössten Theil vernünftiger Homöopathen überhand nimmt, und unvermerkt in ihre Handlungsweise einwirkt, und sie uns näher bringt[2].» Da ein Teil der Homöopathen nun die rationelle Medizin wieder berücksichtigt, ist auch Hufeland zu einer Würdigung der Homöopathie bereit: «Auch wollen wir gern zugeben, dass die Homöopathie auch bei den anders denkenden Aerzten manchen guten Einfluss gehabt hat, zur Mässigung in den Blutentziehungen, der starken Dosen der Arzneimittel, der bessern Beachtung der Symptome und der Diät der Kranken[3].»

Tischner (1935) datiert das Ende der «Kampfzeit» auf das Jahr 1840[4].

Als Ergebnis läßt sich festhalten, daß der Anspruch Hahnemanns, mit der Homöopathie eine völlig neue Medizin zu begünden, die in der Lage ist, die Schulmedizin zu ersetzen, von einem Teil seiner Schüler aufgegeben worden ist. Diese Homöopathen lehnen die extremen Verdünnungen ab und akzeptieren Teile der Schulmedizin für ihre Theorie (Naturheilkraft, Grundlagenfächer wie Physik und Chemie) und Praxis (Aderlaß, Brechmittel)[5]. Außerdem ist es den

---

[42] Hufeland u. Osann: Ende des Streits um das Selbstdispensiren der Homöopathen. Bd. 78.6, S. 121, Berlin 1834.
[1] Hufeland, in: Grieselitz: Homöopathie: Selbstgeständniss eines geistesfreien Homöopathen über Homöopathie. Bd. 80.4, S. 100.
[2] Ebenda, S. 101.
[3] Ebenda, S. 103.
[4] Tischner: Homöopathie und Allopathie im Kampfe miteinander, in: Allgemeine Homöopathische Zeitung, Nr. 6, 1935, S. 447–461 (S. 457).
[5] Hufeland, in: Grieselitz: a.a.O., S. 101.

Schulmedizinern in Preußen gelungen, den Homöopathen eigene Krankenhäuser und Lehrstühle an den Universitäten zu verweigern[6]. Die wissenschaftliche Prüfung der Homöopathie ist ohne ein entscheidendes Ergebnis geblieben, da die Homöopathie nicht falsifizierbar ist. Hahnemanns rein deskriptiver Ansatz bleibt in der Erfassung des einzelnen Krankheitsfalles verhaftet. Jede Verallgemeinerung ist unzulässig. Der Homöopath ist allein bestrebt, alle Symptome eines jeden Patienten genau zu beschreiben. Hieraus resultiert in einzelnen Fällen eine Auflistung von mehr als tausend Symptomen. Dieses Vorgehen verunsichert viele Ärzte, die sich erstmals mit der Homöopathie befassen. Daher werden mißlungene Behandlungen oftmals als persönliche Fehler aufgefaßt und darauf zurückgeführt, daß man die Lehre Hahnemanns noch nicht genügend studiert hat.

Die Konzeption der Homöopathie verbindet mit dem Begründer Hahnemann zugleich die Instanz einer «letzten Wahrheit», wodurch auch der große Einfluß Hahnemanns auf seine Schüler zu erklären ist. Die praktischen Ärzte haben erkannt, daß die Homöopathie, da sie nicht überprüfbar ist, eine Frage der Glaubens (– im Sinne von «für-wahr-halten» –) ist. Zugleich entspricht sie nicht dem üblichen Wissenschaftsbegriff. Puchelt stellt heraus, daß für die Medizin als Wissenschaft Ätiologie und Klassifikation der Krankheiten unverzichtbar sind. Damit ist die Homöopathie nicht wissenschaftlich[7].

Hufeland, ein bedeutender Repräsentant der Schulmedizin, setzt sich wiederholt mit dem Anspruch der Homöopathie auseinander, die etablierte Medizin zu ersetzen. Obwohl er in vielen theoretischen Punkten mit Hahnemann übereinstimmt, dessen Kritik an Mängeln der Schulmedizin akzeptiert und dessen fachliche Qualifikation hervorhebt, lehnt er die Homöopathie als *die* Medizin ab. Wohl ist er bereit, sie als *eine* medizinische Methode in die rationelle Medizin zu integrieren[8].

---

[6] Hufeland: Homöopathie: Antwort der Pariser Academie de Medicine an den Minister auf das Ansuchen der homöopathischen Gesellschaft, ihr eigne Klinika und Hospitäler einzuräumen. Bd. 80.4, S. 94–97 (S. 97), Berlin 1835.
[7] Vergl. Puchelt: Ueber die Homöopathie, von einem akademischen Lehrer. Bd. 49.6, S. 22–24.
[8] Tischner bezeichnet es als eine «geschichtliche Schuld», daß die Homöopathie von der Schulmedizin nicht praktisch überprüft worden ist. «Nur *eins* tat man nicht! Keiner der zahlreichen kritisierenden Hochschullehrer prüfte die neue Lehre ausgiebig und vorurteilslos praktisch am Krankenbett; es war bequemer, auf dem hohen Thron der Theorie zu sitzen und von dort aus Recht zu sprechen!» (Tischner: a.a.O. (1935), S. 457) Wir halten diesen Vorwurf nicht für gerechtfertigt, da Hufeland wiederholt zur

Wir haben mehrere Ärzte gehört, die die Ablehnung der Homöopathie durch die Schulmedizin auf den Anspruch Hahnemanns, die gesamte Medizin zu reformieren, zurückführen. Eine Annäherung der Homöopathie an die Schulmedizin, wie sie von vielen praktischen Ärzten gewünscht wird, scheitert auch an der unverblümten und kompromißlosen Kritik Hahnemanns an der Schulmedizin. Oftmals ist diese Kritik mit einer scharfen Polemik verknüpft, wodurch eine sachliche Auseinandersetzung erschwert wird. Immerhin deckt Hahnemann so gravierende Mängel der etablierten Medizin auf, daß diese gezwungen ist, praktische Verbesserungen von der Homöopathie zu übernehmen.

Hahnemanns Theorie ist offen. So hat er seine Einstellung zur Kausaltherapie mehrmals geändert und dadurch seine Kollegen irritiert.

Am Beispiel der Scharlachtherapie mit der Belladonna haben wir gesehen, daß Hahnemann die Überprüfung seiner Hypothesen durch Einführung von Zusatzhypothesen erschwert hat.

Die Theorie ist im Vitalismus begründet und steht insofern in Einklang mit der etablierten Medizin.

Hahnemann hat die Homöopathie in den Jahren konzipiert, als der Brownianismus die verbreitete medizinische Theorie in Deutschland ist. Bekannt wird seine Theorie allerdings erst nach 1810 mit dem Erscheinen des «Organon». Vetter schreibt 1933: «Bei dem gegenwärtigen Zustande der Medizin gab es zwischen *Brown* und *Hahnemann* keine rein dogmatische und abgeschlossene Schule in Teutschland, sondern vielmehr nur eclectische Systeme[9].» Die Homöopathie kann als eine Reaktion auf den Brownianismus verstanden werden[10]. Auf einen Zusammenhang weisen auch einige Autoren in Hufelands Journal hin. E. Dann schreibt 1842 in einer «Geschichte und Kritik der Lehre von den Schärfen», daß nach dem Streit um die Erregungstheorie eine Zeit der «Anarchie im Reiche der Medicin» folgt. «Es blühte wieder das alte Paradies der Empiriker, in welchem *Broussa-*

---

praktischen Prüfung aufgerufen und auch mehrere Erfahrungsberichte in seinem Journal veröffentlicht hat.
Vergl. Hufeland: Die Homöopathie. 1. Vorerinnerung. Bd. 62.1, S. 8, und z.B.
Messerschmidt: Homöopathie: 2. Krankheitsbehandlungen. Bd. 62.1, S. 29–60, und Bd. 62.2, S. 59–101, Berlin 1826.
[9] Vetter: Einige Bemerkungen über das Verhältnis der Homöopathie zum Staat. Bd. 77.5, S. 79.
[10] Vergl. Kap. III.C.1, u. C.2.1.
Siehe auch III.E.

is's Entzündung der Darmschleimhaut als fast alleinige Grundkrankheit, selbst *Hahnemanns* Theorie der pathologischen Unwissenheit, dies Nichts der Verzweiflung, emporsprosst, um durch ein kurzes Scheinleben der todten Scene einige Abwechslung zu geben[11].» Fischer bemerkt zu dem Heilverfahren der Homöopathen, das sich allein auf den «Simile»-Satz stützt: «Die Homöopathiker ... würden keinen Stoff zu ihren Arbeiten finden, würden nicht auf Extreme gerathen seyn, wenn wir uns früher einfachern Heilproceduren befleissigt hätten[12].»

Hahnemann hat den praktischen Teil seiner Lehre auf Beschreibungen von Einzelfällen beschränkt, auf die «reine» Erfahrung. Wenn man berücksichtigt, wie hoch in der praktischen Medizin die Erfahrung bewertet wird, wie bewußt sich Ärzte wie Hufeland in die Tradition Hippokrates' einreihen[13], dann wird verständlich, in welche Verlegenheit Hahnemann die Schulmedizin gebracht hat. «Noch nie war eine medizinische Lehre in dem Grade wie die Hahnemanns der Grundidee nach auf der reinen Erfahrung aufgebaut worden, schon aus dem einfachen Grunde, da erst Hahnemann eine Arzneimittellehre schuf, die bei den Erscheinungen stehen blieb[14].» Aus dieser Feststellung Tischners läßt sich der Erfolg der Homöopathie bei vielen praktischen Ärzten und ihre Existenz bis heute – sie ist nicht zu falsifizieren – ebenso erklären wir ihre Außenseiterrolle in der Medizin[15]. Da die Schulmedizin die homöopathischen Behandlungen kaum überprüfen kann und da sie nicht auf die Klassifikation der Krankheiten in nosologischen Systemen verzichtet, kann sie die «nur» deskriptive Homöopathie nicht als eine spezielle Heilmethode integrieren. Aus diesem Grunde ist die Homöopathie auch eine permanente Herausforderung der Medizin als «Wissenschaft». Wegen ihres Verzichts auf Ätiologie und Klassifikation wird die Homöopathie für unwissenschaftlich erklärt und in eine Außenseiterrolle gedrängt[16].

---

[11] Dann: a.a.O., Bd. 94.4, S. 42−43.
[12] Fischer: Die Heilkunde unserer Zeit und deren Bedürfniss. Bd. 60.3, S. 50.
[13] Vergl. Hufeland: Hippokrates und Galenus, Natur und Schule. Bd. 48.1, S. 1−14.
[14] Tischner: Samuel Hahnemanns Leben und Lehre. Ulm 1959, S. 86−87.
[15] Vergl. Tischner: ebenda, S. 143.
[16] Vergl. Puchelt: a.a.O., S. 22−24.
In diese Richtung zielt auch die Feststellung Hufelands: «Die rationale Medizin beruht auf *Denken*, die homöopathische nur auf *Vergleichen*.» (Hufeland: Die Homöopathie. 11. Fernere Erklärung von Hufeland. Bd. 70.2, S. 12).

Die Geschichte der Homöopathie ist von externen Faktoren mitbeeinflußt worden. Durch den spektakulären Patienten Schwarzenberg
wird die Homöopathie bekannt. Durch ihren Anspruch, ihre Arzneien selbst herzustellen, schafft sie sich mächtige Feinde in den Apothekern, die ihr Monopol gefährdet sehen und ohnehin von den billi-
gen homöopathischen Verdünnungen nicht viel Gewinn erwarten
können[17]. Es kommt zu staatlichen Maßnahmen: In Österreich ist die
Homöopathie von 1819 bis 1837 verboten[18]. In Preußen wird das
Selbstdispensieren untersagt, doch kommt es hier nicht zum direkten
Verbot.

Das kann auch auf die liberale Einstellung aufgeklärter Ärzte wie
des einflußreichen Hufeland, der mit Hahnemann befreundet gewesen ist, zurückgeführt werden.

Trotz der erheblichen Bedeutung, die den externen Faktoren gerade in der Auseinandersetzung um die Homöopathie zukommt, läßt
sich hieraus nicht die Tatsache erklären, daß diese auch heute noch
ihre Anhänger unter Ärzten wie Patienten findet.

3. Zur Homöopathie heute –
Mehr als 170 Jahre Außenseitermedizin

Die Geschichte der Homöopathie bis zur Gegenwart hinreichend
genau wiederzugeben, würde den Rahmen unserer Untersuchung
sprengen[1]. Wir wollen uns daher darauf beschränken, einige wichtige
Zeitabschnitte anzudeuten und den Status quo zu konstatieren.

Wir haben bereits festgestellt, daß in den dreißiger Jahren des 19.
Jahrhunderts auch von einem Teil der Homöopathen vermehrt Kritik
an einzelnen Thesen Hahnemanns geäußert worden ist. Diese Gruppe
stellt Tischner als eine kritisch-naturwissenschaftliche Richtung der

---

[17] V. Wolff wendet die Homöopathie «vorzugsweise bei Armen und Unbemittelten»
an, ein Hinweis darauf, daß die homöopathischen Arzneien erheblich billiger sind als
die allopathischen und daß bei v. Wolff die Finanzkraft des Patienten die Therapie mitbeeinflußt. (Wolff: Homöopathie. 6. Geschichte meiner Bekanntschaft mit der Homöopathie. Nebst einigen Erfahrungen. Bd. 64.4, S. 36)
[18] Lesky: Homoeopathica Austriaca, in: Österreichische Ärztezeitung, Nr. 22, Wien
1976.
[1] Eine gute Übersicht gibt R. Tischner: Geschichte der Homöopathie. Leipzig 1939,
und ders.: Das Werden der Homöopathie. Stuttgart 1950. Neuere Literatur bei Oepen,
I.: Pseudo-Naturheilverfahren. Zentralblatt Haut- und Geschlechtskrankheiten, 148.
Bd., S. 463–469, 1982.

dogmatischen Richtung der «Hahnemannianer» gegenüber[2]. Beide Richtungen sind auch heute noch vertreten[3]. Während die Hahnemannianer die Lehre ihres Meisters für ein abgeschlossenes System halten und an der Hochpotenztherapie festhalten, haben sich die kritischen Homöopathen um eine Verständigung mit der Schulmedizin bemüht. Sie erkennen die Kausaltherapie an und berücksichtigen auch neue Erkenntnisse der Schulmedizin[4]. Diese Einteilung ist nur grob[5]. Die Homöopathie ist – trotz der Bemühungen der kritischen Homöopathen – zu keiner Zeit von der etablierten Medizin anerkannt worden. Doch hat sie wiederholt Beachtung in der Öffentlichkeit und bei anerkannten Ärzten gefunden.

In den fünfziger Jahren des 19. Jahrhunderts wird die Medizin durch die Schüler des Physiologen Müller zu einer naturwissenschaftlichen Disziplin umgestaltet[6]. Tischner zeigt am Beispiel Virchows, wie ein naturwissenschaftlicher Forscher zum Gegner der «dynamischen» Homöopathie wird[7].

In der Theorie der Medizin verdrängen die materialistischen Anschauungen von Büchner, Maleschott und Vogt den Vitalismus[8].

Die Homöopathie gewinnt erst in den achtziger Jahren wieder an Einfluß, als die Forschungen Pasteurs und Robert Kochs beweisen, daß man Krankheiten durch ihre «Erzeugnisse» verhüten kann. Durch das «spezifische» Tuberkulin kann die Tuberkulose verhindert werden, ein Ergebnis, das an den «Simile»-Satz erinnert. Außerdem wird man bei der Anwendung der Schutzimpfung (1881 gegen Milzbrand; 1885 gegen Tollwut) wieder auf die Wirksamkeit auch kleinster Dosen aufmerksam[9]. Ähnliche Erfahrungen werden mit der von Behring begründeten Serumtherapie gemacht. Die Homöopathen gewinnen in dieser Zeit in Hugo Schultz einen angesehenen Verfech-

---

[2] Vergl. Tischner: a.a.O. (1950), S. 160–161.
[3] Ebenda, S. 201.
[4] Ebenda.
[5] Eine genaue Untersuchung von Petry zeigt z. B., daß allein die Wiener Homöopathie der vierziger Jahre des vorigen Jahrhunderts mehrere Parteien aufweist (Näheres bei: Petry: Die Wiener Homöopathie 1842 bis 1849. Med. Diss. Mainz 1954).
[6] Tischner: a.a.O. (1939), S. 610.
[7] Ebenda, S. 610–613.
[8] Vergl. Lesky: Die Wiener Medizinische Schule im 19. Jahrhundert. Graz, Köln 1965, S. 138–139.
[9] Vergl. Tischner: a.a.O. (1950), S. 178.
Die Schutzimpfung ist bereits seit 1796 bekannt, als Jenner Kuhpocken zur Immunisierung gegen Menschenpocken empfiehlt.

ter ihrer Ideen[10]. 1888 wird in Leipzig ein homöopathisches Krankenhaus eröffnet, das bis 1901 besteht[11].

Dann wird der Homöopathie erst nach 1925 wieder eine größere Aufmerksamkeit zuteil, als der bedeutende Berliner Chirurg August Bier für diese Theorie eintritt und in den folgenden Jahren mehrere Arbeiten publiziert, in denen er Erfolge mit dem homöopathischen Heilverfahren mitteilt[12]. Neumann berichtet, daß 1929 in Berlin ein Lehrstuhl für Homöopathie eingerichtet und mit Ernst Bastanier besetzt wird[13]. In den zwanziger Jahren des 20. Jahrhunderts existieren mehrere homöopathische Krankenhäuser[14].

Was Bier vergebens argumentativ versucht hat, nämlich die Homöopathie mit der Schulmedizin zu vereinigen, wollen ab 1933 die Nationalsozialisten mit Gewalt erzwingen[15]. Die «neue deutsche Heilkunde» soll alle medizinischen Richtungen umfassen[16]. Offiziell wird die Homöopathie zur Schulmedizin gezählt[17]. Negative Ergebnisse von Prüfungen homöopathischer Arzneien werden nicht publiziert[18]. Dennoch wird auch in dieser Zeit eine echte Verschmelzung mit der Schulmedizin nicht erreicht[19].

Nach 1945 wird es wieder ruhig um die Homöopathie. Die Diskussion um Pro und Contra haben O. und L. Prokop 1957 aufgearbeitet[20]. Ausgehend von einem naturwissenschaftlichen Wissenschaftsverständnis weisen sie nach, daß der Homöopathie «grundsätzlich»

---

[10] Tischner: a.a.O. (1950), S. 179.
[11] Ebenda.
[12] Ebenda, S. 199.
[13] Neumann, Horst: Das Verhältnis der Homöopathie zur naturwissenschaftlichen Medizin in den letzten hundert Jahren im Spiegel der medizinischen Fachpresse. Diss. med. Berlin 1966, S. 20, und
Vergl. Tischner: a.a.O. (1950), S. 201.
[14] Neumann: a.a.O., S. 20.
[15] Ebenda, S. 32 u. 72.
[16] Ebenda, S. 74.
[17] Ebenda, S. 76.
[18] Ebenda, S. 77.
[19] Ebenda, S. 78.
Über den Zeitraum von 1933–1945 gibt nur die Arbeit von Neumann konkrete Informationen. Aufschlußreich ist aber auch die Feststellung Tischners aus dem Jahre 1935, daß die Homöopathie nach hundert Jahren jetzt wieder eine Blüte erlebt und neue Anhänger gewinnt. Es wird allerdings nicht gesagt, ob diese Entwicklung einer «staatlichen Empfehlung» entspricht (Vergl. Tischner: Homöopathie und Allopathie im Kampf miteinander, in: Homöopathische Zeitung, Nr. 6, 1935, S. 447).
[20] Prokop, Otto und Ludwig: Homöopathie und Wissenschaft. Stuttgart 1957.

das Streben nach wissenschaftlicher Objektivität fehlt[21]. Trotz einer umfassenden Kritik der theoretischen Thesen kommen sie jedoch nicht umhin, zu konstatieren: «Wir haben bereits dargestellt, daß die Homöopathie bestimmte Erfolge haben muß[22].» Diese Erfolge werden durch «Psychotherapie» erklärt[23]. Damit läßt sich dann auch die Erfahrung deuten, daß die Homöopathie bei der Behandlung neurotischer Patienten gelegentlich erfolgreicher ist als die Schulmedizin[24]. Den homöopathischen Mitteln kommt nach Prokop/Prokop wahrscheinlich nur eine Placebowirkung zu[25].

Zur Frage der Wirksamkeit homöopathischer Arzneien sind von R. Pirtkien 1962 Untersuchungen über die Substanzen «Bryonia» und «Belladonna» vorgelegt worden[26]. Die im Doppelblindversuch an Gesunden gewonnenen Daten zeigen statistisch signifikante Unterschiede zwischen der Placebogruppe und der Arzneigruppe bis zur Verdünnung D 3 (= 1/1000 der Urtinktur)[27]. Nach diesen Ergebnissen ist es nicht gerechtfertigt, die Wirkung der homöopathischen Arzneien als reine Placebowirkung zu interpretieren. Allerdings ist auch zu berücksichtigen, daß es sich bei D 3 um eine relativ niedrige homöopathische Verdünnung handelt. Unter «Hochpotenzlern» sind Verdünnungen von D 30 oder D 60 (= $1/10^{60}$ der Urtinktur) durchaus üblich[28].

O. und L. Prokop haben den Gegensatz zwischen der Schulmedizin und der Homöopathie im Streben nach Objektivität bzw. Subjektivität gesehen[29]. Schadewaldt (1972) stellt fest, daß ein Vergleich zwi-

---

[21] Ebenda, S. 119.

[22] Ebenda, S. 139.

[23] Ebenda, S. 176.

[24] Ebenda, S. 140–141.

[25] Ebenda, S. 147.

[26] Pirtkien, R.: Eine Arzneimittelprüfung mit Bryonia. Stuttgart 1962, und ders.: Eine Arzneimittelprüfung mit Belladonna. Stuttgart 1963. Die Arbeiten sind Veröffentlichungen aus dem Robert-Bosch-Krankenhaus in Stuttgart, das von Homöopathen geführt wurde.

[27] Pirtkien: a.a.O. (1962), S. 64, und ders.: a.a.O. (1963), S. 47.

[28] In diesem Zusammenhang ist die Entdeckung der Loschmidt' Zahl von Bedeutung. Diese Zahl gibt die Anzahl der Moleküle in einem Mol an und beträgt $6,023 \times 10^{23}$. Hiernach ist ab D 23 nicht mehr sicher, ob sich überhaupt noch *ein* Molekül der Wirksubstanz in der Lösung befindet. Diesen Überlegungen wird von «Hochpotenzlern» z.T. mit dem Hinweis auf die «dynamische» Wirkung begegnet. (Näheres bei: Tischner: a.a.O. (1950), S. 89–92, und Prokop: a.a.O., S. 95)

[29] Prokop: a.a.O., S. 175.

schen der Schulmedizin und der Homöopathie nicht möglich ist, da letztere den Diagnosebegriff ablehnt[30]. Beide Auffassungen lassen sich auf den im vorigen Kapitel dargelegten Verzicht der Homöopathie auf jegliche Klassifikation von Krankheiten zurückführen. Da der Homöopath bei der Beschreibung des einzelnen Krankheitsfalles stehenbleibt, da er individualisiert und nicht generalisiert, kann er keine «Objektivität» im Sinne von Prokop erreichen. Zugleich bedingt die Beachtung aller individuellen Symptome eine Ablehnung jeder verallgemeinernden Diagnose.

E. Fräntzki hat in einer neueren Arbeit über «Die Idee der Wissenschaft bei Samuel Hahnemann» 1976 von philosophischer Seite zu zeigen versucht, daß die Homöopathie den Kantschen Wissenschaftsbegriff in die Medizin überträgt[31]. «Hahnemann ist ohne Kant nicht zu verstehen, aber er ist gleichwohl kein Kantianer[32].» Fräntzki sieht in der Konzeption einer «reinen Arzneimittellehre» durch Prüfung am Gesunden eine «Erkenntnis der Arzneien *a priori*»[33]. «Wenn Hahnemann dann konsequenterweise mit seinen Mitarbeitern eine «reine Arzneimittellehre» erarbeitet, so besagt das «rein» nicht nur, daß alles beiseite gelassen ist, was nicht erweislich von der betreffenden Arznei herrührt, vielmehr daß es sich um Arzneiwirkungen handelt, die *vor* einer Anwendung an Kranken festgestellt wurden, also *a priorische* Wirkungen sind[34].» Hier liegt unseres Erachtens eine unzulässig weite Auslegung des Kantschen «a priori» vor. Die Wirkungen sind nach Fräntzki a priori, da sie *vor* ihrer Anwendung am Kranken bekannt sind. Sollte der Autor übersehen, daß die Arzneiwirkungen durch Versuche am Gesunden *erfahren* wurden und damit per definitionem «a posteriori» sind?

Fräntzki ist überzeugt, daß Hahnemann mit seinem Ansatz «die *kopernikanische* Wende innerhalb der Medizin vollzogen» hat[35]. Darüber kann man diskutieren. Eine Diskussion ist aber nur dann nützlich, wenn man einander versteht. Das ist bei Fräntzki manchmal schwierig, z.B. wenn er die Ähnlichkeits*regel* als oberstes *Gesetz* der

---

[30] Schadewaldt: Homöopathie und Schulmedizin. – Eine historische Würdigung, in: Die Medizinische Welt. Bd. 23, 1972, S. 355–359 (Zitiert nach einem Sonderdruck, S. 4).

[31] Fräntzki: Die Idee der Wissenschaft bei Samuel Hahnemann. Heidelberg 1976.

[32] Ebenda, S. 18.

[33] Ebenda, S. 19.

[34] Ebenda, S. 23–24.

[35] Ebenda, S. 26–27.

Homöopathie bezeichnet und erläutert: «Es ist – wiewohl empirisch gefunden – doch kein empirisches Gesetz, sondern ein Gesetz, das dem geschichtlichen Wesen der neuzeitlichen Wahrheit entspringt und in diese gehört[36].» Durch solche Aussagen bestätigt Fräntzki weitverbreitete Vorurteile der Ärzte gegen die Philosophie und erweist sicherlich auch der Homöopathie keinen guten Dienst.

Der Lehre Hahnemanns ist in unserer Zeit bereits oftmals ein baldiges Ende prophezeit worden. So weiß z.B. ein bekanntes deutsches Nachrichtenmagazin 1973 unter der Überschrift «Heilsame Nullen» zu berichten: «Doch jetzt rüsten sich in zahlreichen Ländern, vor allem in Europa, die Weißkittel-Fraktionen zum letzten, vernichtenden Gefecht[37].»

Weit gefehlt! In der BRD ist 1978 ein Arzneimittelgesetz in Kraft getreten, daß die Zulassung der Arzneien u.a. von einem Nachweis der Wirksamkeit abhängig macht. Ein massiver Protest aus den Kreisen der Homöopathen und der Hersteller homöopathischer Arzneien hat bewirkt, daß für homöopathische Substanzen eine Ausnahmeregelung getroffen worden ist. Arzneien, die nach dem homöopathischen Arzneimittelbuch hergestellt werden, brauchen – zumindest bis zum Ende der 80er Jahre – nicht dem Zulassungsverfahren unterworfen werden, sie werden lediglich registriert[38].

Die Diskussion um die Homöopathie hat in der deutschen Ärzteschaft 1981 Ausdruck gefunden in einer Artikelserie der Zeitschrift «Deutsches Ärzteblatt». Für die Homöopathie plädiert K.-H. Gebhardt u.a. mit dem Hinweis, sie sei eine «... echt naturwissenschaftliche Methode»[39].

Dagegen richtet sich die Kritik von I. Oepen, die die Homöopathie gerade auch wegen der dort angewandten Testmethode ablehnt[40]. Besondere Beachtung verdienen die einleitenden Bemerkungen von R. Gross, der als Unterscheidungsmerkmal von Allopathie und Homöopathie die verschiedenen Wissenschaftsbegriffe hervorhebt, wodurch

---

[36] Ebenda, S. 26.
[37] Anonym: Heilsame Nullen, in: Der Spiegel. 4.6. 1973.
[38] Anonym: G. M.: Entwurf für homöopathisches Arzneibuch verabschiedet, in: Der Praktische Arzt, Nr. 8, 1977, S. 1444.
[39] Gebhardt, K.-H.: Homöopathie: Stellungnahme «Pro», in: Deutsches Ärzteblatt, S. 1519–1524, 1981.
[40] Oepen, I.: Homöopathie: Stellungnahme «Contra», in: Deutsches Ärzteblatt, S. 1525–1530, 1981.

eine Überprüfung der Homöopathie mit den Methoden der Schulmedizin nicht möglich ist[41].

Die Homöopathie wird also auch weiterhin als Außenseitermedizin das Bild einer einheitlichen «Materia medica» stören.

D. Ein Vergleich der Theoriendynamik

Nachdem wir die Entwicklung des Brownianismus und der Homöopathie in der praktischen Medizin dargestellt haben, wollen wir jetzt einige Merkmale der jeweiligen Theoriendynamik aufzeigen und einander gegenüberstellen. Um einen vergleichenden Überblick zu ermöglichen, bedienen wir uns hierbei der Thesenform. Nahezu alle Thesen sind in den vorhergehenden Kapiteln ausführlich dargestellt und erläutert worden. Auf die noch nicht näher begründeten Aussagen wird hingewiesen.

Brownianismus

Die Lehre Browns ist eine geschlossene Theorie. Sie wird als ein philosophisches System verstanden, das der Medizin wissenschaftliche Gewißheit verspricht.

Sie wird zu einer Zeit in Deutschland bekannt, als sich die Ärzte im Anschluß an die Philosophie Kants fragen, ob es möglich ist, die Medizin als «strenge» Wissenschaft zu begründen. Gibt es

Homöopathie

In der Lehre Hahnemanns lassen sich zwei Systeme unterscheiden: a) ein theoretisches, metaphysisches, das im Vitalismus der Zeit begründet und von der Naturphilosophie beeinflußt ist. b) ein praktisches, das gemäß dem Satz «Similia similibus curentur» der Medizin «reine» Erfahrung verspricht.

Die Homöopathie spricht die Ärzte an, die von der spekulativen Medizin der Naturphilosophie und dem Brownianismus enttäuscht sind, da sich ihre Erwartungen in der Praxis nicht er-

---

[41] Gross, R.: Allopathie und Homöopathie, in: Deutsches Ärzteblatt, S. 1515–1518, 1981.

auch hier Erkenntnisse a priori wie in der Philosophie oder der Mathematik?
Diese Situation läßt sich als eine «theoretische Unsicherheit» kennzeichnen.

Brown führt mit der «Erregbarkeit» einen komparativen Begriff ein, der auch quantifiziert wird und so dem Ideal einer mathematischen Gewißheit zu entsprechen scheint[1]. Dieser Begriff ist ein physiologischer; er wird von Brown bewußt nicht näher spekulativ bestimmt.

Browns «Elements of Medicine» sind auch eine Ätiologie.

Während Brown kausal denkt,

Brown wird in die Tradition Galens eingereiht. Er begründet die Medizin aus der Vernunft.

Dem Brownianismus wird die Wissenschaftlichkeit von den praktischen Ärzten nicht abgesprochen. —

Brown wird kritisiert, zu sehr zu generalisieren.

Seine Theorie ist in einem Werk konzipiert. Sie wird «mit einem

füllt haben. Sie wird publik in einer Zeit der «therapeutischen Unsicherheit».

Hahnemann gewinnt «reine» Erfahrungen dadurch, daß er sich allein auf die Beobachtung und Beschreibung aller Symptome eines Kranken beschränkt. Er ist überzeugt, die Krankheit in ihren Erscheinungen zu erfassen.
Die Klassifikation von Krankheiten lehnt er ab[1]. Er beschränkt sich auf die Kasuistik.

Die Ätiologie spielt nur eine untergeordnete Rolle (z. B. bei der «Psora»-Lehre und der Cholera).

so denkt Hahnemann eher teleologisch.

Hahnemann sieht sich als Nachfolger Hippokrates'[2]. Er begründet die Medizin aus der Erfahrung.

Die Homöopathie ist unwissenschaftlich, da sie auf Klassifikation und Ätiologie verzichtet.

Hahnemann wird vorgeworfen, nur zu individualisieren.

Sein metaphysisches System ist in ähnlicher Form in der prakti-

---

[1] Vergl. Kap. E.
[2] Vergl. Tischner: Samuel Hahnemanns Leben und Lehre. Ulm 1959, S. 79.

Schlag» in Deutschland als Neuigkeit bekannt.

schen Medizin bereits bekannt. Ebenso die Idee «Similia similibus curentur».

Hahnemann begründet aber erstmals dieses Prinzip empirisch[3]. Er entwickelt seine Theorien in größeren Zeitabständen. Erst 1810 wird der «Simile»-Satz zur Grundlage einer jeden Therapie erklärt, obwohl Hahnemann ihn bereits 1796 zum ersten Mal erwähnt. Er ändert seine Ansichten des öfteren (z.B. bezüglich Krankheitsursachen, Dosierung u.a.).

Der Brownianismus wird schnell bekannt und gewinnt rasch Einfluß, sowohl bei den praktischen Ärzten als auch bei den akademischen Lehrern.

Die Homöopathie gewinnt langsam Anhänger. Sie bleibt auf den außeruniversitären Bereich beschränkt.

Die Theorie wird in der praktischen Überprüfung häufig falsifiziert.

Sie ist nicht zu falsifizieren, da keine Generalisation zugelassen wird.

Viele Ärzte berichten von überraschenden Erfolgen aus ihrer Praxis.

Daraufhin folgen Veränderungen, die zur Konstituierung der «Erregungstheorie» führen. Es werden Erfahrungen aus der praktischen Medizin berücksichtigt.

Hahnemann ist ein anerkannter Pharmakologe. Die praktische Medizin übernimmt von der Homöopathie einige Verbesserungen.

Der Brownianismus hat zeitweise die etablierten Theorien verdrängt.

Die Homöopathie ist immer eine Medizin von Außenseitern geblieben.

---

[3] Ebenda, S. 54.

Als Schelling den Brownianismus bzw. die Erregungstheorie für nicht mehr haltbar erklärt, ist das Ende dieser Theorien abzusehen.

Im Verständnis der praktischen Ärzte geht Schelling über Brown hinaus. Er erklärt die «Erregbarkeit» aus «noch höheren» Prinzipien, was zu der Einschätzung führt: Der Brownianismus ist auf die Naturphilosophie zu «reduzieren»[4].

Mit der Kritik des Begriffs «Erregbarkeit» ist der Kern der Brownschen Theorie getroffen.

Es gibt Anzeichen dafür, daß der Brownianismus zum Teil falsch verstanden worden ist. So hat man kaum beachtet, daß Brown sich *bewußt* beschränkt hat, die Erregbarkeit nicht näher zu bestimmen. Die Erregungstheorie Röschlaubs ist – zugespitzt formuliert – einerseits als Bestätigung der Einwände gegen Browns Theorie interpretiert worden, andererseits mit eben denselben Gründen wie der Brownianismus kritisiert worden.

Es sind zahlreiche theoretische Einwände gegen die Homöopathie vorgebracht worden.

Der theoretische Teil dient in der Homöopathie nur zur «Abrundung».

Der Kern der Lehre ist das «Simile»-Prinzip mit der damit verbundenen praktischen Anwendung. Dieser Teil der Homöopathie ist nicht reduzierbar, da man die Deskription der Erscheinungen, die reine Erfahrung, nicht mehr auf eine noch «reinere» Erfahrung zurückführen kann.

Die Homöopathie ist kaum falsch verstanden worden.

---

[4] Der Terminus «reduzieren» ist von Stegmüller übernommen. Vergl. Kap. II.

Die Umsetzung der Theorie Browns in die Praxis hat den Ärzten keine Schwierigkeiten bereitet. Da es nur zwei Klassen von Krankheiten gibt, sind auch nur zwei Klassen von Arzneien zu unterscheiden und für die Therapie zu berücksichtigen. Der Arzt ist angehalten, möglichst viele Arzneien der entsprechenden Klasse zu geben.

Hahnemanns Lehre stellt in der Praxis sehr hohe Anforderungen an die Ärzte. Jeder Krankheitsfall erfordert genau das Medikament, dessen Symptomenbild bei der Anwendung am Gesunden die weitgehenste Übereinstimmung mit dem der vorliegenden Krankheit aufweist. Entscheidend für die richtige Therapie ist also die Erfassung *aller* Symptome des Kranken sowie die Zuordnung des «ähnlichsten» Medikaments. Da es sich hierbei teilweise um mehr als 1000 Symptome bei einem einzigen Kranken handelt, stellt sich dem Praktiker, der theorieimmanent denkt, die Frage, ob er auch wohl alle Symptome erfaßt und berücksichtigt hat. Das sicherste Urteil kommt dem erfahrensten Homöopathen zu, und das ist Zeit seines Lebens unbestritten Hahnemann gewesen. Das erklärt die erhebliche Abhängigkeit der «Schüler» von ihrem «Meister».

Die Neuerungen durch den Brownianismus sind in der praktischen Medizin häufig als eine «Revolution» aufgefaßt worden[5].

Die Homöopathie sieht man als eine «Reformation» an[5].

---

[5] Dieser Punkt wird in Kap. IV. näher erörtert.

E. Die Entwicklung der Begriffe[1]

R. Carnap unterteilt die empirischen Begriffe, die in der Wissenschaft wie im Alltag gebräuchlich sind, in klassifikatorische, komparative und quantitative[2]. Den empirischen Begriffen werden die theoretischen gegenübergestellt[3].

Der *klassifikatorische* Begriff ist bei Carnap allein dadurch gekennzeichnet, daß er die Zugehörigkeit eines Gegenstandes zu einer bestimmten Klasse angibt[4]. Durch solche Begriffe wird in den empirischen Wissenschaften eine Einteilung der einzelnen Objekte der Sinneswahrnehmung nach bestimmten Merkmalen erreicht[5]. Ein Großteil unserer Sprache besteht aus diesen Begriffen. Sie entstehen durch ein diskursives Denken, das z.B. aus den einzelnen Vorstellungen einer Fichte, Eiche, Buche, Weide usw. den Begriff «Baum» abstrahiert. Der allgemeinste Begriff dieser Art ist der des «Seins». Solche Begriffe sagen etwas über ein Objekt aus.

Der *komparative* Begriff bestimmt dagegen ein Verhältnis zwischen zwei Objekten. «Schneller, Höher, Weiter» meint nicht die Eigenschaft nur eines Gegenstandes, sondern die Beziehung zwischen zweien. Es geht um das Mehr oder Weniger einer Eigenschaft, durch das sich zwei Gegenstände voneinander unterscheiden. Durch diese Begriffe, die N. Tsouyopoulos bereits in der griechischen Antike nachgewiesen hat, ist es möglich, abstufbare Eigenschaften und gra-

---

[1] Wichtige Anregungen zu diesem Kapitel erhielt ich durch die Vorlesung «Wissenschaftstheorie als Rekonstruktion der Wissenschaftsgeschichte» von E. Oeser im Sommersemester '77.
[2] Carnap: Einführung in die Philosophie der Naturwissenschaft. München 1969, S. 59.
[3] Ebenda, S. 229.
Diese Trennung ist zu kritisieren, da auch die «empirischen Begriffe» immer teilweise theoretisch sind. Hierauf werden wir bei der Besprechung der deskriptiv abbildenden Begriffe Hahnemanns zurückkommen (Vergl. die grundsätzliche Kritik von E. Oeser: Wissenschaft und Information. Bd. 3, Wien 1976, S. 58–59).
[4] Carnap: a.a.O., S. 59.
[5] Der extensionalen Auslegung Carnaps wird heute die intensionale gegenübergestellt, die einen Gegenstand einer Klasse aufgrund eines Komplexes von Merkmalen zuordnet. Vergl. hierzu Kuhns «Neue Überlegungen zum Begriff des Paradigma», in denen er diesen Begriff intensional im Sinne eines «Musterbeispiels» verstanden wissen will. Hier wird die Überlegenheit der intensionalen Logik gegenüber der extensionalen am einfachen Beispiel erläutert. Außerdem wird die Dynamik von klassifikatorischen Systemen verdeutlicht. (Kuhn: Die Entstehung des Neuen. Frankfurt a.M. 1977, S. 403–415, und Anmerkung 16).

duelle Veränderungen auszudrücken[6]. Werden klassifikatorische Begriffe allein durch Konvention festgesetzt, so erfordern die komparativen eine bestimmte logische Struktur. Carnap erläutert am Begriff «Gewicht», daß zwei Relationen G und K erforderlich sind, um zum einen die Beziehung «Gleichgewicht» und zum anderen die Beziehung «Ungleichgewicht, Schwerer-Leichter» zu definieren[7]. Im Anschluß an C. Hempel gibt er die folgenden vier Bedingungen an[8]:

1. G = transitiv und symmetrisch
2. G und K schließen einander aus
3. K = transitiv
4. Für zwei beliebige Gegenstände a, b muß einer der folgenden Fälle gelten:
   a) G gilt zwischen a und b
   b) K gilt zwischen a und b
   c) K gilt zwischen b und a

Zwei Relationen G und K, die diese Bedingungen erfüllen, legen eine «vollständige Ordnung» fest (Carnap spricht von «Quasi-Reihen-Ordnung»[9]). Durch die Relation G können alle Gegenstände in Äquivalenzklassen erfaßt werden und dann durch die Relation K in einer Reihe geordnet werden. Carnap stellt diese Ordnung in einem «geschichteten Diagramm» dar[10].

Die komparativen Begriffe bilden in der Regel die Vorstufe für die quantitativen[11].

Die *quantitativen* Begriffe sind vor allem in der Physik verbreitet.

---

[6] Tsouyopoulos: Die Entdeckung der Struktur komparativer Begriffe in der Antike, in: Archiv für Begriffsgeschichte. Hrsg. K. Gründer. Bd. 14, Heft 2, Bonn 1970, S. 152–171 (S. 171).

[7] Carnap: a.a.O., S. 61–62.

[8] Aus diesen Eigenschaften läßt sich die Reflexivität leicht ableiten:

Symmetrie $\quad\quad x\,R\,y \wedge y\,R\,x \quad\quad\quad (1)$

Transitivität: $\quad x\,R\,y \wedge y\,R\,z \rightarrow x\,R\,z \quad\quad (2)$

Nach (1) gilt: $\quad x\,R\,y \wedge y\,R\,x$

Nach (2) folgt: $\quad\quad\quad \rightarrow x\,R\,x \quad$ Reflexivität.

[9] Carnap: a.a.O., S. 65.

[10] Ebenda, S. 64.

[11] Ebenda, S. 66.

Carnap sieht hier selbst eine dynamische Beziehung zwischen den einzelnen Begriffsformen!

Angestrebt werden sie, wie Carnap darlegt, wegen folgender Vorzüge[12]:

1. Zahlen stellen eine unendliche Menge von Bezeichnungen dar. Bei einer großen Anzahl (mehr als 1000) ist die Benennung durch Worte kaum mehr durchführbar.
2. Die Zuordnung von Zahlen kann die Stellung der Objekte in einer Ordnung angeben (Beispiel: Die Nummerierung von Häusern eines Straßenzuges ist bezüglich der Orientierung der Benennung mit individuellen Namen überlegen).
3. Die Benennung mit Zahlen ermöglicht die Erfassung einer allgemeinen Gesetzmäßigkeit in einer mathematischen Gleichung (Beispiel: Funktionen).

Die drei Gruppen von empirischen Begriffen kommen nicht nur in den Naturwissenschaften vor, sie lassen sich auch in der Medizin nachweisen. Die bisher gegebene Charakterisierung, die wir von Carnap übernommen haben, stellt die verschiedenen Gruppen von Begriffen nahezu beziehungslos nebeneinander. Carnap betont, daß die komparativen Begriffe im Vergleich zu den klassifikatorischen mehr aussagen, was analog für das Verhältnis der quantitativen zu den komparativen gilt[13]. Das «Mehraussagen» wird von Oeser als der «höhere Grad an Informationsverdichtung» präzisiert[14].

Im Rahmen unserer Untersuchung ist jetzt die Frage interessant, ob der «logischen Entwicklung» der Begriffe eine Entwicklung in der Geschichte der Wissenschaften entspricht. Konkret: Läßt sich eine Entwicklung der Begriffe von der praktischen Medizin eines C. W. Hufeland über den Brownianismus bis zur Homöopathie rekonstruieren?

In der praktischen Medizin sind zu Beginn des 19. Jahrhunderts klassifikatorische Begriffe allgemein verbreitet. Wie wir bereits dargestellt haben, ist man bemüht, die Erfahrungen zu systematisieren[15]. Hufeland erläutert, daß eine empirische Wissenschaft zu systematisieren «... nichts weiter heisst, als die Erscheinungen mit den Denkge-

---

[12] Vergl. Carnap: Physikalische Begriffsbildung. Karlsruhe 1926, S. 51 (zitiert nach Oeser: Wissenschaft und Information. Wien 1976, S. 63–64).
[13] Vergl. Carnap: Einführung in die Philosophie der Naturwissenschaft. München 1969, S. 60.
[14] Vergl. Oeser: a.a.O., Bd. 3 (1976), S. 63.
[15] Vergl. Kap. III.A.3.

setzen in Uebereinstimmung bringen und sie unter allgemeine Gesichtspunkte fassen ...[16]» Wegweisend für die Konstruktion eines Klassifikationssystems dürfte auch in der Medizin die Arbeit Linné's gewesen sein, der mit Hilfe einer binären Nomenklatur die Botanik in einem künstlichen System erfaßt hat[17]. Neben dem induktiven Vorgehen, durch das die Ärzte ihre Erfahrungen zu klassifizieren versuchen, ist ein metaphysisches Denken nachweisbar[18]. Wenn es darum geht, die Ursache des Lebens, die Lebenskraft, zu bestimmen, dann wird oft die Begründung durch die Erfahrung «vergessen». Die theoretischen Begriffe lassen sich daher deutlich von den empirischen unterscheiden.

In dieser Situation verursacht die Theorie Browns eine schlagartige Veränderung, als sie 1795 in Deutschland bekannt wird. G. B. Risse schreibt John Brown den Ausruf zu: «Was ist das nur für ein widersinniges und täuschendes Unternehmen, eine Klassifikationsmethode von den Botanikern zu übernehmen[19]!»

Hiernach lehnt Brown es deutlich ab, die Krankheiten in einem künstlichen System – analog der Linné'schen Klassifikation der Pflanzen – zu ordnen. Statt dessen führt er den Begriff der «Erregbarkeit» ein, den wir bereits expliziert haben[20]. Die «Erregbarkeit» steht in einem eindeutigen Verhältnis zur «Erregung», von der es heißt, «... dass alles Lebendige in der Natur durch Erregung regiert wird, welche die erregenden Potenzen allein hervorbringen ...[21]»

(1) Erregbarkeit = constant – Erregung
const. = 80 Grad

(2) Erregung ~ Summe der Reize
Reiz = erregende Potenz

---

[16] Hufeland: Erklärung an das Publikum ... Bd. 7.3, S. 182.
[17] Näheres bei: Oeser: System, Klassifikation, Evolution. Wien, Stuttgart 1974, S. 22–26.
[18] Vergl. Kap. III.A.3.
[19] Risse: The Quest For Certainty In Medicine: John Brown's System Of Medicine In France, in: Bull. Hist. Med. Bd. 45, 1971, S. 1–12 (S. 7).
«What a preposterous and deceiving endeavour, Brown wrote, to borrow a methode of classification from the botanists!»
[20] Vergl. Kap. III.B.1.
[21] J. Brown: System der Heilkunde. Hrsg. C. H. Pfaff, 3. Aufl., Kopenhagen 1804, S. 303, § 327.

Diese beiden Relationen sind die zentralen Aussagen der Theorie Browns, die kein künstliches System darstellt, sondern beansprucht, die Natur angemessen zu erfassen. In seiner Einleitung schreibt Brown: «Das Publikum erhält hier ein Werk, welches auf das Verdienst Anspruch macht, die theoretische und die praktische Medicin zur Bestimmtheit und Genauigkeit einer Wissenschaft erhoben zu haben[22].» Brown beansprucht, die praktische und die theoretische Medizin zugleich zur Wissenschaft zu erheben. Er kann beides in eins, weil sein Begriff der Erregbarkeit sowohl ein empirischer als auch ein theoretischer ist. Theoretisch ist er insofern, als er die wesentliche Eigenschaft des Körpers, von Reizen affiziert werden zu können, ausdrückt und damit die Erregung, die «wahre Ursache des Lebens», ermöglicht[23]. Empirisch ist er, weil er alle Krankheiten als ein Zuwenig an Erregbarkeit (= Sthenie) oder ein Zuviel (= Asthenie) beschreiben und in eine Ordnung bringen kann. Die Erregbarkeit wird als eine beobachtbare Eigenschaft alles Lebendigen verstanden. Brown benützt diesen Begriff in der Regel als einen komparativen. Er spricht von zuviel oder zuwenig Erregbarkeit, von einem Mangel oder einem Überfluß an Reizen. Doch vollzieht er selbst den Übergang vom komparativen zum quantitativen Begriff, als er in einer Anmerkung der Erregbarkeit eine Skala von 0–80 Grad zuordnet[24]. Mittels dieser Skala wird das Verhältnis der Reize zur Erregbarkeit quantitativ bestimmt. Sie ist später von Browns Schüler Samuel Lynch erweitert worden[25]. In der praktischen Medizin wird die Erregbarkeit meist als ein *quantitativer* Begriff verstanden[26]. Mit diesem Begriff hat Brown die Dichotomie der Medizin in einen praktischen und einen theoretischen Teil aufgehoben. Er ist überzeugt gewesen, mit der «Erregbarkeit» die Medizin so begründen zu können, wie es in der Physik durch

---

[22] Ebenda, S. XXIII.
[23] Ebenda, S. 4 u. 14.
[24] Ebenda, S. 23, § 38.
[25] Diese Skala von Lynch scheint auch W. Lepenies zu meinen, wenn er feststellt: «... – was einen seiner Kollegen bis zur Konstruktion eines bestimmten Thermometers führte, das Gesundheit und Krankheit messen sollte.» (Lepenies: Das Ende der Naturgeschichte. München, Wien 1976, S. 180). Von einem «Thermometer», das aktiv in der Diagnostik benutzt worden ist, kann freilich keine Rede sein.
[26] Vergl. Kap. III.B.2.1.
Auch im Urteil von Medizinhistorikern wird die Erregbarkeit als quantitativer Begriff angegeben (Vergl. z. B. Risse: a.a.O., S. 7).

die Einführung der «Schwerkraft» gelungen ist. Deshalb hat er sich selbst als den «Newton der Medizin» gesehen[27].

Die Momente, die zur Verdrängung der Brownschen Theorie durch die Naturphilosophie geführt haben, haben wir bereits dargelegt[28]. In diesem Prozeß wird der Begriff der Erregbarkeit von Schelling zu einem rein theoretischen weiterentwickelt. Hierbei geht der Bezug zur Erfahrung völlig verloren.

Hahnemann stellt als 1. Paragraph dem «Organon der Heilkunde» voran: «Des Arztes höchster und *einziger* Beruf ist, kranke Menschen gesund zu machen, was man Heilen nennt[1].» In der Anmerkung wird er deutlicher: «[1]Nicht aber (womit so viele Aerzte bisher Kräfte und Zeit ruhmsüchtig verschwendeten) das Zusammenspinnen leerer Einfälle und Hypothesen über das innere Wesen des Lebensvorgangs und der Krankheitsentstehungen im unsichtbaren Innern zu sogenannten Systemen, oder die unzähligen Erklärungsversuche über die Erscheinungen in Krankheiten und die, ihnen stets verborgen gebliebne, nächste Ursache derselben u.s.w. ... Solcher gelehrter Schwärmereien (man nennt es *theoretische Arzneikunst* und hat sogar eigne Professuren dazu) haben wir nun gerade genug, und es wird hohe Zeit, dass, was sich Arzt nennt, endlich einmal aufhöre, die armen Menschen mit Geschwätze zu täuschen, und dagegen nun *anfange, zu handeln,* das ist, wirklich zu helfen und zu heilen[29].» Hahnemann kritisiert deutlich alle Versuche, die praktische Medizin zu systematisieren. Eine theoretische Medizin hält er für überflüssig. Er geht in seiner Ablehnung der «Hypothesen» so weit, daß er jede Klassifikation im Sinne Linné's vermeidet[30]. Damit liefert er den radikalsten Ansatz zu einer empirischen Medizin. Meint z.B. Hufeland, die praktische Medizin auf Erfahrung zu begründen, so ist «diese» praktische Medizin Hahnemann noch viel zu theoretisch, da sie sich um Ätiologie und Nosologie bemüht. Er begründet «seine» praktische Medizin auf den Erscheinungen der Krankheiten. Hinsichtlich der Exaktheit der Repräsentation der Symptome ist sein Vorgehen dem bis dahin üblichen Verfahren überlegen, da er *alle* Erscheinungen berücksichtigt. Sieht man die genaue Wiedergabe der Erkenntnisgegenstände als Ziel der

---

[27] Vergl. Risse: The Brownian System of Medicine: Its Theoretical and Practical Implications, in: Clio Medica. Bd. 5, 1970, S. 45.
[28] Vergl. Kap. III.B.2.3.
[29] Hahnemann: Organon der Heilkunde. 5. Aufl., Dresden, Leipzig 1833.
[30] Vergl. Tischner: Geschichte der Homöopathie. Leipzig 1939, S. 201.

«deskriptiv abbildenden Begriffe» an, so hat Hahnemann dieses Ziel erreicht[31]. Denn er ist offensichtlich bemüht, jedes Merkmal eines Kranken zu registrieren. Insofern kann man mit Recht behaupten, daß Hahnemann eine «völlig neue Wissenschaft» begründet hat[32].

Es stellt sich aber die Frage, ob Hahnemann überhaupt soweit geht, daß er «Begriffe» bildet. Er scheint bei der Feststellung einer Anzahl von Erscheinungen stehenzubleiben. Damit gelangt er zu einer «Vorstellung» des jeweiligen Krankheitsfalles. Zur Konstruktion von deskriptiv abbildenden Begriffen gehört jedoch die Ausrichtung der Sinneswahrnehmung auf Invarianten[33]. Erst die bewußte Beachtung unveränderter Merkmale ermöglicht das Wiedererkennen des «Gleichen». Bei dieser fokussierten Wahrnehmung werden veränderliche Merkmale übersehen.

Genau diesen Effekt will Hahnemann vermeiden, indem er Listen mit mehr als 1000 Symptomen für ein einziges Krankheitsbild anfertigt. Außerdem ist es in der Homöopathie nicht notwendig, «Gleiches» wiederzuerkennen, da nach dem «Simile»-Prinzip nur eine «Ähnlichkeit» zwischen dem Bild der Krankheit des Patienten und der Arzneimittelkrankheit, die bei der Prüfung am Gesunden festgestellt worden ist, erforderlich ist. Die «Ähnlichkeit» kann als Übereinstimmung in einem möglichst großen Teil der «Erscheinungen» verstanden werden.

Kann die Homöopathie also auf jede Art von Begriff verzichten? Sie kann es nicht. Hahnemann führt im § 17 des «Organon» aus: «Da nun in der Heilung durch Hinwegnahme des *ganzen Inbegriffs* (Hervorhebg. d. Verf.) der wahrnehmbaren Zeichen und Zufälle der Krankheit zugleich die ihr zum Grunde liegende, innere Veränderung der Lebenskraft – also jedesmal das Total der Krankheit – gehoben wird, so folgt, dass der Heilkünstler bloss den *Inbegriff der Symptome* (Hervorhebg. d. Verf.) hinwegzunehmen hat, um mit ihm zugleich die innere Veränderung, das ist, die krankhafte Verstimmung der Lebenskraft – also das Total der Krankheit, die *Krankheit selbst*, aufzuheben und zu vernichten[34].» Der «Inbegriff der Symptome» ist das nach außen reflektierte Bild der Krankheit. In der Konstruktion dieses «Inbegriffs» besteht die diagnostische Leistung des Homöo-

[31] Vergl. Oeser: a.a.O., Bd. 3, 1976, S. 60.
[32] Vergl. Petry: Die Wiener Homöopathie 1842 bis 1849. Mainz 1954, Diss. med., S. 284.
[33] Vergl. Oeser: a.a.O., Bd. 3, 1976, S. 42.
[34] Hahnemann: Organon der Heilkunde. 5. Aufl., Dresden, Leipzig 1833, S. 87–88.

pathen, er muß «alle Symptome auf einen Begriff bringen». Da Hahnemann die Ausdrücke «Gesamtheit der Symptome» und «Inbegriff der Symptome» unterschiedlich benutzt, sind wir – wie Tischner – der Ansicht, daß Hahnemann die einzelnen Symptome auch *wertet*[35]. Damit haben wir einen deutlichen Hinweis darauf, daß sich auch in Hahnemanns Begriffsbildung Invarianten «eingeschlichen» haben. Denn er kann die Bedeutung einzelner Symptome nur aufgrund früherer Erfahrungen ermessen, in denen er die gleichen Erscheinungen wahrgenommen hat[36]. Wenn wir Hahnemanns «Inbegriff der Symptome» mit Browns Begriff der «Erregbarkeit» vergleichen, stellen wir fest, daß diese Begriffe auf der Skala der empirischen Begriffe zwei Grenzwerte markieren. Stellt der quantitative Begriff der «Erregbarkeit» bereits den Übergang zu den theoretischen Begriffen dar, ist dagegen der «Inbegriff der Symptome» nahezu theoriefrei. Er ist kaum mehr als ein Spiegelbild der «Erscheinungen».

Der «Inbegriff der Symptome» kann als Reaktion auf die «Erregbarkeit» verstanden werden. Nachdem der Versuch Browns, der Medizin mit der «Erregbarkeit» «mathematische Gewissheit» zu verleihen, gescheitert ist, versucht Hahnemann, sie nun auf dem umgekehrten Weg sicher zu begründen. Er fordert die Ärzte auf, sich allein auf die «reine» Erfahrung zu stützen. Ist Brown die Klassifikation der Krankheiten zu unwissenschaftlich gewesen, ist sie Hahnemann zu hypothetisch. Hat Brown die praktische und theoretische Medizin durch nur einen Begriff zu vereinen versucht, vollzieht Hahnemann hier wieder eine strikte Trennung. Auf der einen Seite begründet er die praktische Medizin empirisch, auf der anderen Seite führt er sein System auf metaphysische Prinzipien zurück. Auch in dieser Beziehung ist er radikaler als Ärzte wie Hufeland. Hat der letztere zunächst versucht, die Lebenskraft als eine Größe «x» zu definieren, und erst später die Beziehung zur «übersinnlichen uns ewig unbegreiflichen Welt» hergestellt, erweckt dagegen Hahnemann oft fast

---

[35] Vergl. Hahnemann: ebenda, S. 89, § 18, und Tischner: Das Werden der Homöopathie. Stuttgart 1950, S. 154. An dieser Stelle können auch Erkenntnisse aus der rationellen Medizin unauffällig in die Homöopathie eingehen.
[36] Außerdem wissen wir heute aus der Sinnesphysiologie, daß eine Wahrnehmung nicht nur durch einen Reiz, sondern auch durch cognitive Prozesse des Gehirns hervorgerufen wird. Es gibt kein «reines» Abbild der Wirklichkeit, wie es Hahnemann in den «Erscheinungen» zu haben meint. Hier sei nur auf die «Filter»-Funktion der Formatio retikularis sowie die Assoziationsbahnen hingewiesen.
Vergl. auch Oeser: a.a.O., Bd. 3, 1976, S. 42–43.

den Anschein, Gott höchstpersönlich habe ihn auf die Idee der Homöopathie gebracht[37].

Zusammenfassend können wir feststellen, daß sich in der praktischen Medizin die «logische» Entwicklung der Begriffe in der «historischen» wiederspiegelt[38]. Es ist deutlich geworden, daß die Begriffe nicht nur statisch zu verstehen sind, sondern eine Dynamik aufweisen, die in der Wissenschaftsgeschichte rekonstruierbar ist.

Eine Trennung zwischen theoretischen und empirischen Begriffen ist nach unseren Ergebnissen nicht gerechtfertigt. Die «Erregbarkeit» ist ein Beispiel für einen sowohl empirischen als auch theoretischen Begriff, der zugleich zur Begründung der praktischen und der theoretischen Medizin gedient hat[39].

---

[37] Hufeland: Rechenschaft an das Publikum über mein Verhältnis zum Brownianismus. Bd. 32.2, S. 10.
Vergl. Hahnemann: Organon der Heilkunde. Dresden, Leipzig 1833, S. 88, Anmerkung 1, und
Hahnemann: Heilkunde der Erfahrung. Bd. 22.3, S. 16, und Hahnemann: Was sind Gifte? Was sind Arzneien? Bd. 24.3, Anmerkung S. 46, u.s.w.
[38] Den historischen Zusammenhang zwischen Brownianismus und Homöopathie haben wir ausführlich in Kap. III.C.1. und III.C.2.3. dargestellt.
[39] Vergl. den entgegengesetzten Standpunkt Carnaps (a.a.O., S. 228–229).
Wir kommen zu den gleichen Ergebnissen wie Oeser (Vergl. Oeser: a.a.O., Bd. 3, 1976, S. 38–64, besonders S. 59).

IV. Der Wissenschaftsprozeß in der Medizin

Die Ärzte in Hufelands Journal haben sich nicht darauf beschränkt, die Entwicklung der Medizin durch praktische Beobachtungen und kritische Überprüfungen zu beeinflussen. Darüber hinaus sind sie bemüht gewesen, die Dynamik ihrer Disziplin zu erfassen. Die meisten der Reflexionen lassen ein evolutionäres Modell der Wissenschaftsentwicklung erkennen. Die Evolution der Medizin wird immer teleologisch verstanden[1]. Typisch ist die Schilderung von Leupoldt: «Allen Mysticismus nun aber, in welcher Richtung er sich auch finde, ist Gift für die Wissenschaft; denn diese ist, wie alles Leben, dessen ideelles Abbild sie nur ist, stets im Werden, im Vorwärtsschreiten begriffen, eine ruhige Entwicklung aus einem Keime nach unverrückbaren, von Ewigkeit her eingebornem Plane[2].»

Eine besondere Bedeutung kommt der «Wahrheit» zu, denn sie wird meist als das Ziel der Wissenschaftsdynamik angegeben. Nolde wie auch Friedrich Hufeland warnen die Ärzte, daß sie sich durch Spekulationen «von der Wahrheit entfernen können»[3]. Wolfart ist von der Möglichkeit überzeugt, durch richtige Erfahrungen und Hypothesen an die «unendliche Wahrheit» anzuknüpfen[4].

«Wahrheit» wird hier als eine statische objektive Größe verstanden, unabhängig vom einzelnen Forscher. Die «Idee der objektiven Wahrheit» vertritt heute in ähnlicher Form K. R. Popper[5]. Auch er

---

[1] Der Evolutionsbegriff, den wir in der praktischen Medizin vorfinden, ist damit verschieden von dem, den Charles Darwin (1809–1882) geprägt hat. Bei Darwin ist Evolution kein zielgerichteter Prozeß, sie ist nicht teleologisch. Sein Begriff der Evolution ist von Wissenschaftstheoretikern wie z.B. Th. S. Kuhn und St. Toulmin übernommen worden.
(Vergl. Kuhn: Die Struktur wissenschaftlicher Revolutionen. Frankfurt a.M. 1973, S. 223–227 u. 130.)
Toulmin: Die evolutionäre Entwicklung der Naturwissenschaft, in: Theorien der Wissenschaftsgeschichte. Hrsg. W. Diederich, Frankfurt 1974, S. 249–275.
[2] Leupoldt: Magnetismus. Medicina magica. 21. Ein Wort über den Mysticismus in der heutigen Medizin. Bd. 52.3, S. 103–104.
[3] Nolde: Erinnerungen an einige zur kritischen Würdigung der Arzneymittel sehr nothwendige Bedingungen. Bd. 8.1, S. 94. Vergl. auch: Friedr. Hufeland: Ueber das Verhältnis der theoretischen zu der praktischen Bildung des Arztes. Bd. 88.2, S. 17.
[4] Wolfart: Ideen zur Anwendung der Heilmittel. Bd. 18.4, S. 135.
[5] Popper: Von den Quellen unseres Wissens und unserer Unwissenheit, in: mannheimer forum 75/76, Hrsg. Hoimar v. Ditfurth, Mannheim 1975, S. 9–52 (S. 29).

meint, daß die Wahrheit über jeder Autorität von Menschen steht. Ihr als der höchsten Autorität muß man sich unterordnen[6]. Schultz behauptet: «Die Wahrheit geht überhaupt nicht unter, kann bloss durch äussere Gewalt eine Zeitlang unterdrückt werden[7].» C. W. Hufeland spricht von «... der höhern Macht, die über allen zeitlichen Erscheinungen schwebt, der ewigen Wahrheit und den ewigen Gesetzen, durch welche sie sich in der Natur offenbart[8].»

Aussagen dieser Art lassen ein Weltverständnis vermuten, das von einem geordneten, «sinnvollen» Verlauf der Ereignisse ausgeht. Umso erstaunlicher erscheint dann die Feststellung Windischmanns 1801: «Unsere Epoche ist der Zeitpunkt einer allgemeinen *Revolution* (Hervorhebg. d. Verf.) des menschlichen Geistes ...[9]» Deutlicher noch ist eine Schilderung aus dem Jahre 1798: «Uns Aerzte gehen zwar die politischen Revolutionen nichts an, ... aber an den literarischen Revolutionen, sowohl im philosophischen als im medicinischen Fach muss ein jeder Arzt, wenn er nicht einen Cirkel um seine einmal erlangte Kenntnisse geschlossen hat, über den er nicht mehr hinaus schreiten will, unumgänglich Theil nehmen[10].» Der Autor unterscheidet zwischen politischen und «literarischen» Revolutionen. Sein Verständnis der literarische Revolutionen entspricht dem Th. S. Kuhns von der «wissenschaftlichen Revolution»[11]. Das Bild des Arztes, der «einen Cirkel um seine einmal erlangte Kenntnisse geschlossen hat», deckt sich mit dem Bild Kuhns vom «durchschnittlichen Wissenschaftler», der in Krisenzeiten am alten Paradigma festhält, ohne das neue zu überprüfen[12].

---

[6] Ebenda, S. 51.

[7] Schultz: Die Homöopathie im Verhältnis zur modernen Medizin und zum Staat. Bd. 76.5, S. 37.

[8] Hufeland: Vorwort. Bd. 48, S. VI.

Man kann die Ausführungen von Leupoldt, Schultz und Hufeland mit der «Phänomenologie des Geistes» von Friedrich Hegel in Verbindung setzen. Wie sich bei Hegel der «Geist» in der Geschichte verwirklicht, ist es bei den oben genannten die «Wahrheit» in der Wissenschaftsgeschichte.

[9] Windischmann: Ueber die gegenwärtige Lage der Heilkunde und den Weg zu ihrer festen Begründung. Bd. 13.1, S. 10.

[10] Anonym: Einige Ideen über Methodik in der practischen Arzneiwissenschaft. Bd. 6.1, S. 131–132.

[11] Kuhn definiert: «Die außerordentlichen Episoden, in denen jener Wechsel der fachlichen Bedingungen vor sich geht, werden in diesem Essay als wissenschaftliche Revolution bezeichnet. Sie sind die traditionszerstörenden Ergänzungen zur traditionsgebundenen Bestätigung der normalen Wissenschaft.» (Kuhn: Die Struktur wissenschaftlicher Revolutionen. Frankfurt a.M. 1973, S. 23).

[12] Ebenda, S. 45 u. 57.

Es ist die Theorie Browns, die um die Jahrhundertwende eine «Revolution» in der Medizin bewirkt. Man spricht von «... der Periode der Brownischen Revolution ...[13]» Der Brownianismus wird bewußt nicht als «Reform», sondern als «Revolution» bezeichnet[14]. «Gleichwohl wird es, allem Anschein nach, voller Ernst, nicht etwa mit einer stillen, kaltblütig überlegten heilsamen Reform, sondern mit einer alles niederreissenden und von Grund auf neu erbauenden *Revolution* in der medicinischen Theorie und in der Praxis, womit Brown und einige Enthusiasten seiner Sekte die Welt nachdrücklich bedroht haben[15].»

Der Brownianismus wird u. a. deshalb als Revolution verstanden, weil er die Naturwissenschaften Physik und Chemie vernachlässigt. Er führt mit der «Erregbarkeit» schlagartig eine neue Klasse von Begriffen ein, was mit einer völligen Abwendung vom klassifikatorischen Denken einhergeht.

Diese Charakterisierung deckt sich mit der, die Kuhn von einer «wissenschaftlichen Revolution» gibt: Sie ist ein traditionszerstörender, nichtkumulativer Paradigmawechsel[16]. Das betroffene wissenschaftliche Gebiet wird völlig neu begründet, dadurch erhalten die Wissenschaftler andere Kriterien für die «Gültigkeit» ihrer Probleme und Lösungen[17].

Alle diese Bedingungen erfüllt der Brownianismus[18].

Hufeland kann sich für die Idee einer «wissenschaftlichen Revolution» nicht begeistern. «Im Reich der Wahrheit sind nicht Revolutionen, sondern Evolutionen der passende Weg zur Verbesserung. Nicht eine plötzliche und gewaltsame Umwälzung, sondern der ruhige Weg bescheidener Forschung, Erfahrung und Überzeugung führt zum wahren Ziel[19].» Vermutlich befürchtet er, daß man sich durch eine Revolution vom «wahren Ziel» eher entfernt, als daß man sich ihm nähert[20].

---

[13] Anonym: Einige medicinische nicht ganz Brownische Bemerkungen. Bd. 18.1. S. 96.

[14] Schmid in: Hufeland: Urtheil der Philosophie über das Brownsche System. Bd. 6.4, S. 876.

[15] Ebenda, S. 869–870; vergl. S. 863 u. 877.

[16] Kuhn: a.a.O., S. 23 u. 128.

[17] Ebenda, S. 119 u. 150.

[18] In Kap. III.B.1. haben wir bereits dargestellt, welche radikale «Änderungen» in Diagnostik und Therapie durch die Theorie Browns bewirkt worden sind.

[19] Hufeland: Bemerkungen über die Brownsche Praxis. Bd. 4.1, S. 136.

[20] Es sei hier auf die Möglichkeit hingewiesen, daß der Begriff «Revolution» auch deshalb auf den Brownianismus angewandt worden ist, weil er um 1800 ohnehin aktuell ist. Die Französische Revolution von 1789 ist noch nicht vergessen.

Im Jahre 1826, fast 30 Jahre später, hat Hufeland seine Meinung geändert. Jetzt sieht er neue medizinische Theorien als große Experimente mit der Menschheit an, «… und es kommt hier gar nicht darauf an, ob es in sich wahr oder falsch ist, denn auch aus den Fehlern läßt sich viel lernen (Beweis das *Brown'sche* System)[21].» Ähnlich äußert sich auch Puchelt bereits 1819: «Und wozu taugt denn das gestürzte System noch? Zuerst zu zeigen, dass es das nicht leistete, was man sich von ihm versprach; und man wird sich, wenn man dies weiss, da wohl hüten, denselben Weg, der irre führte, noch einmal zu betreten[22].» Puchelt begrüßt es, wenn neue Systeme in der Wissenschaft diskutiert werden, da alternde Systeme meistens eine gemächliche Ruhe erzeugen. «Ein jedes (System, d. Verf.) wird man somit als eine Bereicherung der Kunst und als eine Erweiterung der Wissenschaft anzusehen haben[23].»

Nachdem man einige Jahre Abstand zur «Brownischen Periode» gewonnen hat, spricht man auch nicht mehr von einer «Revolution».

Hufeland und Puchelts Überlegungen werden in der Auseinandersetzung mit der Homöopathie geäußert. Hahnemanns Theorie ist in Hufelands Journal nie als eine Revolution in der Medizin bezeichnet worden. Sie wird als eine *Reform* verstanden. Wir haben bereits festgestellt, daß die Homöopathie die praktische Medizin tatsächlich in einigen Punkten reformiert hat. Man hat einige Verbesserung übernommen[24].

Schultz rekonstruiert die Theoriendynamik: «Hier ist nur das Bedürfnis dasjenige, auf selbstbewußte Weise ein Prinzip nur der Theorie nach aufzunehmen und zu sanctioniren, was faktisch im Leben schon vorhanden ist; – und dieses ist, genau besehen, in der Regel auch die wahre Natur der Reformationen in der Wissenschaft. Das, was die Reformation herbeiführt, ist die im Leben schon längst vorhandene Reformation selbst, welche nur von den Theorien und Vorurtheilen noch nicht anerkannt ist[25].» Schultz charakterisiert hier die Konstruktion von Theorien aus Hypothesen (die 3. Stufe der Informationsverdichtung bei Oeser[26]).

---

[21] Hufeland: Die Homöopathie. 1. Vorerinnerung. Bd. 62.1, S. 6–7.
[22] Puchelt: a.a.O., Bd. 49.6, S. 5.
[23] Ebenda, S. 6–7.
[24] Vergl. Kap. III.C.2.1.
[25] Schultz: a.a.O., Bd. 76.5, S. 42.
[26] Oeser: Wissenschaft und Information. Wien 1976, Bd. 3, S. 87–106.

Viele Ärzte scheinen aus den Erfahrungen mit dem Brownianismus gelernt zu haben. Eine neue Theorie wie die Homöopathie, wird jetzt nicht mehr pauschal als schädlich für die Entwicklung der Medizin angesehen. Eher teilt man die Einschätzung von Vetter, der konkurrierende Theorien für «... nothwendige Evolutionsaufregungen der Wissenschaft ...» hält und jeder Theorie einen «Theil» Wahrheit zu enthalten zutraut[27].

Zudem hat man – nach den Mißerfolgen mit dem Brownianismus und der Naturphilosophie – die Hoffnung aufgegeben, die Medizin mit einem «genialen Wurf» zu einer abgeschlossenen Wissenschaft zu vervollkommnen. Friedr. Hufeland weiß, daß ein auf Erfahrung beruhendes System nie abgeschlossen ist. «Jede Beobachtung, welche der für wahr gehaltenen Theorie widerspricht, beweiset, dass man die Schranken des Systems zu früh geschlossen habe, und sich bequemen müsse, dieselben zu öffnen, um die Resultate des ungehemmten Forschens in das System aufzunehmen, und dasselbe nach ihnen umzugestalten[28].» Damit ist auch die Medizin «... noch kein in sich abgeschlossenes System von ausgemachten, über allem Zweifel erhabenen Wahrheiten, sondern ist, als Wissenschaft, noch im Werden begriffen[29].»

Zu einem analogen Ergebnis kommen auch wir am Ende unserer Untersuchung. Auch die Wissenschaftstheorie kann noch nicht als ein «abgeschlossenes System» aufgefaßt werden. Unsere Fallstudien sollten am konkreten Beispiel u. a. grundsätzlich zeigen, daß die Wissenschaftsgeschichte der Medizin – ebenso wie die der Naturwissenschaften – für den Wissenschaftstheoretiker einen Objektbereich darstellt, in dem er Erfahrungen gewinnen kann. Die Erfahrungen können in Form neuer Hypothesen die Wissenschaftstheorie verändern, sie können aber auch zur Verifikation oder Falsifikation bereits bekannter Hypothesen benutzt werden. Hierdurch wird es möglich, verschiedene Konzepte der Wissenschaftstheorie hinsichtlich ihres Vermögens, die Erfahrungen aus der Wissenschaftsgeschichte zu erklären, miteinander zu vergleichen. Wenn Wissenschaftstheorien De-

---

[27] Vetter: Ueber den heutigen Zustand der medicinischen Praxis. Bd. 81.4, S. 3.36 (S. 16–17).
[28] Hufeland, Friedrich: Ueber das Verhältnis der theoretischen zur praktischen Bildung des Arztes. Bd. 88.2, S. 21.
[29] Ebenda, S. 23.

duktionen ermöglichen, so ergeben sich Prognosen zur Wissenschaftsdynamik, die auch auf die Wissenschaftsgeschichte angewendet werden können. In einem solchen dynamischen Konzept haben wissenschaftstheoretische Fallstudien die Funktion eines Experimentes.

V. Zusammenfassung

In der vorliegenden Arbeit wurde die Theoriendynamik des «Brownianismus» und der «Homöopathie» in der praktischen Medizin in Deutschland im Zeitraum von 1795 bis 1844 analysiert und rekonstruiert. Die Untersuchung erfolgte anhand der ältesten medizinischen Zeitschrift Deutschlands, C. W. Hufelands «Journal der practischen Arzneykunde und Wundarzneykunst».

Die praktischen Ärzte waren bemüht, die Medizin auf Erfahrung aufzubauen. Durch kasuistische Beiträge sollten die nosologischen Systeme verbessert werden. Ein spekulatives Denken wurde abgelehnt.

Dementsprechend war das Verhältnis zur Philosophie differenziert. Versprach man sich einerseits von einer Ontologie keinen Nutzen, so erhoffte man andererseits, durch die Erkenntnistheorie auch die Medizin «sicher» zu begründen.

In einer Situation, in der die Ärzte begannen, den Kantschen Begriff der Wissenschaft zu übernehmen, wurde der Brownianismus als das erste «philosophische System» der Medizin bekannt. Browns Theorie zeichnete sich dadurch aus, daß sie lediglich zwei verschiedene Klassen von Krankheiten kannte. Innerhalb einer Klasse gab es nur graduelle Unterschiede. Gesundheit und Krankheit wurden nicht mehr qualitativ, sondern nur noch quantitativ unterschieden. Dadurch erübrigte sich jede weitere Klassifikation. Die Theorie wurde häufig in der praktischen Anwendung falsifiziert und schließlich durch Schellings Naturphilosophie verdrängt. – Durch eine qualitative und quantitative Analyse wurde nachgewiesen, daß Schelling von Brown und anderen Ärzten seiner Zeit beeinflußt worden ist. –

Die Homöopathie konnte als Reaktion auf den Brownianismus rekonstruiert werden. Sie beschränkte sich auf die «reine» Erfahrung, d.h. sie verzichtete auf jede Klassifikation der Krankheiten sowie deren Ätiologie. Ihr Begründer Hahnemann postulierte die möglichst genaue Beschreibung des einzelnen Krankheitsfalles. Da keine Generalisation zugelassen wurde, konnte diese Theorie bis heute nicht falsifiziert werden.

Interne Faktoren bestimmten die Theoriendynamik.

Erstmals wurde die rationale Rekonstruktion medizinischer Theorien auch auf die Entwicklung der Begriffe ausgedehnt.

In der praktischen Medizin verstand man die Wissenschaftsdynamik als einen evolutionären, teleologischen Prozeß, worin der Brownianismus als eine «Revolution» und die Homöopathie als eine «Reformation» eingeordnet wurden.

VI. Literaturverzeichnis

1. Quellen

Die folgenden Artikel wurden alle aus dem «Journal der practischen Arzneykunde und Wundarzneykunst» von C. W. Hufeland entnommen.

v. Altenstein: Die Homöopathie: Verfügung der K. Preussischen Regierung über die Anfertigung, Dispensation und Liquidation der homöopathischen Arzneimittel. Band 76, 1. Stück, Seite 71–73 (im Folgenden: Bd. 76.1, S. 71–73), Berlin 1833.

Amelung, Fr.: Bemerkungen über den Nutzen des versüssten Quecksilbers bei entzündlichen Krankheiten. Bd. 91.4, S. 21–83, Berlin 1840.

Anonym: Einige Ideen über Methodik in der praktischen Arzneiwissenschaft. Bd. 6.1, S. 131–148, Jena 1798.

–,: Ueber das Verhältniss der Chirurgie und Medizin und ihre Vereinigung. Bd. 12.4, S. 85–163, Berlin 1801.

–,: Ueber das Verhältnis der Philosophie zur Erfahrung überhaupt, und zur Medicin insbesondere: nebst einem Anhange, welcher Bemerkungen über Herrn Röschlaub's Lehrbuch der Nosologie enthält, von J. M. Bd. 17.4, S. 5–69, Berlin 1804.

–,: Einige medicinische nicht ganz Brownische Bemerkungen. Bd. 18.1, S. 95–100, Berlin 1804.

–,: Ueber die Erforschung der Krankheit im Individuum. Bd. 26.3, S. 174–188, Berlin 1807.

Autenrieth: Ueber die Seuchestoffe der Atmosphäre. Bd. 82.4, S. 42–61, Berlin 1836.

Beddoes, T.: Nachricht von einigen Beobachtungen, welche in der medicinisch-pneumatischen Anstalt gemacht wurden. Bd. 9.2, S. 124–158, Jena 1800.

Bernstein, J.: Ueber den Nutzen der Acupunctur in verschiedenen Krankheitsfällen, durch mehrere Krankengeschichten erläutert, nebst einigen Bemerkungen über die Sucht neue Systeme und neue Heilmittel in der Medizin aufzusuchen. Bd. 67.2, S. 84–120, Berlin 1828.

Bornemann: Ueber die Wirksamkeit einer rationellen gastrischen Methode zur Heilung von Krankheiten. Bd. 61.2, S. 3–38, Berlin 1825.

Brück: Beobachtungen und Ansichten über die Heilkräfte Driburg's. Bd. 72.4, S. 48–70, Berlin 1831.

Busse: An die Leser und Mitarbeiter des Hufelandischen Journals. Bd. 94.4, S. I–XX, Berlin 1842.

–,: An die Leser des Journals. Bd. 98.6, S. 104–105, Berlin 1844.

Candidus: Nicht Anklage, sondern Klage, Bd. 43.1, S. 110–119, Berlin 1816.

Clarus: Sectionsgeschichte des Fürsten von Schwarzenberg. Bd. 51.4, S. 108–122, Berlin 1820.

Conrath: Die Heilquellen zu Kaiser Franzensbad bei Eger. Bd. 78.3, S. 114–144, Berlin 1834.

Dann, E.: Geschichte und Kritik der Lehre von den Schärfen. Bd. 94.4, S. 35–57, Berlin 1842.

Domeier: Fragmentarische Nachrichten griechischer und römischer Schriftsteller von der Arzneykunde der Aegypter. Bd. 9.4, S. 3–30, Jena 1800.

Ebers: Ueber die Cholera zu Breslau im Jahre 1837. Bd. 86.3, S. 3–75, Berlin 1838.

Fischer, A. F.: Die Heilkunde unserer Zeit und deren Bedürfniss. Bd. 60.3, S. 37–50, Berlin 1825.

–,: Homöopathie: 8. Ueber einige Mängel der Allopathie, mit Berücksichtigung des homöopathischen Heilverfahrens. Bd. 66.2, S. 42–60, Berlin 1828.

Fischer, C. E.: Das gelbe Fieber. Bd. 21.4, S. 44–113, Berlin 1805.

–,: Auszüge aus den Jahrbüchern der Krankheiten Lüneburgs. Bd. 47.3, S. 79–121, Berlin 1818.

–,: Auszüge aus den Jahrbüchern der Krankheiten Lüneburgs. Bd. 51.2, S. 91–117, Berlin 1820.

–,: Epidemische Constitutionen der Jahre 1829 u. 1830 zu Lüneburg beobachtet. Bd. 75.5, S. 46–106, Berlin 1832.

Frank, J.: Das gelbe Fieber. Schreiben des Herrn Professor *Joseph Frank* zu Wilna an den Herausgeber. Bd. 21.1, S. 149–155, Berlin 1805.

Friedrich Wilhelm, König von Preußen: Zwei Cabinetsschreiben Sr. Majestät des Königs von Preussen in Betreff der an Enthaupteten gemachten und etwa noch zu machenden Versuche; nebst Bemerkungen des Herausgebers über diesen Gegenstand. Bd. 17.3, S. 5–19, Berlin 1803.

–,: Reglement, nach welchem sich die Obrigkeiten, Medicinal- und andere Personen bey Impfung der Schutzblattern richten sollen, D. Dato Berlin. Bd. 17.4, S. 110–119, Berlin 1804.

Girtanner: Versuche und Beobachtungen über die neue Methode des Hrn. Beddoes, die Lungenschwindsucht zu heilen, nebst der Beschreibung einer dazu erfundenen Respirationsmaschine. Bd. 1.2, S. 199–254, Jena 1795.

Grieselitz: Homöopathie: Selbstgeständniss eines geistesfreien Homöopathen über Homöopathie. Bd. 80.4, S. 97–100, Berlin 1835.

Günther: Ueber die zeitherige Witterungs- und Krankheits-Constitution. Bd. 63.2, S. 103–111, Berlin 1826.

–,: Auch noch ein Wort über den Werth der Heilkunde. Bd. 77.3, S. 123–125, Berlin 1833.

–,: Ueber eine wesentliche Reform in der praktischen Medicin. Bd. 88.6, S. 40–64, Berlin 1839.

Hahnemann, S.: Versuch über ein neues Prinzip zur Auffindung der Heilkräfte der Arzneisubstanzen, nebst einigen Blicken auf die bisherigen. Bd. 2.3, S. 391–439, Jena 1796.

–,: Versuch über ein neues Prinzip zur Auffindung der Heilkräfte der Arzneisubstanzen, nebst einigen Blicken auf die bisherigen. Bd. 2.4, S. 465–561, Jena 1796.

–,: Sind die Hindernisse der Gewissheit und Einfachheit der practischen Arzneykunde unübersteiglich? Bd. 4.4, S. 727–762, Jena 1797.

–,: Monita über die drei gangbaren Kurarten. Vom Herausgeber des Arzneyschatzes. Bd. 11.4, S. 3–64, Berlin 1800.

–,: Fragmentarische Bemerkungen zu Browns *Elements of medicine*. Bd. 12.2, S. 52–76, Berlin 1801.

–,: Ueber die Kraft kleiner Gaben der Arzneien überhaupt und der Belladonna insbesondre. Bd. 13.2, S. 152–159, Berlin 1801.

–,: Heilkunde der Erfahrung. Bd. 22.3, S. 5–99, Berlin 1805.

–,: Ueber Chinasurrogate. Bd. 23.4, S. 27–47, Berlin 1806.

–,: Scharlachfieber und Purpurfriesel, zwei gänzlich verschiedene Krankheiten. Bd. 24.1, S. 139–146, Berlin 1806.

–,: Was sind Gifte? Was sind Arzneien? Bd. 24.3, S. 40–57, Berlin 1806.

–,: Fingerzeige auf den homöopathischen Gebrauch der Arzneien in der bisherigen Praxis. Bs. 26.2, S. 5–43, Berlin 1807.

–,: Berichtigung der in XXVII. B. 1. St. aufgestellten Anfrage über das Präservativmittel gegen das Scharlachfieber. Bd. 27.4, S. 153–156, Berlin 1808.

–,: Organon der Heilkunst. 3. Auflage, Dresden 1824.

–,: Organon der Heilkunst. 5. Auflage, Dresden, Leipzig 1833.

–,: Die chronischen Krankheiten, ihre eigenthümliche Natur und homöopathische Heilung. Dresden, Leipzig 1828.

Harcke, W.: Geschichte eines sehr bösartigen Typhus. Bd. 17.1, S. 172–191, Berlin 1804.

Hasper, M.: Die Behandlung der epidemischen Cholera auf Theorie und Erfahrung gestützt. Bd. 73.4, S. 16–55, Berlin 1831.

Hecker: Ueber die grosse Verschiedenheit der venerischen Krankheitsformen. Bd. 26.4, S. 5–106, Berlin 1807.

Hecker, I. F. L.: Ueber die römische Medicinalverfassung. Bd. 59.5, S. 13–38, Berlin 1824.

Hedenus, J. A. W.: Medicinische und chirurgische Beobachtungen. Bd. 38.5, S. 41–92, Berlin 1814.

Hegewisch: Erinnerung an die Anwendung des Opiums im zweiten Stadium des Wechselfieberanfalls. Bd. 29.5, S. 97–105, Berlin 1809.

Hellweg: Ueber den Trismus, nebst ein paar Beobachtungen von demselben. Bd. 51.3, S. 68–98, Berlin 1820.

Herz, M.: Etwas Psychologisch-Medizinisches: Moriz Krankengeschichte. Bd. 5.2, S. 259–339, Jena 1797.

Himly, K.: Auch einige Bemerkungen über das Petechialfieber. Bd. 41.4, S. 40–56, Berlin 1815.

Hinze, A.: Ueber die Schädlichkeit der abführenden Methode, bey der Ein-impfung der Blattern. Bd. 3, S. 673–689, Jena 1797.

Hofrichter: Ueber Electricität und eine neue Anwendungs-Art derselbsen. Bd. 16.2, S. 116–139, Berlin 1803.

Hufeland, C. W.: Einleitung zum «Journal der practischen Arzneykunde und Wundarzneykunst». Bd. 1, S. III–XXII, Jena 1795.

–,: Bemerkungen über die Brownsche Praxis. Bd. 4.1, S. 125–150, Jena 1797.

–,: Bemerkungen über die Brownsche Praxis, besonders die Wirkungen von Wärme und Kälte. Bd. 4.2, S. 318–349, Jena 1797.

–,: Bemerkungen über die Brownische Praxis. Bd. 5.1, S. 206–238, Jena 1797.

–,: Mein Begriff von der Lebenskraft. Bd. 6.4, S. 785–796, Jena 1798.

–,: Urtheil der Philosophie über das Brownsche System Bd. 6.4, S. 863–879, Jena 1798.

–,: Des Herausgebers *Erklärung an das Publikum* über sein System der prac-tischen Heilkunde und einige von ihm herauszugebende Schriften. Bd. 7.3, S. 181–190, Jena 1799.

–,: Nachricht über die Fortsetzung und Vervollkommnung des Journals der practischen Heilkunde. Bd. 7.4, S. 183–188, Jena 1799.

–,: Kurze Übersicht der bisher in England gemachten Erfahrungen über die Kuhpocken – Impfinstitut dafür zu London – Erfahrungen zu Hannover, Wien und Berlin – Nachschrift des Herausgebers. Bd. 10.2, S. 163–198, Jena 1800.

–,: Erinnerung an das Aderlass. Bd. 11.1, S. 160–177, Berlin 1800.

–,: Aufforderung an die Brunnenärzte Deutschlands, besonders Schlesiens, nebst einigen Worten über mineralische Wasser überhaupt. Bd. 14.2, S, 193–199, Berlin 1802.

–,: Reglement, wie es künftig mit der Prüfung der angehenden Aerzte, Wundärzte und Apotheker gehalten werden soll. Bd. 14.4, S. 8–26, Ber-lin 1802.

–,: Letztes Wort über die von Herrn *Röschlaub* mitgeteilte erdichtete Kran-kengeschichte des Herrn Collegienraths v. *Kotzebue.* Bd. 14.4, S. 166–168, Berlin 1802.

–,: Nachricht vom Zustand des Krankenhauses der Charité im Jahre 1802. Bd. 16.1, S. 9–17, Berlin 1803.

–,: Aufforderung an alle Aerzte Deutschlands und aller Länder, wo dieses Journal gelesen wird, das Scharlachfieber betreffend. Bd. 16.1, S. 172–179, Berlin 1803.

–,: An das Publicum vom Herausgeber. Bd. 19, S. IX–XXX, Berlin 1804.

–,: Anzeige eines bey Nervenkrankheiten sehr würksamen Mittel. Bd. 19.1, S. 173–175, Berlin 1804.

–,: Ueber Aerzte und Routiniers. Bd. 21.1, S. 9–21, Berlin 1805.

–,: Anfrage an Aerzte und Nichtärzte über das Hahnemannsche Präservatif gegen das Scharlachfieber. Bd. 27.1, S. 162–164, Berlin 1808.

—,: Ueber den Magnetismus, nebst der Geschichte einer merkwürdigen vollkommnen Tagesblindheit (Nyctalopie, Phosophobie), welche nach dreijähriger Dauer durch den Magnetismus völlig geheilt wurde. Bd. 29.2, S. 1–68, Berlin 1809.

—,: Rechenschaft an das Publikum über mein Verhältniss zum Brownianismus. Bd. 32.2, S. 3–29, Berlin 1811.

—,: Magnetismus. Bd. 44.3, S. 87–170, Berlin 1817.

—,: Vorwort. Bd. 48, S. III–XIV, Berlin 1819.

—,: Hippocrates und Galenus, Natur und Schule. Bd. 48.1, S. 1–14, Berlin 1819.

—,: Die Inunctionskur ohne Salivation und Hunger. Bd. 48.3, S. 3–21, Berlin 1819.

—,: Die Schutzkraft der Belladonna gegen das Scharlachfieber. Bd. 51.2, S. 3–24, Berlin 1820.

—,: Ein Blick auf die Lage der Heilkunst beim Antritt des Jahres 1822. Bd. 54.1, S. 3–9, Berlin 1822.

—,: Bemerkungen zur Beherzigung über die neue Englische Methode, die Syphilis ohne Merkur zu behandeln. Bd. 55.3, S. 20–35, Berlin 1822.

—,: Die Schutzkraft der Belladonna gegen das Scharlachfieber. Bd. 59.5, S. 3–12, Berlin 1824.

—,: Die Homöopathie. 1. Vorerinnerung. Bd. 62.1, S. 3–28, Berlin 1826.

—,: Anmerkung über das Wort Allopathie. Bd. 66.2, S. 40–41, Berlin 1828.

—,: Homöopathie. 9. Fernere Bemühungen über das homöopathische Heilverfahren. Bd. 66.2, S. 61–65, Berlin 1828.

—,: Die Lehre von den Heilungsobjekten oder die Jatrognomik. Ein Versuch zur Vereinigung der Aerzte. Bd. 68.1, S. 7–94, Berlin 1829.

—,: Die drei Heroen der Heilkunst. Das Opium. Bd. 69.1, S. 7–69, Berlin 1829.

—,: Die Homöopathie. 11. Fernere Erklärung von Hufeland. Bd. 70.2, S. 3–28, Berlin 1830.

—,: Vorschläge zur Heilung der orientalischen Cholera. Bd. 73.1, S. 105–121, Berlin 1831.

—,: Die Physiatrik, zugleich ein Rückblick auf mein Leben und meine Zeit. Als Vorwort. Bd. 76.1, S. 7–28, Berlin 1833.

—,: Die Homöopathie: *Kapps's* Urtheil über die Homöopathie. Bd. 76.1, S. 73–87, Berlin 1833.

—,: Homöopathie. 3. Verbot des homöopathischen Heilverfahrens in allen öffentlichen Krankenanstalten von Seiten der Russischen Regierung. Bd. 76.1, S. 87–92, Berlin 1831.

—,: Homöopathie. 4. In wiefern kann und soll der Staat die Homöopathie gesetzlich untersagen? Bd. 76.1, S. 93–96, Berlin 1833.

—,: Homöopathie. 5. Gegenwärtiger Standpunkt. Bd. 76.1, S. 96–99, Berlin 1833.

—,: Fernere Erklärung der K. Preussischen Regierung über das Selbstdispensiren der homöopathischen Aerzte. Bd. 76.6, S. 87–88, Berlin 1833.

–,: Ende des Streits über das Selbstdispensiren der Homöopathiker. Bd. 78.6, S. 121, Berlin 1834.

–,: Vorwort. Bd. 80.1, S. 7–12, Berlin 1835.

–,: Homöopathie. Antwort der Pariser Academie de Medicine an den Minister auf das Ansuchen der homöopathischen Gesellschaft, ihr eigne Klinika und Hospitäler einzuräumen. Bd. 80.4, S. 94–97, Berlin 1835.

–,: Aphorismen eines freien Arztes. Bd. 82.1, S. 7–26, Berlin 1836.

Hufeland, Fr.: Ueber das Verhältniss der theoretischen zu der praktischen Bildung des Arztes. Bd. 88.2, S. 3–23, Berlin 1839.

Hufeland'sche med.-chirurg. Gesellschaft: Monatlicher Bericht über den Gesundheitszustand, Geburten und Todesfälle von Berlin. Mit der dazu gehörigen Witterungstabelle. Bd. 83.1, S. 126–128, Berlin 1836.

–,: Monatlicher Bericht über den Gesundheitszustand, Geburten und Todesfälle von Berlin. Bd. 94.1, S. 116–118, Berlin 1842.

Hunnius: Ueber die Wirkung des Opiums und dessen Verbindung mit andern Arzneymitteln. Bd. 9.4, S. 40–62, Jena 1800.

Jördens, P. G.: Einige die Wirksamkeit des thierischen Magnetismus begründende Thatsachen. Bd. 15.2, S. 83–95, Berlin 1802.

–,: Einige gegen das Heilverfahren mancher neuern Ärzte sprechende Belege. Bd. 17.2, S. 74–86, Berlin 1803.

–,: Ein ganz sthenischer Krankheitszustand in einem höchst asthenischen Körper. Bd. 20.1, S. 62–78, Berlin 1804.

Kant, I.: Von der Macht des Gemüths durch den blossen Vorsatz seiner krankhaften Gefühle Meister zu seyn. Bd. 5.4, S. 701–751, Jena 1798.

Kausch: Apologie der neuerlich zu sehr verschrieenen Behandlung nach Sthenie und Asthenie. Bd. 27.2, S. 128–163, Berlin 1808.

Kessler, A. E.: Prüfung einiger Grundsätze der Erregungstheorie. Bd. 24.1, S. 13–62, Berlin 1806.

Kieser, G.: Ueber den wesentlichen und symptomatischen Unterschied zwischen Scharlachfieber, Febris scarlatana, Scharlachfriesel Febris scarlatana miliaris, Purpurfieber, Febris purpura miliaris Hahnemanni, Fleckfieber, Febris petechialis und Purpurfieber, Febris petechialis purpurata. Eine kritisch nosologische Untersuchung. Bd. 34.1, S. 36–91 und Bd. 34.2, S. 65–98, Berlin 1812.

Kieser: Ueber den entzündlichen Charakter der stehenden epidemischen Constitution in den letzten Quinquennien und über deren Einfluss auf einzelne medicinische Theorien der neuern Zeit. Bd. 60.2, S. 3–41, Berlin 1825.

Klose, C. L.: Bemerkungen über Lungenschwindsucht. Bd. 77.1, S. 97–109, Berlin 1833.

Köchlin: Praktische Beobachtungen. Bd. 73.5, S. 75–112, Berlin 1831.

Kortum, C. G. T.: Bemerkungen über zwey Punkte der Brownischen Heilart sthenischer Krankheiten. Bd. 7.3, S. 11–24, Jena 1799.

–,: Kleine Aufsätze. Bd. 10.2, S. 21–64, Jena 1800.

Kotzebue, A. v.: Enthüllung einer völlig erdichteten Krankengeschichte zum

Behuf des *Brownschen* Systems, in *Röschlaubs* Magazin zur Vervollkommnung der Heilkunde. Bd. 12.2, S. 149–168, Berlin 1801.

Landsberg: Enteraga fixa, eine noch nicht hinlänglich gewürdigte Form der Gicht. Bd. 92.3, S. 60–92, Berlin 1841.

Lentin, J. F. L.: Etwas vom thierischen Magnetismus. Bd. 11.2, S. 130–142, Berlin 1800.

Leupoldt: Magnetismus. Medicina magica. 21. Ein Wort über den Mysticismus in der heutigen Medizin. Bd. 52.3, S. 81–107, Berlin 1821.

Link: Homöopathie. Ueber Homöopathie. Bd. 76.6, S. 62–86, Berlin 1833.

Masius: Belladonna als Präservativ gegen das Scharlach. Bd. 36.1, S. 123–124, Berlin 1813.

Matthäi, C. C.: Von welchen Ursachen hängt der grosse Nutzen der Brunnen- und Badecuren eigentlich ab? nebst einigen Worten über das Mineralwasser bei Verden. Bd. 19.2, S. 5–59, Berlin 1804.

Mayer: Ueber das Wismuth in seiner Wirkung auf die thierische Organisation mit besonderer Rücksicht auf seine Heilkraft in der Cholera morbus. Bd. 73.4, S. 65–79, Berlin 1831.

Mendel, M. H.: Ueber die heilsame Anwendung asthenischer Mittel bei asthenischen Krankheiten, als vermeintliches Widerspiel der neuen medizinischen Theorie. Bd. 14.1, S. 135–193, Berlin 1802.

Messerschmidt: Homöopathie. 2. Krankheitsbehandlungen nach den Grundsätzen der Homöopathie. Bd. 62.1, S, 29–60, Berlin 1826.

–,: Homöopathie. 2. Krankheitsbehandlungen. Bd. 62.2, S. 59–101, Berlin 1826.

–,: Die Homöopathie als eigenthümliche specifische Heilmethode in ihrem richtigen Verhältniss zur rationellen Heilkunst dargestellt und durch Erfahrung erläutert. Bd. 79.6, S. 3–51, Berlin 1834.

Metzger, J. D.: Ueber Aetiologie. Bd. 3.4, S. 700–711, Jena 1797.

Meyer, I.: Bemerkungen über die Wirkung des Opiums. Bd. 24.4, S. 38–71, Berlin 1806.

Muhrbeck: Die Schutzkraft der Belladonna gegen das Scharlachfieber. Bd. 52.2, S. 3–14, Berlin 1821.

Nolde, A. F.: Erinnerung an einige zur kritischen Würdigung der Arzneymittel sehr nothwendigen Bedingungen. Bd. 8.1, S. 47–97 u. Bd. 8.2, S. 75–116, Jena 1799.

Osann, E.: Ende des Streits über das Selbstdispensiren der Homöopathiker. Bd. 78.6, S. 121, Berlin 1834.

–,: Chr. W. Hufeland. Bd. 83.3, S. 3–10, Berlin 1836.

Otto: Ueber den Gebrauch von Gold in venerischen Krankheiten. Bd. 56.6, S. 112–115, Berlin 1823.

Parrot: Ueber das im jetzigen Kriege entstandene typhöse Fieber und ein sehr einfaches Heilmittel desselben. Bd. 36.5, S. 3–72, Berlin 1813.

Pitschaft, J. A.: Praktische Beobachtungen. Bd. 44.4, S. 3–39, Berlin 1817.

–,: Vergleichungen und Beobachtungen im Gebiete der Medizin. Bd. 47.6, S. 79–95, Berlin 1818.

–,: Miscellaneen, Rhapsodien und Erfahrungen im Gebiete der Medizin. Bd. 77.3, S. 3–24, Berlin 1833.

–,: Vergleichungen im Gebiete der Arzneiwissenschaft alter und neuer Zeit und Beobachtungen. Bd. 78.3, S. 3–18, Berlin 1834.

–,: Curiositäten und Glossen, zunächst aus dem Gebiete der Naturgeschichte der Medizin. Bd. 80.4, S. 13–51, Berlin 1835.

–,: Naturhistorische, medizinische Lesefrüchte, Randglossen und therapeutische Rhapsodien. Bd. 90.2, S. 83–104, Berlin 1840.

–,: Therapeutische Rhapsodien. Bd. 94.3, S. 19–34, Berlin 1842.

Ploucquet: Ueber Hahnemanns neues Princip zur Auffindung und Anwendung der Heilmittel. Bd. 24.1, S. 170–172, Berlin 1806.

Puchelt, F. A. B.: Ueber die Homöopathie, von einem akademischen Lehrer. Bd. 49.6, S. 3–53, Berlin 1819.

Röschlaub, A.: A. Röschlaub an Dr. C. W. Hufeland. Bd. 32.1, S. 9–23, Berlin 1811.

Rosenthal: Bestimmung des Grundes und Andeutung des Werths der Krankheitsform. Bd. 32.4, S. 109–126, Berlin 1811.

Rummel, Fr.: Die Homöopathie. 4. Bemerkungen über das *Hahnemann*'sche System und einige damit angestellten Versuche. Bd. 62.5, S. 43–74, Berlin 1826.

Schenk: Versuche mit dem Hahnemann'schen Präservativ gegen das Scharlachfieber. Bd. 34.5, S. 119–126, Berlin 1812.

Schenk: Die Schutzkraft der Belladonna gegen das Scharlachfieber. Bd. 56.4, S. 3–17, Berlin 1823.

Scherer: Neuer Vorschlag zur Verhütung der Blattern durch Inoculation der Kuhpocken. Bd. 6., S. 907–909, Jena 1798.

Schlegel, J. H. G.: Medicinische Erfahrungen und Beobachtungen. Bd. 54.2, S. 3–48, Berlin 1822.

Schmidt, G.: Psychologische Fragmente. Theorie der Gemüthsstörungen. Bd. 14.4, S. 53–89, Berlin 1802.

–,: Ueber psychische Heilkunst und ihr sowohl wissenschaftliches als politisches Verhältnis zu der bisherigen Heilkunst. Bd. 17.4, S. 70–109, Berlin 1804.

Schmidtmann, L. J.: Einige Betrachtungen über die jetzt gangbaren Hunger-Curen. Bd. 69.3, S. 3–39, Berlin 1829.

–,: Beobachtungen über die Wassersucht. Bd. 70.4, S. 3–63, Berlin 1830.

–,: Erinnerungen an Hippocrates, den Gründer der empirisch-rationalen Heilkunst, als ein Beitrag zur Feier der Wiedergeburt Griechenlands. Bd. 75.1, S. 7–28, Berlin 1832.

Schneider: Erfahrungen über die neuern und neuesten Arzneimittel und deren Anwendung in der Heilkunde. Bd. 91.6, S. 27–74, Berlin 1840.

Schultz, C. H.: Die Homöopathie im Verhältniss zur modernen Medizin und zum Staat. Bd. 76.5, S. 3–44, Berlin 1833.

Siebert: Skizzen für jüngere Aerzte. Bd. 73.5, S. 27–47, Berlin 1833.

Steinbuch: Das rothe Zahnfleisch-Streifchen. Bd. 42.4, S. 77–120, Berlin 1816.

Steinthal: Praktische Mittheilungen aus dem Gebiete der Psychiatrie. Bd. 94.6, S. 3–34, Berlin 1842.

Stieglitz: Ueber die Stellung der Aerzte zum Staate, zum Publikum und unter sich selbst. Bd. 60.1, S. 17–111, Berlin 1825.

Urban, J.: Beobachtungen und Erfahrungen aus dem Gebiete der prakt. Heilkunde. Bd. 65.4, S. 78–95, Berlin 1827.

Vetter, A.: Einige Bemerkungen über das Verhältnis der Homöopathie zum Staate. Bd. 77.5, S. 70–86, Berlin 1833.

–,: Ueber den heutigen Zustand der medicinischen Praxis. Bd. 81.4, S. 3–36, Berlin 1835.

Walther, I. A.: Von dem Begriff der Specifika und ihrer Wahrheit. Bd. 88.5, S. 62–92, Berlin 1839.

Wedekind: Homöopathie. 10. Ueber homöopathische Heilkunde. Bd. 66.6, S. 3–31, Berlin 1828.

Weisse, I. F.: Vierzehnter Jahresbericht der ärztlichen Gesellschaft zu St. Petersburg. Bd. 79.1, S. 108–114, Berlin 1834.

Wendelstadt: Beschreibung der sogenannten Scharlachfieberepidemie, eigentlicher des Purpurfriesels oder rothen Hunds. Bd. 27.3, S. 102–119, Berlin 1808.

–,: Bruchstücke aus meiner Erfahrung über die ausgezeichnete Wirksamkeit des ätzenden salzsauren Quecksilbers. Bd. 28.5, S. 69–77, Berlin 1809.

Wenzel, J. u. K.: Bemerkungen über den Hospitalbrand. Bd. 8.4, S. 144–192, Jena 1799.

Wesener: Bemerkungen über praktische Medizin überhaupt und über die Kur der häutigen Bräune und des Stickhustens im besonderen. Bd. 72.3, S. 29–45, Berlin 1831.

Widnmann: Einige Gedanken über Homöopathie. Bd. 57.5, S. 3–33, Berlin 1823.

–,: Homöopathie. 7. Unpartheiische praktische Prüfung der homöopathischen Methode. Bd. 66.2, S. 3–40, Berlin 1828.

–,: Homöopathie. 10. Ueber homöopathische Heilkunde. Bd. 66.6, S. 3–31, Berlin 1828.

Windischmann, K. J.: Ueber die gegenwärtige Lage der Heilkunde und den Weg zu ihrer festen Begründung – Zur Beherzigung für Aerzte. Bd. 13.1, S. 9–81, Berlin 1801.

Wolfart, K.: Ideen zur Anwendung der Heilmittel. Bd. 18.4, S. 114–138, Berlin 1804.

Wolff: Einige Zusätze zu meiner populären Abhandlung über die Nervenkrankheiten, für meine Herrn Mitärzte. Bd. 24.2, S. 72–109, Berlin 1806.

Wolff, v. A. F.: Homöopathie. 6. Geschichte meiner Bekanntschaft mit der Homöopathie. Nebst einigen Erfahrungen. Bd. 64.4, S. 3–36, Berlin 1827.

2. Sonstige Literatur

Ackerknecht, E. H.: Broussais or a forgotten medical revolution. Bull. hist. med. Bd. 27, S. 320–343, 1953.

–,: Kurze Geschichte der Medizin. Stuttgart 1967.

–,: Kurze Geschichte der Psychiatrie. Stuttgart 1967.

Alexander, F. G.: Geschichte der Psychiatrie. Zürich 1969.

Allgemeine Deutsche Biographie. Berlin 1971.

Anonym: Heilsame Nullen, in: Der Spiegel vom 1973.

–,: Entwurf für homöopathisches Arzneibuch verabschiedet, in: Der praktische Arzt. Nr. 8/77 vom 20.4.1977, S. 1444.

Artelt, W.: Der Mesmerismus in Berlin. Mainz 1965.

Bleker, J.: Die Naturhistorische Schule 1825–1845. Ein Beitrag zur Geschichte der klinischen Medizin in Deutschland. Stuttgart, New York 1981.

Bole, Th. J.: John Brown, Hegel and speculative Concepts in Medicine, in: The Humanities and Medicine. Ed. Ch. R. Burns, H. T. Engelhardt jr., S. 287–297, Austin, Texas 1974.

Brown, J.: System der Heilkunde. Hrsg. C. H. Pfaff. 2. Auflage, Kopenhagen 1798 und 3. Auflage 1804.

–,: Anfangsgründe der Medizin. Hrsg. A. Röschlaub. Frankfurt 1806.

Brunn, W. v.: Kurze Geschichte der Chirurgie. Berlin 1928.

Brunn, W. v. jun.: Medizinische Zeitschriften im 19. Jahrhundert. Stuttgart 1963.

Carnap, R.: Einführung in die Philosophie der Naturwissenschaften. München 1969.

Diederich, W.: Theorien der Wissenschaftsgeschichte. Frankfurt 1974.

Diemer, A.: Beiträge zur Entwicklung der Wissenschaftstheorie im 19. Jahrhundert. Meisenheim a.G. 1968.

Diepgen, P.: Geschichte der Medizin. Bd. 2.1, Berlin 1959.

Duden, Bd. 5, Mannheim 1966.

Feyerabend, P.: Wider den Methodenzwang. Skizze einer anarchistischen Erkenntnistheorie. Frankfurt a.M. 1976.

Fräntzki, E.: Die Idee der Wissenschaft bei Samuel Hahnemann. Heidelberg 1976.

Gebhardt, K.-H.: Homöopathie: Stellungnahme «Pro» in: Deutsches Ärzteblatt. Bd. 78, S. 1519–1524, Köln 1981.

Gross, R.: Allopathie und Homöopathie. in: Deutsches Ärzteblatt, Bd. 78, S. 1517–1518, Köln 1981.

Henkelmann, Th.: Zur Geschichte des pathophysiologischen Denkens. John Brown (1735–1788) und sein System der Medizin. Berlin, Heidelberg, New York 1981.

Hirsch, A.: Biographisches Lexikon der hervorragenden Ärzte aller Zeiten und Völker. Berlin 1930.

Hirschel, B.: Geschichte des Brown'schen Systems und der Erregungstheorie. Dresden, Leipzig 1846.

Hufeland, C. W.: Selbstbiographie. Hrsg. W. v. Brunn. Stuttgart 1937.

–,: Makrobiotik. Von der Kunst das menschliche Leben zu verlängern. Hrsg. K. E. Rothschuh. Stuttgart 1975.

Jantz, V.: Pharmacologica Browniana. Diss., Marburg 1974.

Kaddatz, B.: Feyerabend für den Marxismus? in: Hrsg. Hülsmann, H.: Strategie und Hypothese. Düsseldorf 1972.

Kant, I.: Kritik der reinen Vernunft. Hamburg 1956.

–,: Beantwortung der Frage: Was ist Aufklärung? in: I. Kant: Werke in sechs Bänden. Hrsg. W. Weischedel. Bd. VI, S. 51–61, Darmstadt 1964.

Krüger, L.: Systematische Bedeutung wissenschaftlicher Revolutionen. Pro und Contra Thomas Kuhn. 1974, in: Hrsg. W. Diederich: Theorien der Wissenschaftsgeschichte. Frankfurt 1974, S. 210–246.

Kuhn, Th. S.: Die Struktur wissenschaftlicher Revolutionen. Frankfurt a.M. 1973.

–,: Anmerkungen zu Lakatos. Dordrecht/Holland 1971, in: Hrsg. W. Diederich: Theorien der Wissenschaftsgeschichte. Frankfurt 1974, S. 120–134.

–,: Die Entstehung des Neuen. Frankfurt a.M. 1977.

Lakatos, I.: Die Geschichte der Wissenschaft und ihre rationalen Rekonstruktionen. Braunschweig 1974, in: Hrsg. W. Diederich: Theorien der Wissenschaftsgeschichte. Frankfurt 1974, S. 55–119.

Lennhoff, E., Posner, O.: Internationales Freimaurerlexikon. Zürich, Leipzig, Wien 1932.

Leibbrand, W.: August von Kotzebue und die Ärzte, in: Die Medizinische Welt. 8. Jahrgang, S. 282–284, Berlin 1934.

–,: Romantische Medizin. Hamburg 1937.

–,: Die spekulative Medizin der Romantik. Hamburg 1956.

Lepenies, W.: Das Ende der Naturgeschichte. München, Wien 1976.

Lesky, E.: Matthias Marenzellers Kampf für die Homöopathie in Österreich, in: Sudhoffs Archiv, Bd. 38, Heft 2, S. 110–128, 1954.

–,: Die Wiener Medizinische Schule im 19. Jahrhundert. Graz, Köln 1965.

–,: Die Wiener Chirurgie während der Epoche der Romantik. (spanisch) in: Historia universal de la medicina. Bd. III, Ed. Pedro, Lain Entralgo. S. 306–309, Barcelona, Madrid 1973.

–,: Vom Wandel der Diagnostik, in: Wiener Medizinische Wochenschrift. 126. Jahrgang, S. 251–255, 1976.

–,: Homoeopathica Austriaca, in: Österreichische Ärztezeitung Nr. 22/76, Wien 1976.

Müller, R.: Joseph Frank (1771–1842) und die Brownsche Lehre. Zürich 1970, Diss. med.

Neue Deutsche Biographie. Berlin 1974.

Neumann, H.: Das Verhältnis der Homöopathie zur naturwissenschaftlichen

Medizin in den letzten hundert Jahren im Spiegel der medizinischen Fachpresse. Berlin 1966, Diss. med.

Oepen, I.: Homöopathie: Stellungnahme «Contra» in: Deutsches Ärzteblatt,
Bd. 78, S. 1525–1530, Köln 1981.

–,: Pseudo-Naturheilverfahren. Ein berufsrechtliches ärztliches Problem mit
weitreichenden Auswirkungen, in: Zentralblatt Haut- und Geschlechtskrankheiten, Bd. 148, 463–469, Berlin, Heidelberg, New York 1982.

Oeser, E.: System Klassifikation Evolution. Wien, Stuttgart 1974.

–,: Wissenschaft und Information. Bd. 1–3, Wien, München 1976.

Petry, H.: Die Wiener Homöopathie 1842 bis 1849. Mainz 1954, Diss. med.

Pfeifer, K.: Christoph Wilhelm Hufeland – Mensch und Werk. Halle (Saale)
1968.

Pirtkien, R.: Eine Arzneimittelprüfung mit Byronia. Stuttgart 1962.

–,: Eine Arzneimittelprüfung mit Belladonna. Stuttgart 1963.

Planck, M.: Über das Wesen der Wissenschaft, in: Frankfurter Allgemeine
Zeitung vom 15.12.1976.

Popper, K. R.: Logik der Forschung. 5. Auflage, Tübingen 1973.

–,: Von den Quellen unseres Wissens und unserer Unwissenheit, in: mannheimer forum 75/76. Hrsg. H. v. Ditfurth. Mannheim 1975.

Prokop, O. und L.: Homöopathie und Wissenschaft. Stuttgart 1957.

Risse, G. B.: The Brownian System of Medicine: Its Theoretical and Practical
Implications, in: Clio Medica. Bd. 5, S. 45–51, 1970.

–,: The Quest For Certainty In Medicine: John Brown's System Of Medicine
In France, in: Bull. Hist. Med., Bd. 45, S. 1–12, 1971.

Ritter, H.: Samuel Hahnemann. Sein Leben und Werk in neuer Sicht. Heidelberg 1974.

Rohracher, H.: Einführung in die Psychologie. 11. Auflage, München, Berlin,
Wien 1976.

Rothschuh, K. E.: Von der Idee bis zum Nachweis der tierischen Elektrizität,
in: Sudhoffs Archiv Bd. 44, S. 25–40, 1960.

–,: Die neurophysiologischen Beiträge von Galvani und Volta, in: Hrsg. L.
Belloni: Per la storia della neurologia italiana. Mailand 1963.

–,: Prinzipien der Medizin. München, Berlin 1965.

–,: Physiologie. Freiburg 1968.

–,: Ist das Kuhnsche Erklärungsmodell wissenschaftlicher Wandlungen mit
Gewinn auf die Konzepte der Klinischen Medizin anwendbar? in: Hrsg.
A. Diemer: Die Struktur wissenschaftlicher Revolutionen und die Ge-
schichte der Wissenschaften. S. 73–90, Meisenheim a.G. 1977.

–,: Konzepte der Medizin in Vergangenheit und Gegenwart. Stuttgart
1978.

Schadewaldt, H.: Homöopathie und Schulmedizin. Eine historische Würdigung, in: Medizinische Welt Bd. 23, S. 355–359, 1972 (zitiert nach einem
Sonderdruck).

Schelling, F. W. J.: Erster Entwurf eines Systems der Naturphilosophie, in:
Ausgewählte Werke. Bd. 2, Darmstadt 1975.

Schipperges, H.: Moderne Medizin im Spiegel der Geschichte. Stuttgart 1970.

Schmid, P.: Zu den geistigen Wurzeln von Johannes Müller (1801−1858). Münster 1973, Diss. med.

Schreiber, H.: Krise in der Lebensmitte − Gefährliche Jahre, in: Der Spiegel Nr. 30/76, S. 36−49, Hamburg 1976.

Schwanitz, H. J.: Die Theorie der praktischen Medizin zu Beginn des 19. Jahrhunderts. Köln 1979.

−,: C. W. Hufeland und S. Hahnemann: Ein exemplarischer Beitrag zum Verhältnis von Schul- und Außenseitermedizin. in: Hrsg. Rothschuh, K. E., Toellner, R.: Münstersche Beiträge zur Geschichte und Theorie der Medizin. Bd. 15, S. 54−58, Tecklenburg 1983.

Schulz, W.: Philosophie in der veränderten Welt. Pfullingen 1972.

de Solla Price, D. J.: Little Science, Big Science. Frankfurt a.M. 1974.

Stegmüller, W.: Theoriendynamik und logisches Verständnis, in: Hrsg. W. Diederich: Theorien der Wissenschaftsgeschichte. S. 167−209, Frankfurt 1974.

Tischner, R.: Homöopathie und Allopathie im Kampfe miteinander, in: Allgemein. Homöop. Zeitung Nr. 6, 1935, S. 447−461.

−,: Hahnemann und Schelling, in: Sudhoffs Archiv. Bd. 30, S. 98−112, 1937/38.

−,: Geschichte der Homöopathie. Leipzig 1939.

−,: Das Werden der Homöopathie. Stuttgart 1950.

−,: Samuel Hahnemann − Leben und Lehre. Ulm 1959.

Toellner, R.: Mechanismus − Vitalismus: ein Paradigmawechsel? Testfall Haller, in: Hrsg. A. Diemer: Die Struktur wissenschaftlicher Revolutionen und die Geschichte der Wissenschaften. S. 61−72, Meisenheim a.G. 1977.

Toulmin, St.: Die evolutionäre Entwicklung der Naturwissenschaft. Spring 1966, in: Hrsg. W. Diederich: Theorien der Wissenschaftsgeschichte. Frankfurt 1974.

Tsouyopoulos, N.: Die Entdeckung der Struktur komparativer Begriffe in der Antike, in: Hrsg. K. Gründer: Archiv für Begriffsgeschichte. Bd. 14, Heft 2, S. 152−171, Bonn 1970.

−,: Der Einfluß des Neoplatonismus auf die Wissenschaft der Renaissance, in: Sudhoffs Archiv Bd. 60, S. 33−44, 1976.

−,: Andreas Röschlaub und die Romantische Medizin. Die philosophischen Grundlagen der modernen Medizin. Stuttgart, New York 1982.

Wyklicky, H.: Vom Brownianismus und dessen Folgen, in: Österreichische Ärztezeitung Nr. 13/14, Wien 1976.

Personenregister

Ackerknecht, E. H. 21, 29, 103
Alexander, F. G. 21
Altenstein, v. 145
Amelung, F. 137
Anhalt-Koethen, F. v. 143
Aristoteles 95
Artelt, W. 18
Auenbrugger, L. v. 21
Autenrieth, J. H. F. 16, 125

Baader, Fr. X. v. 106
Bastanier, E. 153
Beddoes, T. 20
Behring, E. v. 152
Berndt 124
Bernstein, J. 130
Bier, A. 153
Bleker, J. 114
Blumenbach, J. F. 29, 106, 107
Bole, T. J. 96, 97
Bornemann 102
Braid, J. 17
Brandis, J. D. 106
Broussais, F. J. V. 102, 103, 107, 140, 149
Brown, J. 2, 3, 11, 12, 14, 17, 45–47, 59–108, 118–120, 134, 140, 149, 157–161, 165, 166, 169, 173, 177
Brück 101
Brunn, W. v. 13, 21
Brunn, W. v. jun. 1, 2
Büchner, L. 152
Busse, Fr. 15

Candidus 48–50
Carnap, R. 26, 162–164, 170
Clarus 126, 143
Conrath 137
Cullen, W. 65, 118, 119

Dann, E. 65, 149, 150
Darwin, Ch. 11, 171
Darwin, E. 106
Davy, H. 20
Descartes, R. 106
Diederich, W. 6, 9, 70, 171
Diemer, A. 7, 29, 51
Diepgen, P. 16, 17, 20–23, 47
Ditfurth, H. v. 171
Domeier 38

Ebers 125
Empedokles 118
Eschenmayer, K. A. v. 106
Euler 106

Feyerabend, P. 8
Fichte, J. G. 49
Fischer, A. F. 37, 41, 42, 56, 136, 150
Fischer, C. E. 73, 93, 94, 101
Fontana, F. 106
Fräntzki, E. 155, 156
Frank, J. 66, 68, 69, 92–94
Frank, J. P. 23, 53, 66, 68, 78, 92, 123
Franklin 106
Friedrich Wilhelm I. 19, 39, 40

Galen 38, 76, 102, 118, 158
Gall, F. J. 17, 106
Gallini 106
Galton, F. 105
Galvani, L. 18, 19, 106
Gebhard, K.-H. 156
Gehlen 106
Girtanner, C. 20, 59, 66, 106, 107
Goethe, J. W. v. 106
Grieselitz 3, 138, 139
Gross, R. 156, 157

Sachregister

Medizinhistorisches Journal

Im Auftrag der Kommission für Geschichte der Medizin und der Naturwissenschaften der Akademie der Wissenschaften und der Literatur zu Mainz herausgegeben von Prof. Dr. Gunter Mann, Prof. Dr. Bernhard Fabian, Prof. Dr. Edith Heischkel-Artelt und Prof. Dr. Werner Kümmel.

Geschichte der Medizin und der beschreibenden Naturwissenschaften (insbesondere der Pharmazie, Chemie und Biologie) bestimmen das Arbeitsfeld des Medizinhistorischen Journals. Die Fachgeschichte und die Untersuchung ihrer Wechselwirkungen mit der Geistes-, Kultur- und Sozialgeschichte stehen dabei im Dienste einer lebendigen, interdisziplinären Geschichtsforschung. Unter dem Zeichen wissenschaftshistorischer Strukturgeschichte öffnet sich die Zeitschrift zugleich der allgemeinen Historie. Das Medizinhistorische Journal ist ein internationales Organ. Es publiziert Arbeiten in deutscher, englischer und französischer Sprache.
Originalbeiträge bringen unveröffentlichte, neue Forschungsergebnisse. *Objekt und Sammlung* präsentieren und interpretieren bisher unbekannte wissenschaftshistorische Objekte. *Unser Bild* bringt neues bildliches Quellenmaterial. *Die Reprise* macht mit Publikationen von bleibendem Wert bekannt, die bisher nicht die verdiente Beachtung fanden. Der *Kritische Essay* widmet sich der Analyse und Würdigung einzelner hervorragender Werke. *Forschungsberichte und Sammelreferate* orientieren über Fortschritte und Ergebnisse in bestimmten aktuellen Arbeitsbereichen. Die *Internationale Zeitschriftenschau* und die *Internationale Bücherschau* geben breiteste und rascheste Unterrichtung über neue deutsche und internationale Publikationen, Aufsätze und Bücher. Kein wissenschaftshistorisches Periodicum informiert in ähnlichem Umfang.

1984. Band 19

Vierteljährlich. Bandpreis (4 Hefte) DM 98,— + Postgebühren. Einzelheft DM 30,—. Vorzugspreis für Mitglieder der Dt. Gesellschaft für Geschichte der Medizin, Naturwissenschaften und Technik DM 79,—.

Ein kostenloses Probeheft erhalten Sie auf Anforderung vom Verlag, Postfach 720 143, D-7000 Stuttgart 70.

Gustav Fischer Verlag · Stuttgart · New York

Medizin in Geschichte und Kultur

Herausgegeben von Prof. Dr. K. E. Rothschuh, Münster

Gustav Fischer Verlag · Stuttgart · New York

Bestellkarte

Ich bestelle aus dem Gustav Fischer Verlag, Stuttgart, über die Buchhandlung:

Medizin in Geschichte und Kultur

10029 ...... Expl. Band 2, Bretschneider, DM 26,–

10106 ...... Expl. Band 3, Veil, DM 24,–

10107 ...... Expl. Band 4, Herrlinger/Krupp, DM 28,–

10108 ...... Expl. Band 5, Rothschuh, DM 56,–

10110 ...... Expl. Band 7, Toellner, DM 26,–

10111 ...... Expl. Band 8, Eis, DM 38,–

10112 ...... Expl. Band 9, Rothschuh, DM 44,–

10113 ...... Expl. Band 10, Finzen, DM 26,–

10400 ...... Expl. Band 11, Möller, DM 34,–

10406 ...... Expl. Band 12, Imhof/Larsen, DM 69,–

10680 ...... Expl. Band 13, Bleker, DM 48,–

10761 ...... Expl. Band 14, Tsouyopoulos, DM 58,–

...... Expl. Medizinhistorisches Journal. 1984. Band 19 DM 98,–

Preisänderungen vorbehalten

Datum: .... Unterschrift: ....

Absender
(Studenten bitte Heimatanschrift angeben):

Beruf: ....

Ich bitte um kostenlose Zusendung von

☐ Teilverzeichnis Biologie/Medizin

Med. i. Gesch. u. Kultur H. 15
VIII. 83. 0,55. nn. Printed in Germany

Werbeantwort/Postkarte

Gustav Fischer Verlag

Postfach 720143

D-7000 Stuttgart 70